発達障害
支援の実際

診療の基本から多様な
困難事例への対応まで

編集◎内山登紀夫
大正大学心理社会学部教授／
よこはま発達クリニック・院長

医学書院

発達障害支援の実際―診療の基本から多様な困難事例への対応まで

発　　行　2017年11月15日　第1版第1刷ⓒ
　　　　　2021年 8 月 1 日　第1版第2刷

編　　集　内山登紀夫
　　　　　　うちやまときお

発行者　　株式会社　医学書院
　　　　　代表取締役　金原　俊
　　　　　〒113-8719　東京都文京区本郷1-28-23
　　　　　電話　03-3817-5600(社内案内)

印刷・製本　真興社

本書の複製権・翻訳権・上映権・譲渡権・貸与権・公衆送信権(送信可能化権を含む)は株式会社医学書院が保有します．

ISBN978-4-260-03239-1

本書を無断で複製する行為(複写，スキャン，デジタルデータ化など)は，「私的使用のための複製」など著作権法上の限られた例外を除き禁じられています．大学，病院，診療所，企業などにおいて，業務上使用する目的(診療，研究活動を含む)で上記の行為を行うことは，その使用範囲が内部的であっても，私的使用には該当せず，違法です．また私的使用に該当する場合であっても，代行業者等の第三者に依頼して上記の行為を行うことは違法となります．

JCOPY　〈出版者著作権管理機構　委託出版物〉
本書の無断複製は著作権法上での例外を除き禁じられています．複製される場合は，そのつど事前に，出版者著作権管理機構(電話 03-5244-5088, FAX 03-5244-5089, info@jcopy.or.jp)の許諾を得てください．

執筆者一覧（執筆順）

内山登紀夫	大正大学心理社会学部教授/よこはま発達クリニック・院長
藤岡　宏	つばさ発達クリニック・院長
小野善郎	和歌山県精神保健福祉センター・所長
黒田安計	さいたま市保健福祉局保健部・副理事
野中俊介	早稲田大学大学院人間科学研究科
石元康仁	徳島県精神保健福祉センター・所長
遠藤季哉	関東医療少年院・医務課長
永吉　亮	千葉愛友会記念病院小児科
市川宏伸	日本発達障害ネットワーク・理事長
小野和哉	聖マリアンナ医科大学特任教授・神経精神科学教室
安藤久美子	聖マリアンナ医科大学准教授・神経精神科学教室
桝屋二郎	東京医科大学茨城医療センター准教授・精神科
宇野洋太	ハーバード大学マクリーン病院/よこはま発達クリニック
髙梨淑子	よこはま発達クリニック
神尾陽子	国立精神・神経医療研究センター精神保健研究所児童・思春期精神保健研究部
鈴木さとみ	大正大学カウンセリング研究所
黒田美保	広島修道大学教授・健康科学部
稲田尚子	日本学術振興会/東京大学大学院教育学研究科
安達　潤	北海道大学大学院教育学研究院教授・臨床心理学
佐々木康栄	よこはま発達クリニック
近藤直司	大正大学教授・心理社会学部臨床心理学科
渡辺由香	たかみやこころのクリニック
尾崎　仁	兵庫県立ひょうごこころの医療センター
宮崎健佑	弘前大学医学部附属病院神経科精神科
公家里依	東京都立小児総合医療センター子ども・家族支援部門心理・福祉科
宇佐美政英	国立国際医療研究センター国府台病院児童精神科
荒木圭祐	徳島県中央こども女性相談センター
山本　彩	札幌学院大学准教授・人文学部臨床心理学科
髙林　学	徳島県中央こども女性相談センター
境　泉洋	徳島大学大学院准教授・社会産業理工学研究部
堀江まゆみ	白梅学園大学教授・子ども学部発達臨床学科
平井　威	明星大学特任教授・教育学部教育学科
Juli Crocombe	AT-Autism
水藤昌彦	山口県立大学教授・社会福祉学部社会福祉学科
太田達也	慶應義塾大学教授・法学部
堀田晶子	帝京大学専任講師・法学部
浦﨑寛泰	PandA 法律事務所
三上克央	東海大学准教授・専門診療学系精神科学

序

　本書は自閉症スペクトラムを中心に発達障害の診断と評価，支援について医師や心理，福祉，司法関係者ら専門的支援者の参考になる内容を伝えるために企画されました．

　きっかけは厚生労働科学研究補助金による2つの研究「障害者対策総合研究事業，発達障害者に対する長期的な追跡調査を踏まえ，幼児期から成人期に至る診断等の指針を開発する研究 平成22～24年度」と「精神神経分野 青年期・成人期発達障がいの対応困難ケースへの危機介入と治療・支援に関する研究 平成25～27年度」でした．通常は研究報告書と，それをもとにした論文が専門誌に発表されることが多いのですが，本研究班の成果をもっと読みやすく，まとめて読めるような方法で発行したいという気持ちが強くなり，医学書院の松本哲さんと相談してこうして形にすることができました．

　昨今の発達障害ブームもあり，発達障害に関する書籍は数多く発行されています．しかし，成人の発達障害を対象にした専門家向けの成書は少なく，さらに，本書のメインテーマの1つである，いわゆる対応困難例について包括的に論じた書籍はほとんどありませんでした．メディアが報じる触法発達障害者の情報は，ごく一部のセンセーショナルな犯罪を題材にした偏ったものが多く，私の目からは到底，現場の実態を反映しているようには思えませんでした．

　そこで本書は主に思春期以降から成人期にかけて発達障害の人を支援する専門家を想定し，触法問題などにも正面から論じ，正しい情報を伝えることを意図しました．

　執筆者は2つの研究班の分担研究者や研究協力者の方に依頼しました．職種は精神科医師，心理士，福祉職，弁護士，研究者と多様ですが，いずれも現場で実際に発達障害者の支援をし，実態を熟知されている方ばかりです．

　発達障害の子どもや成人は療育センターや，児童精神科，発達障害者支援センターなどの専門的な機関だけで支援を受けているわけではありません．実際には一般の精神科クリニックで治療をされている人が非常に多いと思われます．元来は発達障害の支援を想定していなかった児童福祉施設や少年院などの矯正機関，医療観察病棟などでも支援を受けています．これまで，このような成人や子どもは発達障害と気付かれないままに支援をされてきました．本書で，お示ししたように，実際には発達障害の頻度は低くなく，発達障害の特性に配慮した支援を必要としています．

　これだけ社会で発達障害が喧伝されるようになった現在も，一部の医療関係者の中には発達障害は治療法がないと誤解している人がおり，特に対応困難例についてははじめから支援を忌避する専門家も多いことは残念なことです．そこで本書では対応困難例も対象に支援方法についても紹介しています．

発達障害の人は多様な機関に遍在しています。いわゆる対応困難例についても，いきなり問題行動を示すことは少なく，問題行動が生じるまでに，さまざまなサインがあり，そのサインを見つけることで予防的支援を行うチャンスがあります。

　対応困難な問題を予防するためには，支援機関では発達障害の可能性がある人を見いだし，発達障害特性を評価し，それに基づく支援を行うことが重要です。そのような臨床の実践に本書が役立つことを願っています。

　2017年10月

内山登紀夫

目次

1 発達障害の疫学

総論 — 2
内山登紀夫
1. 児童期の ASD と ADHD の疫学 …… 2
2. 成人期の疫学 …… 2
3. ASD の原因と病態 …… 3
4. 発達障害といわゆる対応困難例 …… 3
5. 今後にむけて …… 5

精神科クリニック — 7
藤岡 宏
1. はじめに …… 7
2. PDD の累積発症率 …… 7
3. おわりに …… 9

児童福祉施設 — 11
小野善郎
1. 児童福祉施設の概要 …… 11
2. 発達障害を有する児童数 …… 11
3. 発達障害を伴う児童の特徴 …… 13

精神保健福祉分野 — 15
黒田安計, 野中俊介, 石元康仁
1. はじめに …… 15
2. 発達障害と問題行動の出現率調査結果 …… 15
3. 調査の限界と今後の課題 …… 17

児童医療機関 — 19
遠藤季哉, 永吉 亮, 市川宏伸
1. はじめに …… 19
2. 児童精神科における ASD …… 19
3. 児童精神科における ADHD …… 21
4. 小児神経科と発達障害 …… 22

成人医療機関 — 24
小野和哉
1. はじめに …… 24
2. 全国の精神科一般外来臨床施設の発達アンケート調査 …… 24
3. おわりに …… 29

医療観察法における指定入院医療機関・指定通院医療機関 — 30
安藤久美子
1. はじめに …… 30
2. 医療観察法とは …… 30
3. 指定医療機関別の統計 …… 30
4. 医療観察法対象者における発達障害者の特徴 …… 31
5. 効果的な介入にあたって …… 33

矯正施設における発達障害の疫学的知見 ── 34

桝屋二郎

1 ASD ………………………………………… 34
2 ADHD ……………………………………… 34
3 少年院における調査 ……………………… 35

② 診断とその方法

診断総論──主な症状と特徴 ── 38

宇野洋太，高梨淑子，内山登紀夫

1 はじめに ………………………………… 38
2 ASDの症状・特徴 ……………………… 38
3 ADHDの症状・特徴 …………………… 41
4 まとめ …………………………………… 41

面接の進め方と注意すべき事項 ── 43

内山登紀夫

1 診断の方法 ……………………………… 43
2 発達歴の聴取 …………………………… 44
3 診療継続中の診断 ……………………… 46
4 英国における診断の方法 ……………… 46

評価ツール ── 50

神尾陽子

A 対人応答性尺度（SRS）- 成人版 ──── 50
1 SRS成人版のASD症状評価尺度としての概要 ……………………………………… 50
2 青年期・成人期発達障害が疑われるケースへの適用の際の留意点 …………………… 51

ASDの診断ツール ── 54

A ASDIとDISCO
  ── 内山登紀夫，宇野洋太，鈴木さとみ 54
1 ASDの診断ツールに関して ……………… 54
2 ASDI ……………………………………… 54
3 DISCO …………………………………… 56
4 おわりに ………………………………… 58

B ADI-RとADOS-2 ──── 黒田美保 60
1 自閉スペクトラム症の診断補助アセスメント・ツール ……………………… 60
2 ADI-R …………………………………… 60
3 ADOS-2 ………………………………… 61
4 まとめと注意点 ………………………… 62

C CARS-2
  ── 稲田尚子，黒田美保，内山登紀夫 63
1 CARS-2とは …………………………… 63
2 CARS-2の概要 ………………………… 63
3 CARS-2の構成と評定 ………………… 63
4 CARS-2の実施方法と結果の解釈 …… 64
5 使用上の留意点 ………………………… 65

D PARS-TRの紹介 ──── 安達 潤 66
1 PARS-TR ……………………………… 66
2 尺度構成と評定の特徴 ………………… 66
3 評定の留意点と支援関連情報の把握 … 66

③ その他の精神疾患の合併・鑑別

自閉症スペクトラム（ASD）と その他の発達障害の合併 ―― 70

内山登紀夫, 宇野洋太, 佐々木康栄

1 はじめに ………………………………………… 70
2 ASDにおける他の神経発達障害との
  併存 ……………………………………………… 70

発達障害とその他の精神・ 身体疾患との合併 ―― 76

宇野洋太, 高梨淑子, 内山登紀夫

1 はじめに ………………………………………… 76
2 疫学 ……………………………………………… 76
3 高い併存率と遺伝環境相互作用 ……………… 77
4 併存疾患の診断に際しての注意点 …………… 78
5 精神障害以外の合併症 ………………………… 79
6 まとめ …………………………………………… 80

④ 発達障害と問題行動

問題行動総論 ―― 84

内山登紀夫

1 問題行動と発達障害特性 ……………………… 84
2 いじめ, 虐待の被害と問題行動 ……………… 84
3 性加害と発達障害 ……………………………… 85
4 ASDと攻撃的行動 ……………………………… 85
5 おわりに ………………………………………… 85

発達障害と非行 ―― 96

桝屋二郎

1 はじめに ………………………………………… 96
2 我が国における非行の動向 …………………… 96
3 どのような非行少年が増えているのか …… 98
4 発達障害者が非行化する機序 ………………… 98
5 おわりに ………………………………………… 101

不登校・ひきこもり, 自殺関連行動 ―― 87

近藤直司, 遠藤季哉, 渡辺由香, 尾崎 仁

1 発達障害と不登校 ……………………………… 87
2 青年期・成人期ひきこもりケースの特徴 … 89
3 ひきこもり親和性の高いケース …………… 90
4 自殺関連行動 …………………………………… 91

発達障害と犯罪 ―― 103

安藤久美子

1 はじめに ………………………………………… 103
2 自閉スペクトラム症/
  自閉症スペクトラム障害と触法行為 …… 103
3 障害と触法行為の関係 ………………………… 104
4 触法行為を回避する …………………………… 105

5 発達障害の支援の原則

TEACCH と SPELL の原則 —— 108

宇野洋太, 高梨淑子, 内山登紀夫
1 はじめに ………………………………………… 108
2 TEACCH Autism Program ………………… 108
3 SPELL …………………………………………… 111
4 まとめ …………………………………………… 112

非行からの復帰支援 —— 114

桝屋二郎
1 はじめに ………………………………………… 114
2 アセスメントの重要性 ………………………… 114
3 どのように支援していくのか ………………… 116
4 おわりに ………………………………………… 119

6 発達障害の支援方法

支援方法総論 —— 122

内山登紀夫
1 はじめに ………………………………………… 122
2 年代 ……………………………………………… 122
3 支援の場 ………………………………………… 122
4 支援方法 ………………………………………… 122
5 支援者の拡大 …………………………………… 122
6 サービスの質や有効性の検討 ………………… 123
7 我が国の現状 …………………………………… 123
8 おわりに ………………………………………… 123

領域別の支援のあり方 —— 124

A 児童・思春期精神科
—— 近藤直司, 宮崎健佑, 尾崎 仁, 公家里依, 渡辺由香, 宇佐美政英 124
1 はじめに ………………………………………… 124
2 一般的な診察の進め方 ………………………… 124
3 不登校・ひきこもりケースの治療 …………… 125
4 攻撃性や暴力の問題を生じているケースの入院治療 ……… 127
5 自殺関連行動に対する治療 …………………… 130

B 成人精神科支援 —— 小野和哉 134
1 はじめに ………………………………………… 134
2 成人 ASD に関する特殊治療技法の必要性と日記療法 ……… 134
3 まとめ …………………………………………… 137

C 精神保健福祉分野における発達障害者支援と困難事例への対応
— 荒木圭祐, 山本 彩, 高林 学, 黒田安計 138
1 ケース全体のアセスメント(徳島県発達障がい者総合支援センターの「発達障がい者の相談支援アセスメントシート」) ……… 138
2 本人のニーズの見立て方(札幌市作成「本人ニーズの見立て方 STEP 1・2・3」) ………………………… 141
3 新たな支援の利用を促す(徳島県発達障がい者総合支援センター作成の「提案のための3ステップ」) …… 141
4 支援に繋がりにくい事例への取り組み(「本人支援までの3 STEP をチェック」) ……… 145

事例1:急がない担当と本人支援担当の連携 ……… 148
事例2:急がない担当と本人支援担当の連携 ……… 148
事例3:急がない担当, 急ぐ担当, 本人支援担当の連携 ……………… 149

事例4：急がない担当，急ぐ担当，リセット担当，
　　　本人支援担当の連携 ………………… 149
5 おわりに …………………………………… 150
D 児童福祉領域 ──────── 小野善郎 **151**
1 児童福祉の対象と支援の枠組み ………… 151
2 児童相談所と児童福祉施設における支援
　　　　　　　　　　　　　　　　……… 153
3 他機関との連携 …………………………… 156
4 成人への移行支援 ………………………… 157
E 矯正医療（少年院，鑑別所，刑務所など）
　　　──────────── 桝屋二郎 **159**
1 矯正施設について ………………………… 159
2 少年矯正施設における
　　発達障害少年処遇のスタンス ………… 159
3 医療少年院における処遇 ………………… 161
4 社会内での発達障害困難事例支援における
　　矯正施設の活用 ………………………… 162
F 医療観察法──発達障害をもつ触法者の支援と
医療観察法の問題点 ─── 安藤久美子 **164**
1 医療観察法のなりたち：英国との比較 … 164
2 医療観察法による処遇の流れ …………… 164
3 診断にかかわる問題 ……………………… 165
4 事例検討 …………………………………… 166
　事例1 ……………………………………… 166

支援技法 ────────── 168

A CRAFTについて
　─ 境　泉洋，山本　彩，野中俊介，黒田安計 **168**
1 CRAFTとは ……………………………… 168
2 CRAFTの効果 …………………………… 169
3 CRAFTの基本 …………………………… 169
4 自閉症スペクトラム特性がある場合の
　　CRAFT ………………………………… 171
5 まとめ ……………………………………… 173
B DBT ─────────── 小野和哉 **175**
1 緒言 ………………………………………… 175
2 日本版弁証法的行動療法の概要 ………… 175
3 日本版弁証法的行動療法
　　（J-DBT for Adolescent ADHD and ASD）
　　プログラム概要 ………………………… 176
C SOTSEC-ID ── 安藤久美子，堀江まゆみ **180**
1 はじめに …………………………………… 180
2 性加害者向けの治療プログラム ………… 180
3 SOTSEC-IDグループの運用 …………… 181
4 SOTSEC-IDグループの内容 …………… 183
5 おわりに …………………………………… 183

⑦ 発達障害とリスクアセスメント

リスクアセスメント総論 ─── 186

安藤久美子

1 はじめに …………………………………… 186
2 リスクアセスメントの変遷：
　　第1世代から第2世代へ ……………… 186
3 リスクアセスメント再考：構造化された
　　専門的判断（SPJ）……………………… 187
4 リスクアセスメントの実践手法 ………… 187
5 有効なリスクマネジメントプランに
　　あたって ………………………………… 187
6 リスク・コミュニケーション：
　　これからのリスクアセスメント ……… 188

リスクアセスメントツール ── 190

A 問題行動への予防的介入のための
アセスメントツール：@PIP33-ver.ASD
　──────────── 安藤久美子 **190**
1 はじめに …………………………………… 190
2 アセスメントツール開発の経緯 ………… 190
3 予備的研究の結果と概要 ………………… 192

4 考察 …… 194	2 ARMIDILO-Sの特徴 …… 196
5 まとめ …… 195	3 ARMIDILO-Sの評価の実際 …… 196
B ARMIDILO-S —— 安藤久美子，平井 威 196	4 おわりに …… 200
1 はじめに …… 196	

8 海外から学ぶ発達障害の支援

海外の支援システムの紹介 —— 202

A 英国
—— Juli Crocombe（翻訳・構成：内山登紀夫） 202

1 はじめに …… 202
2 精神保健法 …… 202
3 適切な成人（appropriate adult）スキーム …… 202
4 司法医（forensic physician）…… 203
5 自閉症法と自閉症ストラテジー …… 203
6 Bradley 報告書 …… 203
7 Think Autism …… 203
8 触法発達障害と保安病棟 …… 203
9 将来の展望 …… 204

B オーストラリア・ビクトリア州における犯罪をした発達障害者への支援システム
—— 水藤昌彦 205

1 はじめに …… 205
2 障害福祉の歴史と法的枠組み …… 205
3 対人援助領域における支援 …… 206
4 司法を通じた対応 …… 207
5 支援システムの特徴 …… 208
6 おわりに …… 209

C 韓国における触法性発達障害者への刑事法的対応
—— 太田達也 210

1 韓国における発達障害の概念 …… 210
2 保安処分による精神障害者などの処遇 …… 210
3 刑務所における精神障害者の処遇 …… 210
4 少年院における精神障害者の処遇 …… 211
5 軽微事犯者に対するダイバージョン …… 211

D ドイツにおける触法性発達障害者への刑事法的対応
—— 堀田晶子，太田達也，堀江まゆみ 212

1 ドイツにおける精神障害者と社会治療 …… 212
2 社会治療施設における社会治療処遇の現状 …… 212
3 軽微事案の処理と条件付起訴猶予 …… 213
4 まとめ …… 213

F カナダ・オンタリオ州における知的障害・発達障害のある支援困難な人への地域移行と地域包括的な支援
—— 堀江まゆみ 214

1 カナダ・オンタリオ州における支援困難な人の地域包括的支援システム …… 214
2 地域とCNSC …… 214
事例1：性犯罪者として，保護観察を受けている事例 …… 216

⑨ 事例で学ぶ発達障害の支援

自閉スペクトラム症（ASD）と境界性パーソナリティ障害（BPD）の併存事例 ── 218

小野和哉

1 見立てと方略 ……………………… 218
2 症例提示 …………………………… 219
3 考察 ………………………………… 220

発達障害・知的障害のある触法行為者への支援 ── 221

浦﨑寛泰

1 Aさんの事例から考える ………… 221
2 まとめとして ……………………… 223

触法行為などの社会行動面での課題を有する事例 ── 224

荒木圭祐，高林 学，黒田安計

1 事例1　相談支援アセスメントシートの活用例（男性，来談時28歳） ……… 224
2 事例2　触法，性加害例（男性，42歳）… 226
3 事例3　暴力，病院・相談支援専門員との連携例（男性，30歳代） …………… 227

児童福祉領域での支援 ── 228

小野善郎

1 はじめに …………………………… 228
2 事例 ………………………………… 228
3 支援のポイント …………………… 230

児童・思春期精神科の入院治療ケース ── 231

公家里依

長年の引きこもり生活から就労・地域参加を果たした症例 ── 234

宇野洋太，高梨淑子

発達障害のある非行少年への地域生活支援センターによる支援 ── 237

水藤昌彦

救命救急センターに搬送された自殺企図事例への危機介入と再発予防 ── 240

三上克央

1 思春期自閉スペクトラム症と自殺 ……… 240
2 事例 ………………………………… 240
3 考察 ………………………………… 242

索引 ── 245

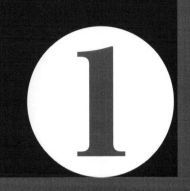

発達障害の疫学

総論　2

精神科クリニック　7

児童福祉施設　11

精神保健福祉分野　15

児童医療機関　19

成人医療機関　24

医療観察法における指定入院医療機関・指定通院医療機関　30

矯正施設における発達障害の疫学的知見　34

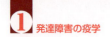

総論

本稿では自閉症スペクトラム（ASD）と注意欠如・多動症（ADHD）の疫学について，概説する。

1 児童期のASDとADHDの疫学

有病率，発生率の調査は診断基準や対象の年齢，調査方法などにより結果が異なるが，その多くが児童期を対象にしている。

最近の調査ではASDの有病率が2%を超えるものが多い。韓国で2.6%[1]，米国のCDCは約1.5%[2]，スウェーデンでも2.5%[3]と2%以上の報告が多い。最近の日本の報告をみると今井らは横浜市の西部3区で調査し5歳児のASD有病率を4.48%，5歳児までのASD累積発生率を3.74%[4]，清水は横浜市港北区の出生コホートを調査し累積発生率を1年生で4.2%（PDD），6年生で3.7%（PDD），有病率をそれぞれ5.4%，3.5%と報告した[5]。藤岡は愛媛県今治市においてクリニックを受診した児を対象に調査し2004～2007年に出生した児の9～12年間の累積発生率を2.07～2.89%以上と推定している（本章「精神科クリニック」の項を参照）。この一方，Lundstromらはスウェーデンの双生児を調査し，1993～2002年の10年間で自閉症の症状の出現頻度には変化がないのに，ASDで診断される子どもが急速に増加しており，ASDは過剰に診断されているのではないかと疑問を呈している[6]。

このように実際にASDの子どもが増えているのかどうかは，まだ結論が出ていない。しかしながら，日本の臨床現場で4%前後の子どもがASDが疑われる状態を呈していることは，臨床的には重要な意味をもつだろう。

2 成人期の疫学

ASD成人期を対象として地域ベースの疫学研究は英国のものしかないようであるが，1,000人当たり9.8人（95%CI, 3.0～16.5）[7]と報告されている。Balfeら[8]は英国の地方都市で成人の有病率調査を行い，13歳以上で確実に高機能ASDと診断されている事例は1,000人に0.24人で，60歳以上では1,000人中0.03人と年代が高くなるにつれて少なくなると推定した。この調査は方法論的に厳密ではないが，高齢になるにつれてASD特性は目立たなくなる可能性を示唆している。一方，成人期ADHDの有病率は2.5%と推定されており[9]，成人期にもADHD症状が持続することが明らかとなっている。

ADHDもASDも成人期にまれな障害でなく，ごく一般的な障害であること，ADHDにもASDにも合併する精神障害が多いことには留意する必要がある。ASDには不安障害，うつ状態の合併が多い[10]。ADHDについても同様に合併精神障害の頻度は高い。Yoshimasuらは児童期に

ADHDと診断した症例を成人期にMINI[11]を用いて評価し，男性の83.7％，女性の73.7％が精神科的障害を合併したことを報告した。合併障害は男性ではアルコール依存（53.1％），反社会性パーソナリティ障害（40.8％），自殺傾向（34.7％），軽躁エピソード（32.7％），物質依存（32.7％）などであり，女性では全般性不安障害（47.7％），軽躁エピソード（42.1％），ディスチミア（36.8％）などであった[12]。後述する発達障害に触法行為が多いかどうかの議論がよくされるが，合併症の影響を考慮しないと意味のない議論になるだろう。

3 ASDの原因と病態

1. 原因

ASDは遺伝要因と環境要因が複雑に絡み合って生じるといわれている。双生児研究によれば一卵性双生児の自閉症診断の一致率は70〜90％，二卵性では10〜20％と顕著な差があり，遺伝要因が重視されてきた。その後，多くの候補遺伝子が発見された。一方では，候補遺伝子の異常が見つからないケースも多いことが明らかになり，環境要因が再注目されるようになった。現在有力なのは「父親の高年齢」，低出生体重児の増加などが議論されている。

2. 病態

脳機能の研究からは，背内側前頭前野，側頭頭頂境界領域などの社会脳とよばれる部分の機能低下が議論されている。現在では特定の脳領域の機能異常よりも，複数の脳領域が互いにネットワークを組んで情報処理する機能的結合に問題があるという見方が有力になっている。

4 発達障害といわゆる対応困難例

日本でも英国のような海外でもアスペルガー症候群が知られるようになったのは犯罪報道によるところが大きい。一般の人はメディアを通じて，アスペルガー症候群を犯罪と関与した「用語」として知ることになる。弁護士や医療少年院の医師などの特殊な立場の場合を除いて，一般の医療者や教育者などの実践家がアスペルガー症候群の子どもや成人と関わるときは犯罪と無関係なむしろ善良で素朴なアスペルガー症候群の人に関与することのほうが頻度としては圧倒的に高いため，もともとASDの専門家と一般の人の見方には差異が生じていることになる。メディアは事件性のある情報，一般読者の注目を集めることが期待される情報を伝達することに主眼をおくために，この専門家と一般の人との認識のギャップは事件があるたびに増大することになりかねない。

後述するようにアスペルガー症候群と犯罪との間に明白な因果関係があるわけではないし，アスペルガー症候群の人のほうが一般の人より犯罪率が高いというデータもない。とはいうものの，本書で議論されるように，少年院などの矯正機関にはASDの子どもの頻度は低くないし，児童精神科病棟に緊急入院する事例では暴力などの問題行動の割合は高い。

1. 触法行為を犯した人のなかにASDやADHDの人はどのくらいいるのか？

これを知るためには触法行為を犯した人のなかで，ASDである人を適切に診断することが必要になる。バイアスのない数値を得るためには，触法行為を起こし警察や司法が関与した時点でASDをスクリーニングし診断する必要があるが，そのような調査は困難であり，多くの調査は精神鑑定を必要としたケースや保安病棟に措置されたケース，刑務所などで精神科医に紹介されたケースを対象にしており，バイアスは避けられない。

Rajaらは精神科集中治療病棟（暴力が紹介理由の多くを占める）で治療を受けた2,500人の患者を継続的にフォローしアスペルガー症候群と診断された5人はすべて暴力の既往があったとした[13]。

日本の青年を対象にした調査ではKumagamiらは家庭裁判所の428事例を調査し，一般の家庭裁判所で3.2％，特別の家庭裁判所で18.2％がPDDであったとした[14]。

Kingらは関連文献を体系的にレビューし，保安病棟や家庭裁判所，刑務所など触法行為のある人の施設におけるASDの頻度は，レビューした7つの文献ですべて1％を超えることから一般人口における頻度より高い可能性を示唆している。しかし，比率は3％以下から27％以上とばらつきが大きく，ASDをスクリーニングする方法も診断方法も研究によりさまざまであることから一概に比較しても意味がない。またなんらかの発達障害があれば精神科的評価がなされ保安病棟に措置されることや，定型発達の人と比べて逮捕されやすい，裁判で不利な証言をすることなども関与していることを考慮すべきである[15]。

2. ASDの人のなかで触法行為をする人の割合

132例中ASDによる暴力行為は2.3％しかなかったという報告[16]，313人のASDをフォローし，ASD群の触法行為は9％で，対照群の18％よりも有意に低かったという報告[17]がある。Kingらは過去の報告をレビューし，ASDのうち2.74～26％に触法行為がみられたが対照群よりも少ないか同程度であったことから，ASDの人が犯罪を起こしやすいとはいえないとしている[15]。

英国の高度保安病棟で統合失調症やパーソナリティ障害との比較調査では，ASDのほうが過去の暴力歴や薬物使用歴が少なかった[18]。

Scraggらは英国の保安病棟で調査し，アスペルガー症候群の頻度が1.5％であると報告した[19]。Hareらは3か所の保安病院を調査し，スクリーニングされた1,305人の患者のうち31人（2.4％）がASDであり，21人（1.6％）がアスペルガー症候群であるとした。他の疾患と比較すると放火の割合が高く，性犯罪の割合が低かった[20]。

A. 一般人口における調査

一般人口における調査は方法論的に困難なことがつきまとう。特定の地域で悉皆調査をする必要がある。ASDの診断を正確に下すにはADI-RやDISCOのような発達歴を聴取し，さらにADOSのような直接観察尺度を組み合わせて評価することが望ましい。触法問題を議論するには青年期や成人期を対象にする必要がある。また頻度を調査するためには適切な対照群を設定し，例えば定型発達を対象にして比較するためには，ASDを診断するのと同じツールを用いて除外診断する必要がある。このような調査は現実的には不可能であり，どこかで妥協する必要がある。いくつかの調査を紹介する。

Woodbury-Smithらは地域のプライマリーケアサービスや，知的障害者支援機関の一般人口のサンプルを用いてASDの人に自己記入式の調査を行い触法行為（offending）の調査を行った。高機能ASDの人と一般の職業をもつ社会人の攻撃行動の比率には差がなかったが，調査への参加率が低く信頼のある数値は得られなかった[21]。

B. 犯罪の種類

特定の犯罪行為がASDで高頻度か低頻度かを判断するためには，バイアスのないASD群と非ASD群のサンプルが必要になる。CheelyらはASDの青年は同年代の非ASDの青年と比較して人への攻撃が多く，物への攻撃が少ないことを指摘した[22]。Kumagamiらは器物破損が対照群より少なく，性犯罪が多いことを見いだした[14]。非行類型では性非行が多く，ついで財産犯，粗暴犯[23]とした。放火については報告により一定していない。

C. 犯罪と関連する要因

どのような要因がASDの犯罪と関係するかに

ついても十分な検討はない。合併精神障害，ADHD，薬物使用やパーソナリティ障害との関連も検討すべきであるが，結論が出るには至っていない。調査の多くが精神科保安病棟や精神鑑定例についてなされているので，精神科的合併症やパーソナリティ障害の合併例が多いのは当然ともいえる。実際にはASDの存在に気づかれずに司法システムのみで対応される例は英国でも米国でも日本でもあるので，そのような事例を含めると精神科的合併症の比率は下がるかもしれない。

5 今後にむけて

ASDもADHDも頻度の高い発達障害であり，多くは成人期まで特性が継続し，臨床的関与が必要な事例の多くは精神障害を合併することや不適切な生育環境が背景にある。発達障害の人は触法行為が多いかどうかの議論は問題を単純化しすぎる。実際に触法行為を予防するためには，どのような特性をもつ人に，どのような支援が必要かを検討することが大切である。

文献

1) Kim YS, Leventhal BL, Koh YJ, et al：Prevalence of autism spectrum disorders in a total population sample. Am J Psychiatry 168：904-912, 2011
2) Developmental Disabilities Monitoring Network Surveillance Year 2010 Principal Investigators；Centers for Disease Control and Prevention：Prevalence of autism spectrum disorder among children aged 8 years：autism and developmental disabilities monitoring network, 11 sites, United States, 2010. MMWR Surveill Summ 63：1-21, 2014
3) Idring S, Lundberg M, Sturm H, et al：Changes in prevalence of autism spectrum disorders in 2001-2011：findings from the Stockholm youth cohort. J Autism Dev Disord 45：1766-1773, 2015
4) 今井美保，伊東祐恵：横浜市西部地域療育センターにおける自閉症スペクトラム障害の実態調査—その1：就学前に受診したASD児の疫学．リハビリテーション研究紀要 23：41-46, 2014
5) 清水康夫，原郁子，大園啓子，他：発達に問題のある学童についての精神医学的診断および特別支援教育に関する疫学研究：横浜市港北区における悉皆調査．平成25年度厚生労働科学研究（障害者対策総合研究事業）発達障害児とその家族に対する地域特性に応じた継続的な支援の実施と評価，2014
6) Lundström S, Reichenberg A, Anckarsäter H, et al：Autism phenotype versus registered diagnosis in Swedish children：prevalence trends over 10 years in general population samples. BMJ 350：h1961, 2015
7) Brugha TS, McManus S, Bankart J, et al：Epidemiology of autism spectrum disorders in adults in the community in England. Arch Gen Psychiatry 68：459-465, 2011
8) Balfe M, Tantam D, Campbell M：Possible evidence for a fall in the prevalence of high-functioning pervasive developmental disorder with age? Autism Res Treat 325495, 2011
9) Simon V, Czobor P, Balint S, et al：Prevalence and correlates of adult attention-deficit hyperactivity disorder：meta-analysis. Br J Psychiatry 194：204-211, 2009
10) 内山登紀夫，佐々木康栄，宇野洋太，他：成人の自閉症スペクトラムに併存する精神疾患に関する検討．精神神経学雑誌 2015特別：S346, 2015
11) Sheehan DV, Lecrubier Y, Sheehan KH, et al：The validity of the Mini International Neuropsychiatric Interview（MINI）according to the SCID-P and its reliability. Eur Psychiatry 12：232-241, 1997
12) Yoshimasu K, Barbaresi WJ, Colligan RC, et al：Adults with persistent ADHD：Gender and Psychiatric Comorbidities-A Population-Based Longitudinal Study. J Atten Disord 2016 doi：10.1177/1087054716676342
13) Raja M, Azzoni A：Asperger's disorder in the emergency psychiatric setting. Gen Hosp Psychiatry 23：285-293, 2001
14) Kumagami T, Matsuura N：Prevalence of pervasive developmental disorder in juvenile court cases in Japan. The Journal of Forensic Psychiatry & Psychology 20：974-987, 2009
15) King C, Murphy GH：A systematic review of people with autism spectrum disorder and the criminal justice system. J Autism Dev Disord 44：2717-2733, 2014
16) Ghaziuddin M, Tsai L, Ghaziuddin N：Brief report：violence in Asperger syndrome, a critique. J Autism Dev Disord 21：349-354, 1991
17) Mouridsen SE, Rich B, Isager T, et al：Pervasive developmental disorders and criminal behaviour：a case control study. Int J Offender Ther Comp Criminol 52：196-205, 2008
18) Murphy D：Admission and cognitive details of male

patients diagnosed with Asperger's syndrome detained in a special hospital : comparison with a schizophrenia and personality disorder sample. J Forens Psychiatry Psychol 14 : 506-524, 2003

19) Scragg P, Shah A : Prevalence of Asperger's syndrome in a secure hospital. Br J Psychiatry 165 : 679-682, 1994

20) Hare DJ, Gould J, Mills R, et al : A preliminary study of individuals with autistic spectrum disorders in three special hospitals in England. National Autistic Society, London, 1999

21) Woodbury-Smith MR, Clare ICH, Holland AJ, et al : High functioning autistic spectrum disorders, offending and other law-breaking : findings from a community sample. J Forens Psychiatry Psychol 17 : 108-120, 2006

22) Cheely CA, Carpenter LA, Letourneau EJ, et al : The prevalence of youth with autism spectrum disorders in the criminal justice system. J Autism Dev Disord 42 : 1856-1862, 2012

23) 熊上崇：発達障害（特に自閉症スペクトラム）を有する触法事例の現状と課題．リハビリテーション連携科学 15：12-20，2014

（内山登紀夫）

精神科クリニック

1 はじめに

　つばさ発達クリニック（以下，つばさ）は，愛媛県の人口18万の地方都市・今治市に2000年に開設された，自閉スペクトラム症（ASD）を主対象とする発達クリニックである。自宅を改築してその一部をクリニックに当てたもので，スタッフは精神科医の私と事務1人の計2人，このほかに，かつて心理判定員を努め，現在は言語聴覚士をしている家人にボランティアとして手伝ってもらっている。診療は完全予約制で，初診までの待機期間は現在6か月程度である。

　初診受付は18歳未満を原則とし，再診の年齢制限は設けていない。診断までに通常3〜5回の診察（平均的に1人当たり2時間程度の延べ時間になる）を行い，発達歴・現症などから三つ組症状の有無を調べ，他機関からの情報やDSM，CARSなどを参考にしながら診断を行っている。

2 PDDの累積発症率

　これまでの15年間に2,600人を超える初診があったが，その80％以上を広汎性発達障害（PDD）が占めている（DSM-Ⅳ-TRで統計をとってきたので，関連部分はPDDと表記する）。

　当院のようにASDに特化した診療を行っている民間の医療機関は，筆者の知る範囲では近隣になく，2007年4月1日に開設された愛媛県発達障害者支援センターも今治市在住者には少し距離が遠いようである。

　一方で1992年以降，ASD児に対してTEACCHメソッドを参考にした療育をクラス指導のなかで実践し，早期療育や医療機関への橋渡し役としても大きな役割をはたしてきたひよこ園（市内唯一の児童発達支援センター）が今治市には存在し，つばさの開院以前より，筆者との間には長い連携の歴史がある。ひよこ園から紹介されて，あるいはひよこ園とセットで当院を受診する子どもの数は多く，市内で出生したASD児はかなりの率で当院を受診してきているとみられる。ちなみに当院では薬物の使用は非常に少なく済んでおり，当院で一度でも薬物の処方を受けたことのあるPDDの人の比率は全体の約8％に過ぎず，これもひよこ園の存在なしには考えにくい数字である。

　このようなところから，今治市におけるPDDの累積発症率の近似値が得られることを期待し，当院でPDDと診断された子ども（今治市出生）の出生年次ごとの人数を調べ，同年次の今治市の全出生数との比較から，累積発症率の最少見積もりの数字を得ようと試みた。

1. 調査方法

　つばさを2006年3月27日より2015年12月

31日までの9年9か月の間に初診し，筆者自身による診断を受けた1,412人について，以下の点について調査した。

A．2004年に今治市で出生したPDD児

2015年12月31日までのPDD累積数（12年累積：ただし2004年1月1日〜2006年3月26日は初診時の質問紙に出生地を問う質問項目をまだ入れていない時期のため，この間の人数は0となる），および2004年の今治市出生数に対する比率。

B．2005年に今治市で出生したPDD児

2015年12月31日までのPDD累積数（11年累積：A．と同様の理由により，2005年1月1日〜2006年3月26日の間の人数は0），および2005年の今治市出生数に対する比率。

C．2006年に今治市で出生したPDD児

2015年12月31日までのPDD累積数（10年累積：A．と同様の理由により，2006年1月1日〜3月26日の間の人数は0），および2006年の今治市出生数に対する比率。

D．2007年に今治市で出生したPDD児

2015年12月31日までの累積数（9年累積），および2007年の今治市出生数に対する比率。

E．参考値

2001〜2003年の各々の年に生まれた初診時今治市在住のPDD児の5年累積数に，5年目以降に今治市で出生したことが判明したPDD児数（2001年生まれについてはA．と同様の理由により，2006年1月1日〜3月26日の間の人数は0）を加算した人数，および今治市出生数に対する比率。

これを参考値とした理由は，今治市は他市からの転入・転出の比較的少ない地方小都市だが，初診までの間の今治市への転入あるいは転出を考えた場合，出てきた数字を今治市生まれのPDD児の数と等価と見なすことはできないためである。

2. 結果（表1-1）

A．2004年に今治市で出生したPDD児

出生数は1,418で，つばさでPDDと診断された子どもの数は12年累積で41人（全出生数比2.89％）であった。

B．2005年に今治市で出生したPDD児

出生数は1,254で，つばさでPDDと診断された子どもの数は11年累積で26人（同2.07％）であった。

C．2006年に今治市で出生したPDD児

出生数は1,349で，つばさでPDDと診断された子どもの数は10年累積で34人（同2.52％）であった。

D．2007年に今治市で出生したPDD児

出生数は1,289で，つばさでPDDと診断された子どもの数は9年累積で36人（同2.79％）であった。

E．参考値

2001〜2003年の各々の年に生まれた初診時今治市在住のPDD児の5年累積数に，5年目以降に今治市で出生したことが判明したPDD児数を加算した人数，および今治市出生数に対する比率を上記調査方法により算出すると，

2001年生まれ：15年累積で32人（同2.15％）
2002年生まれ：14年累積で34人（同2.35％）
2003年生まれ：13年累積で42人（同2.95％）

であった。

3. 考察

2004・2005・2006・2007年生まれとも，最大累積期間のすべてで2％を超える対出生数比が算出され，その最高値は2004年生まれの2.89（12年累積）という数値であった。また参考値としての2001・2002・2003年生まれのPDD児の対出

表1-1　今治市におけるPDD児の累積発症率（当院受診者数による最少の見積もり）

生年(1/1～12/31)	2001	2002	2003	2004	2005	2006	2007
今治市出生数	1,490	1,445	1,424	1,418	1,254	1,349	1,289
5年累積	20	16	19	26	14	17	21
（対出生数比）	(1.34)	(1.11)	(1.33)	(1.83)	(1.12)	(1.26)	(1.63)
6年累積	22	24	23	30	21	27	27
（対出生数比）	(1.48)	(1.66)	(1.62)	(2.12)	(1.67)	(2.00)	(2.09)
7年累積	26	28	31	36	26	32	32
（対出生数比）	(1.74)	(1.94)	(2.18)	(2.54)	(2.07)	(2.37)	(2.48)
8年累積	29	28	31	36	26	32	34
（対出生数比）	(1.95)	(1.94)	(2.18)	(2.54)	(2.07)	(2.37)	(2.64)
9年累積	30	29	37	37	26	33	36
（対出生数比）	(2.01)	(2.01)	(2.60)	(2.61)	(2.07)	(2.45)	(2.79)
10年累積	30	29	42	38	26	34	
（対出生数比）	(2.01)	(2.01)	(2.95)	(2.68)	(2.07)	(2.52)	
11年累積	30	31	42	40	26		
（対出生数比）	(2.01)	(2.15)	(2.95)	(2.82)	(2.07)		
12年累積	31	34	42	41			
（対出生数比）	(2.08)	(2.35)	(2.95)	(2.89)			
13年累積	32	34	42				
（対出生数比）	(2.15)	(2.35)	(2.95)				
14年累積	32	34					
（対出生数比）	(2.15)	(2.35)					
15年累積	32						
（対出生数比）	(2.15)						

生数比でも，すべての年次で2％を超える対出生数比が算出された。このように2001年から2007年のすべての年において対出生数比は2％を超え，年次によっては3％に迫る数字となった。

ここで得られた数字は，本田らの累積発症率の研究のように地域全体をカバーしたシステマティックな調査[1]によるものではなく，自発意思をもってつばさを受診したケースの数から算出した数値である。当院未受診のPDDの人がほかにもいる可能性を考えると，この数値は今治市におけるPDD累積発症率の最少見積もりの数といえる。

3 おわりに

このように一地方都市の特定医療機関の統計から見ただけでも，非常に多くのPDDの子ども達が毎年出生していることが見てとれる。これに対応できる専門医療機関が相当数，各々の土地に必要と考えられるが，現行の保険診療点数で発達障害診療の経営を維持することはむずかしく，その数はなかなか増えない。

スタッフの極少人数体制をとることでなんとか経営維持をはかっている当院も，年々初診枠の確保がむずかしくなり，一方で診断書件数の増加や書式の複雑化などと相まって，1人の医師では地

域のニーズに応じにくい状況となっている。関係者の方々に，このような現状のご理解とご配慮をお願いしたい。

　当院に求められることの多いのは，ASDの特性理解に基づく一貫した教育支援を側方から支援する役割と，家族内・学校内あるいは地域内で生じることの多い軋轢への介入だが，支援の質が上がり二次障害を低く抑えられれば，最初にも述べたように薬物処方は低率に抑えられることを実感している。その出発点となるのは正しい診断であり，そこに応えていく役割が，今後各地でますます多く求められるようになっていくのではと考える。

引用文献

1) Honda H, Shimizu Y, Misumi K, et al：小児自閉症の累積発症率および有病率．特集　遺伝と疫学，自閉症と発達障害研究の進歩 2：73-84，1998

参考文献

1) 藤岡宏，越智晴彦：地方都市における広汎性発達障害の人たちの医療ニーズおよび早期療育の効果についての実態把握．市川宏伸（主任研究者），厚生労働科学研究費補助金こころの健康科学研究事業「発達障害（広汎性発達障害，ADHD，LD等）に係わる実態把握と効果的な発達支援手法の開発に関する研究」平成17～19年度総合研究報告書，pp11-22，2008
2) Kim YS, Leventhal BL, Koh YJ, et al：Prevalence of autism spectrum disorders in a total population sample. Am J Psychiatry 168：904-912, 2011

〔藤岡　宏〕

児童福祉施設

1 児童福祉施設の概要

　児童相談所や児童福祉施設などの児童福祉における支援の場には，さまざまな情緒・行動の問題を呈する子どもたちも多く，詳細な調査やアセスメントに基づいた専門的な支援のニーズも高い。特に，近年の児童虐待相談の増加に伴い，複雑かつ多様な支援ニーズのある児童への対応が求められることも増え，これらの児童のなかには発達障害に関連する問題が併存することも多い。保護者がいない，あるいは保護者に監護させることが適当でない児童を公的責任で社会的に養育し保護する，いわゆる「社会的養護」において発達障害を有する児童の増加は大きな課題となってきている。

　児童福祉施設とは児童福祉法第7条に規定されている施設で，助産施設，乳児院，母子生活支援施設，保育所，幼保連携型認定こども園，児童厚生施設，児童養護施設，障害児入所施設，児童発達支援センター，情緒障害児短期治療施設(通称，児童心理治療施設)，児童自立支援施設，児童家庭支援センターがある。このうち，社会的養護に関連する入所型の施設は，乳児院，母子生活支援施設，児童養護施設，情緒障害児短期治療施設，児童自立支援施設であるが，このほかにも里親の家庭で養育を行う里親委託と養育者の住居において家庭養護を行うファミリーホーム，義務教育終了後や施設退所後の自立支援を行う自立援助ホー

ムも社会的養護を担っている。

　児童虐待などにより社会的養護が必要となる場合であっても，代替的養育は家庭的養育が望ましいことから里親委託を優先することが原則とされているが，依然として施設への入所が優勢な状況が続いている。2014(平成26)年3月末の時点で約4万6千人が社会的養護の対象となっている[1]。

2 発達障害を有する児童数

　児童福祉施設や里親委託によって養育されている社会的養護児童のうち，何らかの障害を有する児童の割合が高くなってきており，例えば2013(平成25)年の児童養護施設入所児童等調査では28.5％が「障害あり」とされている[2]。これらの障害のほとんどは知的障害，発達障害，情緒障害など，精神医学領域の問題であり，特に発達障害と情緒障害は過去10年で著しく増加している。ただし，社会的養護児童を対象とした系統的な疫学調査は実施されていないので，厳密な意味での有病率については明らかではないことに注意しなければならない。精神医学診断の普及により，施設入所児童の特性が診断によって再分類されつつあることを反映している可能性もあり，慎重に判断する必要がある。

　厚生労働省は5年ごとに全国の児童養護施設，情緒障害児短期治療施設，児童自立支援施設，乳

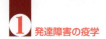

表 1-2 社会的養護児童の虐待経験と障害の状況〔平成 25(2013)年 2 月 1 日現在〕

施設種別	入所児童数	虐待経験(%)	障害あり(%)	障害の内訳			
				知的障害	ADHD	広汎性発達障害	その他の障害等
児童養護施設	29,979	59.5	28.5	12.3	4.6	5.3	7.7
情緒障害児短期治療施設	1,235	71.2	72.9	14.0	19.7	29.7	35.8
児童自立支援施設	1,670	58.5	46.7	13.5	15.3	14.7	13.8
乳児院	3,143	35.5	28.2	5.8	0.2	1.3	7.5
母子生活支援施設	6,007	50.1	17.6	4.5	2.0	3.7	6.1
ファミリーホーム	829	55.1	2.9	13.8	7.1	10.3	14.4
自立援助ホーム	376	65.7	2.1	9.8	6.4	6.4	18.4
里親委託	4,534	31.1	20.6	7.9	3.3	4.4	4.9

〔厚生労働省雇用均等・児童家庭局:児童養護施設入所児童等調査結果(平成25年2月1日現在). 2015 より〕

児院,母子生活支援施設,自立援助ホームの入所児童,里親およびファミリーホーム委託児童のすべてを対象とした調査を実施しており,このなかで入所児童の「心身の状態」として大まかな障害の分類が示されている。

2013(平成25)年2月1日現在の障害のある割合を表1-2に示した。情緒障害児短期治療施設で最も障害のある児童の割合が高く,全体の72.9%に障害があり,次いで児童自立支援施設(46.7%),児童養護施設(28.5%)であった。児童養護施設では知的障害が最も多いのに対して,情緒障害児短期治療施設と児童自立支援施設では注意欠如・多動症(ADHD)や広汎性発達障害といった発達障害のほうが多いことに加えて「その他の障害等」も多いが,ここには被虐待経験に関連した情緒障害(愛着障害など)が含まれている。里親委託の児童では発達障害の割合は少ないが,ファミリーホームでは児童養護施設よりも発達障害のある児童の割合が多い[2]。

知的障害と発達障害について,児童養護施設,情緒障害児短期治療施設,児童自立支援施設ごとの推移をみてみると,いずれの施設においても急激に障害のある児童が増加している(図1-1)。特に情緒障害児短期治療施設では,前回2008(平成20)年の調査と比較して広汎性発達障害とADHDの増加が著しい。全国情緒障害児短期治療施設協議会が実施した2014(平成26)年度児童心理治療施設実態調査でも,広汎性発達障害(ICD-10のF84)は30.1%,多動性障害(同F90)は21.4%,愛着障害など(同F94)は20.4%と同様の傾向が示されている[3]。

小野が2013(平成25)年に児童相談所と児童福祉施設の中学生以上の児童2,314人(男性1,399人,女性904人,不明11人)を対象とした発達障害(広汎性発達障害とADHDに相当する状態)の実態調査でも,全体の43%に発達障害があり,施設別では情緒障害児短期治療施設が60.4%,児童自立支援施設が44.6%,児童養護施設が20.7%という結果となり,やはり児童福祉施設では発達障害を有する児童がきわめて多く,なかでも情緒障害児短期治療施設と児童自立支援施設に多いことが示された(表1-3)。性別ごとにみると,男性は718人(51.3%),女性は274人(30.3%)に発達障害があり,男性は女性よりも約1.7倍多かった[4]。

また,文部科学省の「通常の学級に在籍する特別な教育的支援を必要とする児童生徒に関する全国実態調査」に準じた方法で,児童福祉施設に入所している小中学生を対象とした調査では,発達障害に相当する「学習面か行動面で著しい困難を示す」児童生徒は,児童養護施設で47.1%,情緒障害児短期治療施設で63.6%,児童自立支援施設で59.3%となり,全国調査の6.5%よりもきわめて高率であるのとともに,他の調査と共通する施設種別による特徴が認められている[5]。

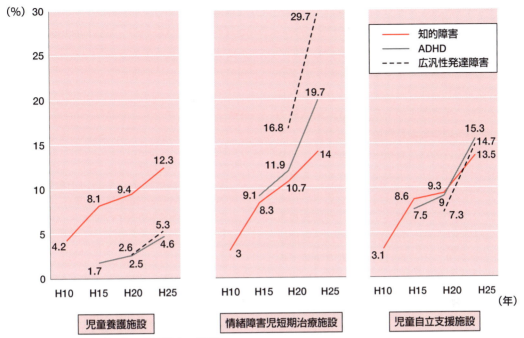

図1-1 社会的養護児童の発達障害の推移

表1-3 児童相談所と児童福祉施設における発達障害の状況

	児童相談所	児童福祉施設			合計
		児童養護施設	情緒障害児短期治療施設	児童自立支援施設	
発達障害あり	90 (37.7%)	99 (20.7%)	366 (60.4%)	441 (44.5%)	996 (43.0%)
発達障害なし	149 (62.3%)	380 (79.3%)	240 (39.6%)	549 (55.5%)	1,318 (57.0%)
合計	239	479	606	990	2,314

〔小野善郎：児童福祉領域における情緒・行動の問題に対する予防・介入・支援に関する研究. 平成25年度厚生労働科学研究費補助金（障害者対策総合研究事業）（精神障害分野），「青年期・成人期発達障がいの対応困難ケースへの危機介入と治療・支援に関する研究」平成25年度総括・分担研究報告書，pp11-25, 2013 より〕

3 発達障害を伴う児童の特徴

児童福祉施設に入所している発達障害児には、発達障害の基本的な特徴に加えて、施設や学校での適応に困難をきたすような問題行動を伴うことも多い。もともと虐待や不適切な養育のために施設入所となった子どもたちには、愛着障害、心的外傷後ストレス障害、解離性障害、素行障害などの併存障害が認められることが知られているが[6]、発達障害を伴う入所児には行動上の問題が特に著しい。

小野の調査では、素行障害の診断基準に挙げられているような問題行動（conduct problems）は、全般的に高率に認められたが、その傾向は発達障害を伴う入所児でより顕著であった。発達障害群では、暴言・反抗・不服従が67.9％、窃盗・虚言が51.0％、対人暴力が47.1％、器物損壊が36.2％に認められたのに対し、非発達障害群ではそれぞれ53.1％、43.8％、31.7％、21.9％であった。

施設のタイプ別では、児童養護施設は全般に問

題行動の頻度は低く，児童自立支援施設では発達障害の有無にかかわらず問題行動が高率に認められた。児童自立支援施設は，もともと非行傾向の高い子どもたちが入所することが多いので，必然的に攻撃的・反社会的行動は多くなるが，それ以外の施設でも，発達障害のある入所児に対人暴力と器物損壊が多いことが特徴的であった。

攻撃的な問題行動は，集団生活を基本とする施設への適応や学校生活に重大な支障を生じる可能性が高く，それはより専門的な支援の利用率にも反映される。専門的な支援としては，特別支援教育などの学校での特別な教育的配慮や精神科医療の利用などがあり，それらはいずれも発達障害群での利用が多かったが，とりわけ情緒障害児短期治療施設と児童自立支援施設では精神科医療の利用率が高く，それぞれ72.1％と57.8％であった。

精神科医療の利用は薬物療法にも関連しており，発達障害を伴う施設入所児の薬物療法を受けている割合は，非発達障害群の8.6％に対して47.0％にも達していた（施設別では，児童養護施設29.3％，情緒障害児短期治療施設54.1％，児童自立支援施設43.3％）[4]。

施設入所児の情緒・行動の問題の背景には複雑な因果関係があり，発達障害との関連だけで説明されるものではないが，児童福祉施設におけるケアと支援では最も重要な要素であり，適切かつ慎重に評価していく必要がある。

文献

1) 厚生労働省雇用均等・児童家庭局家庭福祉課：社会的養護の課題と将来像の実現に向けて．2015
2) 厚生労働省雇用均等・児童家庭局：児童養護施設入所児童等調査結果（平成25年2月1日現在）．2015
3) 全国情緒障害児短期治療施設協議会：平成26年度児童心理治療施設実態調査．2015
4) 小野善郎：児童福祉領域における情緒・行動の問題に対する予防・介入・支援に関する研究．平成25年度厚生労働科学研究費補助金（障害者対策総合研究事業）（精神障害分野），「青年期・成人期発達障がいの対応困難ケースへの危機介入と治療・支援に関する研究」平成25年度総括・分担研究報告書，pp11-25，2013
5) 神奈川県社会福祉協議会：かながわの児童福祉施設で生活する発達障がいを疑われる子どもたちの調査．神奈川県社会福祉協議会，施設部会児童福祉施設協議会，発達障がい児についての調査研究委員会，2010
6) 小野善郎：子ども虐待の発達的影響．齋藤万比古，本間博彰，小野善郎（編），子ども虐待と関連する精神障害，pp37-58，中山書店，2008

（小野善郎）

精神保健福祉分野

1 はじめに

我が国の地域における青年期・成人期の発達障害と犯罪行為などの問題行動に関する発生頻度の調査はまだ少ない。一般集団を対象とした疫学的な調査は、調べた範囲では確認ができなかったが、対象を限定した方法によるものでは、例えば少年の事例として、藤川が東京家庭裁判所で取り扱った事例を対象に行った出現率調査があり、その報告では、自閉スペクトラム症（ASD）が診断もしくは診断されうると思われる例は2.8％、注意欠如・多動症（ADHD）が診断もしくは診断されうると思われる例は5.7％と報告されている[1]。また、少年鑑別所入所者を対象とした近藤の報告では、AQ-J（自閉症スペクトラム指数）を基に修正したAQ-C（鑑別所版）による調査で、カットオフ値を超える得点者は3.2％とされている[2]。

海外の先行研究では、1994年に英国の保安病院での調査があり、情報が不十分などの理由で疑わしい事例を含めると、触法入院者の約2.3％にアスペルガー症候群が認められると報告されている[3]。また、Kingらによる総説[4]によると、近年ASDと犯罪に関する研究が進められてきているが、特にASDが刑事司法制度との関連が強いというエビデンスは十分とはいえないようである。さらには、ASDといわゆるサイバー犯罪との関連も取りざたされるようになってきているが、現時点では、ASDとサイバー犯罪の関連についても明らかにはなっていない。

我が国でも、成人例では犯罪行為によって警察や検察による捜査が行われても、医学的な診断を全例に実施することは現実には難しいため、発達障害に関連した疫学的な調査には困難を伴うことが予想される。犯罪白書[5]には精神障害者等（精神障害者および精神障害の疑いのある者）による一般刑法犯に関する記載はあるが、特に発達障害に重点をおいた調査は現在のところ実施されていないようである。

一方で、地域の精神保健福祉関係機関においても、発達障害に関する医学的な情報は限られている場合が多く、また、発達障害があって犯罪行為や他害行為がみられる事例が、どの機関でどのように支援されているかについては、全体像がみえにくい状況である。ほとんどの自治体では、問題行動の内容や程度によって支援機関が決められるようなシステムになっているわけではなく、そのときどきの相談の受け皿となった機関が、地域のさまざまな関係機関と協力しながら支援を模索しているのが現状と思われる。

2 発達障害と問題行動の出現率調査結果

このような状況であるが、発達障害の対応困難ケースへの危機介入と治療・支援を検討していく

表1-4　今回のエントリー事例の年齢，男性の比率に関するデータ

	年齢（平均±標準偏差）	男性/全体
A	24.6±5.5	0.86
B	26.6±6.5	0.74
C	26.0±6.2	0.75

表1-5　各地域の人口10万人当たりの新規相談事例発生件数

	新規事例発生数 （件/18〜39歳人口10万人/年）
A	39.7
B	20.8
C	103.0

表1-6　表1-4のうち他害的行為の発生件数

	新規事例発生数 （件/18〜39歳人口10万人/年）
A	20.0
B	15.0
C	49.7

触法（性的逸脱行為含む）and/or 他害（暴力を含む）and/or 警察による保護歴 and/or 逮捕歴 and/or 措置診察/措置入院歴

表1-7　表1-4のうち自傷的行為の発生件数

	新規事例発生数 （件/18〜39歳人口10万人/年）
A	4.6
B	8.7
C	23.0

自傷 and/or 自殺念慮 and/or 自殺企図

なかで，対象となる事例数ははたしてどのくらいなのか，という疑問に対する回答が求められた事情もあり，限られた条件ではあるが，厚生労働省内山班の研究の一環として予備的な地域の発生率調査が実施された[6]。

具体的な方法としては，発達特性（ASD特性やADHD特性）が推定され，触法，他害行為，家庭内暴力，ひきこもり，不登校，自傷，物質依存などの社会行動面での課題によって，新規相談となった18歳以上40歳未満の事例を対象に，全国の3つの地域（A，B，C）において，精神保健福祉センター，発達障害者支援センター，保健所，障害者相談支援事業所に依頼し，6か月間の新規相談事例発生件数を前向き調査し，調査終了3か月後の追加情報を加味して結果を回収した。

なお，必ずしも医療機関の関与がない事例も一定数存在するため，発達特性の判断については，2年以上の発達障害者支援の経験をもつ専門職が，ICD-10の臨床記述と診断ガイドラインを参考に，対象者にASDやADHDの特性をもつと推定された事例についてエントリーを依頼した。

その結果を表1-4〜9に示す。

今回のエントリー事例の年齢，男性の比率に関するデータを表1-4に示した。また，6か月間に各自治体でエントリーされた結果を解析し，それぞれの自治体の対象とした18歳から39歳までの年齢人口10万人当たりの年間発生件数として算出した（表1-5〜7）。

今回の予備的な調査では，発達特性（ASD特性やADHD特性）が推定され，触法，他害行為，家庭内暴力，ひきこもり，不登校，自傷，物質依存などの社会行動面での課題によって新規相談となった18歳以上40歳未満の事例の発生は，A〜C各自治体で，18歳から39歳までの年齢人口10万人当たり，それぞれ年に換算して39.7件，20.8件，103.0件であった（表1-5）。

エントリーされた事例全体のうち，触法（性的逸脱行為含む），他害（暴力を含む），警察による保護や逮捕，措置診察や措置入院の事例の発生件数は，A〜C各自治体で，それぞれ年換算20.0件，15.0件，49.7件であった（表1-6）。また，自傷や自殺念慮あるいは自殺企図などの行為については，A〜C各自治体で，それぞれ年換算4.6件，8.7件，23.0件という結果となった（表1-7）。

表1-8 表1-4のうち医療機関での精神疾患診断の有無

	医療機関での精神疾患の診断	
	診断名あり（%）	診断名なし（%）
A	60.2	39.8
B	61.1	38.9
C	63.5	36.5

表1-9 表1-8で「診断名あり」のうち医療機関でのASD/ADHD診断の有無

	医療機関での診断	
	ASD/ADHDの診断名あり（%）	ASD/ADHDの診断名なし（%）
A	80.6	19.4
B	77.3	22.7
C	79.6	20.4

　今回の調査で取り扱われた事例には，医療機関ですでに精神疾患の診断がなされているもの，いまだ診断がされていないものの両方が含まれているが，医療機関で診断がなされている比率をみると，A，B，C自治体でそれぞれ，60.2％，61.1％，63.5％となっている（表1-8）。医療機関において診断がなされている事例について診断名をみてみると，ASDまたはADHDはA～C自治体でそれぞれ80.6％，77.3％，79.6％であった（表1-9）。

　また，触法（性的逸脱行為を含む），他害（暴力を含む），警察による保護や逮捕，措置診察や措置入院の事例に限って，今回の調査のエントリー経路についてみてみると，A～Cの自治体で障害者相談支援事業所からのエントリーが多かったところや，発達障害者支援センターからのエントリーが多かったところなど，経路にばらつきがみられている（データ未掲載）。ただし，今回の調査を依頼した機関からの回収率は100％ではないため，あくまで回収されたデータを基にした傾向である。

3 調査の限界と今後の課題

　今回の調査は，比較的地域の全体の状況が把握しやすいと考えられる3つの地域に絞って実施されたものであるが，調査の方法を含め以下に述べる点で限界があるものであり，数値の解釈には相当慎重であることが求められる。

　まずは診断の問題である。結果に示したように，今回エントリーされた事例のなかには，医学的な診断がなされていないものが一定数含まれている。エントリー終了後3か月間のフォローアップ期間を設定して追加情報を加味したが，それでも医療とのかかわりがない事例は残っており，さらにフォローアップを実施したとしても，医学的な診断の問題は残るものと推定される。

　次に，今回調査を依頼した機関以外で支援されている事例が存在している可能性がある。特に，今回は地域の医療機関だけで支援されている事例についての実態は不明である。また，家族のみで問題が抱えられており，外部の相談支援機関につながっていない場合も，この調査では把握できていない。

　3つ目は事例の重複の問題である。今回の調査期間中に，複数の支援機関でそれぞれ新規の事例となった場合，重複してエントリーされている可能性が否定できない。それ以外にも，社会行動面での課題の評価が，必ずしも客観的な指標に基づいているとはいえないことによる影響や，比較的

短期間の調査で個々の事例に関する情報が十分に得られず，エントリーに至らなかった事例も存在する可能性がある。

なお，いうまでもないが，今回の調査は，あくまで発達特性（ASD特性やADHD特性）が推定され，かつ社会行動面での課題によって新規相談となった事例に関する調査であって，発達特性と社会行動面の課題の因果関係や関連を調べたものではない。

このような調査結果は，現在の発達障害者と触法問題に対する施策を考えるうえで大切な基礎データとなると思われる。今後，上述したような調査上の課題を検討し，より広範な地域におけるデータの集積が行われ，地域におけるさらなる支援の充実につながることを期待したい。

文献

1) 藤川洋子：青年期の高機能自閉症・アスペルガー障害の司法的問題：家庭裁判所における実態調査を中心に．精神科 7：507-511, 2005
2) 近藤日出夫：行為障害と発達障害．犯罪と非行 148：137-171, 2006
3) Scragg P, Shah A：Prevalence of Asperger's syndrome in a secure hospital. Br J Psychiatry 165：679-682, 1994
4) King C, Murphy GH：A systematic review of people with autism spectrum disorder and the criminal justice system. J Autism Dev Disord 44：2717-2733, 2014
5) 法務省：平成26年版犯罪白書―窃盗事犯者と再犯．http://www.moj.go.jp/housouken/housouken03_00077.html
6) 研究代表者 内山登紀夫：青年期・成人期発達障がいの対応困難ケースへの危機介入と治療・支援に関する研究．厚生労働科学研究費補助金障害者対策総合研究事業 障害者政策総合研究事業（精神神経分野）．平成26年度総括・分担研究報告書，pp1-8, 2014

〔黒田安計，野中俊介，石元康仁〕

児童医療機関

1 はじめに

　自閉スペクトラム症（autism spectrum disorder：ASD）の症状は，典型的には生後2年目の間に気づかれ，小児期早期や学童期早期に最も顕著であることが多い，とされている。これに対し，注意欠如・多動症（attention-deficit/hyperactivity disorder：ADHD）は，早期の発症年齢は特定されないが小児期に発症し，いくつもの症状が12歳になる前に出現する，という要件がある[1]。いずれにせよ，どちらも児童医療機関とのかかわりが深い疾患であることは論をまたない。

　発達障害に対応する児童医療機関としては，大別すると地域の一般小児科，発達小児科，小児神経科，児童精神科が考えられるが，本項では主に児童精神科における状況を述べ，最後に小児神経科について触れることとする。

2 児童精神科におけるASD

1. 外来

　世界的にみるとASDの有病率は，調査や地域によって差があるものの，おおむね2%程度とされている[2]。最新の大規模調査によれば，米国での8歳児の有病率は1.47%であった[3]。英国や韓国でも1.5〜2.5%前後の値が報告されている[4,5]。近年，世界的にもASDの有病率の上昇がみられ，日本では4〜5歳児における有病率が3.5%と見積もられた[6]。しかしこれらのデータは，医師の診断を基にしたものとは限らないことや，臨床の現場では合併する精神症状などにより主診断がASDとならない場合があること，環境によって特性の強さが必ずしも臨床域となる徴候につながらないことなどへの注意が必要である。男女比については，男児が女児の2〜4倍以上と多くなっている[3,7]。

　ASDの最初の症状は言語発達の遅れであることが多いが，保育園や幼稚園に入園すると，社会的関心の欠如や普通でない対人相互反応，奇妙な遊びの形式，および独特なコミュニケーション形式などにより，集団適応の困難や，時にはそれを背景とした不安障害などの精神症状の発現がみられるようになる[1]。さらには教職員の困惑などの問題にもさらされるようになり，家族が受診を考慮することが多くなってくる。

　また，小中学生を対象に行った文部科学省の調査によれば，特別な教育的支援を必要とする，学習面やまたは行動面で著しい困難を示す児童生徒の割合が6.5%に及んでいる[8]。彼らのなかに発達障害の可能性のあるものが一定数含まれていると想定されていることを鑑みると，学童期以降になると学業不振の観点から，学校からの受診の促しも増えると考えられる。

児童精神科医にとって，ASDの診断・治療は大きなウェイトを占めている。全国児童青年精神科医療施設協議会は，児童青年精神科の入院治療施設を有する医療機関で構成される団体であるが，その加盟施設において，児童精神科臨床を行っている医師を対象に行った質問紙調査によれば，外来患者のうち発達障害をもつものが占める割合が20％以上にのぼると答えた医師は3/4以上を占め，また，患者に認める発達障害のうちASDが最も多いと答えた医師が9割以上に及んだ[9]。

東京都立小児総合医療センター児童・思春期精神科の外来を，2010（平成22）年度1年間に初診した1,300人の患者のうち，DSM-Ⅳに基づいて広汎性発達障害（pervasive developmental disorder：PDD。現在のASDとほぼ重複する診断名と考えられる）と診断された患者は608人（46.8％）であった。男女比は2.7：1とおおむね内外の知見を裏付けるものであった。受診年齢は4歳と9歳にピークがみられ，5歳までは自閉症と診断されるものの割合が高かった。年齢別の主訴で多いものをみると，年齢上昇とともに言葉の遅れなどの言葉の問題から，じっとしていられないなどの行動の問題に変化し，さらには友達とうまくいかないなどの対人関係の問題と変わり，高校生年齢になると主訴が多様化する傾向がみられた[10]。

初診時年齢を含んだデータとしては2013（平成25）年度の資料があり，これによれば1年間の初診患者1,144人（男730，女414）のうち，PDDは515例（男386，女129）で全体の45.0％を占め，その平均年齢は10.3±4.9歳であった[11]。

児童精神科における外来統計の知見は多くないが，全国児童青年精神科医療施設協議会加盟施設の資料によれば，2014（平成26）年度は39施設に20歳未満の13,581人が新規に外来を受診しており，そのうち4,629人（34.1％）がICD-10に基づいてPDDと診断されていた。これは主診断名としては2位の適応障害を引き離して1位であるが，PDDが新患の60％以上を占める施設がみられる反面，10％台の施設も存在するなど，施設によって明らかな偏りがみられた[12]。これには加盟施設以外のASD診療施設の有無などの地域性や，療育部門の併設の有無など，施設としての方向性が影響していると考えられる。

2. 入院

東京都立小児総合医療センターにおける，2010（平成22）年度のデータから初診後1年以内の年齢層別の転帰をみると，6歳以上の患児のうち15〜25％程度が入院加療を受けていた[10]。また同院の別年度での統計では，PDDの診断で入院に至った主訴として，攻撃性や自己破壊的行動などの行動上の問題が最も多く，次いで抑うつ，希死念慮，不登校・引きこもりなどの精神医学的問題が挙げられた[13]。

全国児童青年精神科医療施設協議会加盟施設の資料によれば，2014（平成26）年度は39施設（外来統計の施設と完全には重複しない）に20歳未満の2,991人が新規に入院しているが，このうち主診断がPDDとされたものは908人（30.4％）であった。これは外来初診における割合と大差ないようにもみえるが，入院加療については外来よりも施設による差が著しく，PDDが入院患者の90％近くを占める施設があり，50％以上の施設も一定数存在する反面，1割に満たない施設もみられる[12]。

発達障害児の臨床にかかわる児童精神科医のほぼすべてが，問題行動の対応に苦慮した経験をもつが，暴力や自殺関連行動などの問題行動の80％以上が中学生以前より始まっており，さらに1/4以上が幼稚園年齢以前と早期から認められている[9]。ASDで入院加療が検討されるのは，一般に暴力，自殺関連行動，こだわりの増悪，抑うつ，精神病様症状，不登校・引きこもり，薬物調整，症状評価などが考えられる。

このうち特に暴力や自殺関連行動，精神病様症状などが治療目的となる場合は，本人が入院加療に同意できないケースも多いと推測される。その際は，医療保護入院などの法律的な枠や，安全に加療可能な病棟のハードウェアが必要となる。ま

た，生活をともにする他患児への影響も検討すると，ASDの入院受け入れにあたっては，病棟の規模や他の入院患児の疾患傾向も考慮されなければならない。これらのことが，施設によってASD入院患者の割合がばらついている原因と考えられる。

学校などでの不適応を背景とした引きこもりに関して，東京都立小児総合医療センターにおける1か月以上の引きこもりを含み入院加療を要した症例についての報告によれば，2008（平成20）年度の引きこもりを含む症例50例のうち，PDDは24人と半数近くを占めた。入院期間は20〜416日で平均は137日間であったが，PDDと診断されていたものの入院期間の平均は，これを上回っていた[14]。しかし，児童思春期ケースのASDの入院加療は，青年期・成人期の通所型の相談支援と比較すると，引きこもりの改善の面からは格段に治療成績がよいことが示唆されており，適応に応じて入院加療を含めた早期の積極的な治療的介入が望まれるところである[15]。

3 児童精神科におけるADHD

1. 外来

米国での大規模調査によれば，ADHDと診断されたことのあるものは4〜17歳の11％に及び，有病率としては8〜9％であるが，年々増加する傾向にある[16,17]。年齢別の有病率は4〜5歳で2.7％，6〜11歳で9.5％，12〜17歳で11.8％であった。初めての診断が6歳以下であったものが半数近くを占め，9歳以上であったものは1/4程度であった。男女比は2〜3：1程度とされ，6割以上が薬物療法を受けていた[18]。

ADHDの就学前の主な徴候は多動であるが，4歳以前の非常に多様な正常範囲の行動から区別するのは困難である。多くの場合，ADHDは小学校で同定され，それ以降に不注意がより顕著で障害をきたすようになるとされるが[1]，小学校低学年で受診につながる場合は，授業中の飛び出しなどの問題行動や，易怒性や社会的拒絶などの多動・衝動性を背景とした症状が多い印象がもたれる。その反面，不注意型は提出物を出せないことなどで学級内での居場所をなくしたり，学業不振をきっかけに不眠や登校しぶりを訴えるようになって初めて問題となることが多い[15]。

東京都立小児総合医療センター児童・思春期精神科の2010（平成22）年度における外来初診患者1,300人の主訴を調査した報告によると，不注意，多動，衝動性を表す主訴のうち，5歳以下では「落ち着きがない/じっとしていられない」が2位，6〜12歳では「行動が衝動的/じっとしていられない」が1位，「集中力がない」「落ち着きがない/じっとしていられない」がそれぞれ2位と3位であった。これらのうちDSM-Ⅳに基づいて主診断がADHDと診断されたのは144人（11.1％）であった[10]。

また同科での平成25（2013）年度のデータでは，初診患者1,144人（男730，女414）のうち，主診断がADHDとされたのは145名（男119，女26）で，12.7％であった。同年度の初診患者の平均年齢は11.5±5.5歳であったが，ADHDと診断されたものの平均は10.2±3.4歳であり，発達障害以外の診断名であったものの平均年齢13.2±6.2歳と比較して，低い傾向がみられるように思われた[11]。

また，2014（平成26）年度の全国児童青年精神科医療施設協議会加盟施設に新規に外来を受診した20歳未満の13,581人（39施設）のうち，ICD-10によって主診断が多動性障害（DSMにおけるADHDに対応するものと考えられる）とされたものは1,519人で，11.2％であった。施設別にみると，ほとんどの施設で5〜15％前後であり，ASDと比べてばらつきが少なかった。性別に注目すると，男子が1,209人に対し女子は310人で，男女比は3.9：1と米国での知見よりも差が大きかった[12]。

診断的には，2013（平成25）年5月にDSM-5が出版され，ASDとADHDの併存診断が可能となった。これにより，かつて一定数みられた「ADHD

が症状として前面に出ているPDD」の患児の主診断がADHDとされる例が増加するのではないかと思われる。全国児童青年精神科医療施設協議会加盟施設での外来統計は，併存を認めないICD-10によって行われているが，2012（平成24）年度の多動性障害の新規外来受診者が1,051人（37施設）と全体の8.6%であったことを考えると[19]，患者数，比率ともに増加しており，何らかの影響が現れた可能性がある。

2. 入院

ADHD患児が入院に至るのは，暴力，不登校による生活リズムの乱れ，抑うつなどの精神症状，生活習慣の立て直し，薬物調整などが考えられる。病棟では同世代との交流が比較的スムースで，本人も入院生活を楽しむケースが多いように思われる。2014（平成26）年度に，全国児童青年精神科医療施設協議会加盟施設の39施設に新規に入院した20歳未満の2,991人のうち，多動性障害が主診断であるものは220人（7.4%）であり，その男女比は3.4：1であった[12]。ASD患児の入院加療と比較して，病棟に特別な環境が必須となる例は少ないと考えられ，入院患者に占める割合においても施設間での偏りは少ない。

4 小児神経科と発達障害

日本小児神経学会には，主に小児科医によって構成される約3,200人の会員のうち，子どものこころの診療を定期的に行っている医師が約1,000人，こころに専門的に携わる医師が約100人存在する。専門医研修の項目に発達障害が含まれており，講習会も行われている。また，学会のホームページに発達障害の診療に応じる医師300人のリストが公開されている。国立精神・神経医療研究センターの小児精神科外来では，2006（平成18）年度の新患の約1/4をASDとADHDが占めたと報告されている。

小児神経科は医療保護入院が可能な病棟をもたない。そのため，身体的に健康な子どもたちの日常生活を援助する形での入院加療にはなじみにくい面はあると思われるが，知的障害やてんかんを合併する症例の加療や，地域との連携を含めた発達障害の外来加療において大きな貢献をしている。また，児童精神科が存在しなかったり，新たに設置されたばかりの地域においては，小児神経科医による発達障害の治療が伝統的に根付いていると考えられる。

児童精神科専門施設は，近年増加してきてはいるものの，いまだに需要を満たすに質量とも十分とはいえない。基幹病院も専門のクリニックも受診希望者が殺到し，初診が数か月待ちであったり，外来の受け入れを中止せざるを得ない施設もまれではない。そのなかで，地域の一般小児科や小児神経科医とのいっそうの連携や情報交換が，増え続ける受診希望者に対応するために，喫緊の課題であると思われる。

文献

1) 日本精神神経学会（日本語版用語監修），髙橋三郎，大野裕（監訳）：DSM-5 精神疾患の診断・統計マニュアル．医学書院，2014
2) Williams JG, Higgins JP, Brayne CE：Systematic review of prevalence studies of autism spectrum disorders. Arch Dis Child 91：8-15, 2006
3) Centers for Disease Control and Prevention：Prevalence of autism spectrum disorder among children aged 8 years — autism and developmental disabilities monitoring network, 11 sites, United States, 2010. MMWR Surveill Summ 63：1-21, 2014
4) Baron-Cohen S, Scott FJ, Allison C, et al：Prevalence of autism-spectrum conditions：UK school-based population study. Br J Psychiatry 194：500-509, 2009
5) Kim YS, Leventhal BL, Koh YJ, et al：Prevalence of autism spectrum disorders in a total population sample. Am J Psychiatry 168：904-912, 2011
6) 平成25年厚生労働科学研究費補助金 就学前後の児童における発達障害の有病率とその発達的変化：地域ベースの横断的および縦断的研究（研究代表者 神尾陽子）．総括研究報告書，2014
7) Honda H, Shimizu Y, Misumi K, et al：Cumulative incidence and prevalence of childhood autism in

children in Japan. Br J Psychiatry 169：228-235, 1996
8) 文部科学省初等中等教育局特別支援教育課：通常の学級に在籍する発達障害の可能性のある特別な教育的支援を必要とする児童生徒に関する調査結果について．2012
9) 永吉亮，遠藤季哉，山口葉月，他：児童精神科臨床で遭遇する発達障害児童の対応困難な問題行動についてのアンケート調査．日本児童青年精神医学会抄録集 55：131 2014
10) 遠藤大輔，大倉勇史，菊地祐子，他：東京都立小児総合医療センター新患外来の実態：発達障害を中心に．日本児童青年精神医学会総会抄録集 53：376, 2012
11) 遠藤季哉，公家里依，永吉亮，他：児童思春期精神科臨床における非行の傾向．第11回日本司法精神医学会抄録集 2015
12) 全国児童青年精神科医療施設協議会：全国児童青年精神科医療施設研修会報告集 45：172-253, 2015
13) 宮崎健祐：東京都立小児総合医療センターでの入院治療の実際．児童青年精神医学とその近接領域 57：504-510, 2016
14) 上薗礼，宮崎健祐，近藤真司，他：東京都立小児総合医療センターで入院治療を行った引きこもり症例の検討．日本児童青年精神医学会総会抄録集 53：292, 2012
15) 近藤直司，遠藤季哉：不登校・引きこもりと発達障害．最新医学 68：2154-2161, 2013
16) Pastor P, Reuben C, Duran C, et al：Association between diagnosed ADHD and selected characteristics among children aged 4-17 years：United States, 2011-2013. NCHS Data Brief 201：201, 2015
17) Visser SN, Danielson ML, Bitsko RH, et al：Trends in the parent-report of health care provider-diagnosed and medicated attention-deficit/hyperactivity disorder：United States, 2003-2011. J Am Acad Child Adolesc Psychiatry 53：34-46, 2014
18) Visser SN, Zablotsky B, Holbrook JR, et al：Diagnostic Experiences of Children With Attention-Deficit/Hyperactivity Disorder. National Health Statistics Reports 81：1-7, 2015
19) 全国児童青年精神科医療施設協議会：全国児童青年精神科医療施設研修会報告集 43：145-219, 2013

（遠藤季哉，永吉 亮，市川宏伸）

成人医療機関

1 はじめに

発達障害の認知度が高まり，すでに成人医療機関でも少なからず対応されている現状があると思われる。しかし，その実態に関してのデータはあまりない。そこで，筆者らが2014（平成26）年11月に施行した，全国の精神科一般外来臨床施設の発達アンケート調査を行った結果から，その状況の一端がうかがわれると考えられるので，その内容の概略を提示し概説したい。なお，ここでいう発達障害とは，12歳以上の事例で，発達障害支援法の発達障害の定義に従い，ICD-10（疾病及び関連保健問題の国際統計分類）における「心理的発達の障害（F80—F89）」および「小児＜児童＞期及び青年期に通常発症する行動及び情緒の障害（F90—F98）」に含まれる障害を指す。

2 全国の精神科一般外来臨床施設の発達アンケート調査

1. 対象と方法

日本精神科診療所協会所属施設の診療所長に対して，アンケート調査を同協会の同意と協力を得て，2014（平成26）年11月に施行した。対象施設は全国1,605施設である。

2. 結果

アンケート調査の回収できたものは378施設で回収率は23.5％であった。施設の内訳では平均月間患者数は657人であった。その内で発達障害の患者割合では，5％未満の施設は62.7％であり32.7％の施設で5％以上を占めていた。

A. 施設の内訳

平均月間患者数が657人であり，東京，大阪，福岡などの都市部に集積して回答がみられた（図1-2）。

B. 発達障害の患者割合

1か月の総外来患者における発達障害患者の割合が5％未満の施設は62.7％であり，32.7％の施設で5％以上を占めていた（図1-3）。

C. 発達障害の種類と併存障害

自閉スペクトラム症（ASD）が最も多く，次にASDおよび注意欠如・多動症（ADHD）の併存例であり，3番目がADHDであった（図1-4）。また併存障害は気分（感情）障害が最も多く，次に神経症性障害，ストレス関連障害及び身体表現性障害であり，3番目が統合失調症，統合失調型障害および妄想性障害であった（図1-5）。

成人医療機関

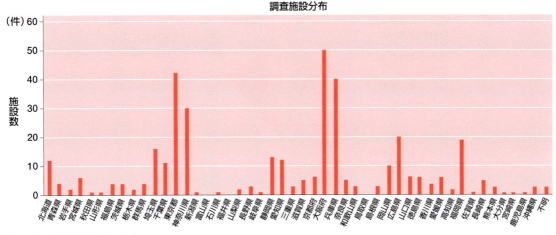

図 1-2　調査回答施設分布

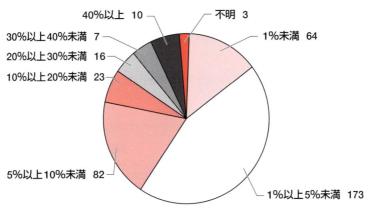

図 1-3　外来における発達障害患者の割合（施設数）

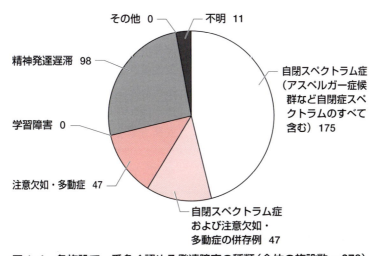

図 1-4　各施設で一番多く認める発達障害の種類（全体の施設数＝378）

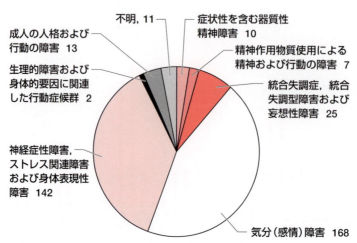

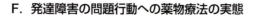
図1-5 各施設で一番多く認める併存障害の種類(全体の施設数=378)

D. 治療上の困難

グラフに示すように非常に困難16％，困難24％，やや困難40％と8割の施設で何らかの困難が認められた(図1-6)。

E. 特に苦慮した症状の種類とその行動特性

発達障害臨床では，一般精神科臨床と異なる臨床上の課題が多く認められるのであろうか？ 筆者らは，各施設で発達障害の臨床現場で対応に苦慮した症状や行動特性を尋ねてみた。その結果，項目別の経験した施設の割合は図1-7のようであった。まず，こだわり(81.5％)，巻き込み型の強迫(58.5％)，といった自閉スペクトラム症と関連するものが多く，次に，一般的な問題である暴力暴言(53.2％)，そして頻回の電話相談・来院(39.9％)であった。また行動上の問題で，個々の問題となる行動を調査すると，項目別の経験した施設の割合は，暴力行為は74.9％の施設で，窃盗は51.6％の施設で，放火は14.8％，殺人なども4％の施設で発生していた。さらにひきこもりは84.7％，ネットゲーム依存は68.3％の施設で認められた。

F. 発達障害の問題行動への薬物療法の実態

発達障害に関連する問題行動に関する薬物療法では，非定型抗精神病薬が1番に選択され，2番

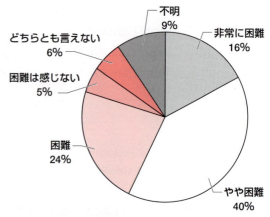

図1-6 治療上の困難

目が気分安定薬，3番目に非中枢刺激ADHD治療薬が選ばれていた(表1-10)。またこれらの薬剤の組み合わせ順位をみると，1番目が非定型抗精神病薬と気分安定薬，2番目が非定型抗精神病薬と抗うつ薬，3番目が非定型抗精神病薬と抗不安薬もしくは漢方薬の組み合わせであった(表1-11)。非定型抗精神病薬のなかでは，リスペリドン，アリピプラゾール，オランザピンの順に多く使用されていた(表1-12)。また，ADHD治療薬のなかでは，両者の成人適応の認可時期に差があるが，非中枢刺激性ADHD治療薬，中枢刺激ADHD治療薬の順であった(表1-13)。

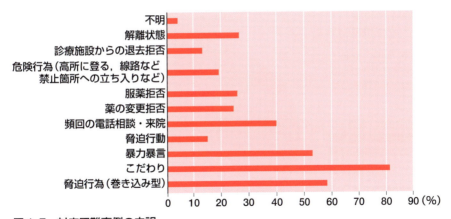

図1-7　対応困難事例の内訳

表1-10　発達障害の問題行動への薬物療法 I

順位	割合	薬物種類
1位	43.7%	非定型抗精神病薬
2位	13.8%	気分安定薬（抗てんかん薬を含む）
3位	11.4%	非中枢刺激 ADHD 治療薬
4位	11.1%	抗うつ薬（SSRI・SNRI を含む）
5位	8.5%	抗不安薬

表1-11　発達障害の問題行動への薬物療法 II

No	組み合わせ	n (%)
1	非定型抗精神病薬・気分安定薬	89 (23.5)
2	非定型抗精神病薬・抗うつ薬	30 (7.9)
3	非定型抗精神病薬・抗不安薬 or 漢方薬	25 (6.6)
4	気分安定薬・非定型抗精神病薬	21 (5.6)
5	抗うつ薬・気分安定薬	15 (4.0)
6	非中枢刺激 ADHD 治療薬・抗うつ薬	15 (4.0)
7	非中枢刺激 ADHD 治療薬・非定型抗精神病薬	14 (3.7)
8	非定型抗精神病薬・非中枢刺激 ADHD 治療薬	12 (3.2)
9	抗うつ薬・抗不安薬 or 漢方薬	10 (2.6)
10	気分安定薬・抗不安薬 or 漢方薬	10 (2.6)

表1-12　非定型精神病薬のなかでの使用順位

順位と割合		薬物種類
1位	39.4%	リスペリドン
2位	24.3%	アリピプラゾール
3位	15.1%	オランザピン
4位	10.3%	クエチアピン
5位	1.9%	ブロナセリン

表1-13　ADHD 治療薬のなかでの使用順位

順位と割合		薬物種類
1位	59%	非中枢刺激薬
2位	17.2%	中枢刺激薬

1 発達障害の疫学

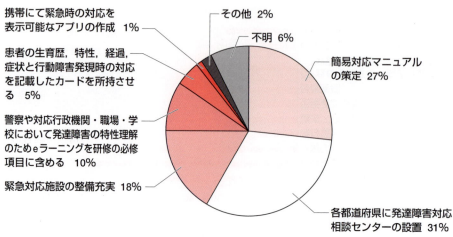

図1-8 発達障害の問題行動への対応施策の要望

G. 発達障害の問題行動への対応施策の要望

発達障害の問題行動に対する対応の要望は，各都道県に発達障害対応相談センターの設置といった簡便な相談窓口の要望が最も多く，次に簡易対応マニュアルの策定，3番目に緊急対応施設の整備充実などが要望されていた(図1-8)。

3. 考察

アンケート調査の結果では，発達障害の対応は，外来診療の5％以上を占める施設が3割を超え，対応の困難は8割の施設で感じていることから，その治療上の困難に対するニーズは高い状況である。

実際にはASD事例やASDとADHDの併存症例が多くみられた。併存障害では気分障害が最も多く，これはアンケートで認めた非定型抗精神病薬と気分安定薬という薬物療法の選択薬の特性に関連しているように考えられた。ADHD治療薬での使用順位は，2012(平成24)年8月のアトモキセチンの成人適応の承認，2013(平成25)年12月のメチルフェニデート徐放薬の成人適応の承認という時間の差も関係している可能性がある。

ASD関連の事例が多いことを反映して，問題行動は，こだわり，巻き込み型強迫行為などが前景にみられた。さらに，窃盗，放火，殺人など触法にかかわる深刻な事例も，少なからず診療所レベルで経験されているという事実は，その予防や治療の側面から，医療，教育，行政機関の連携した対応が重要といえよう。今回の調査は12歳以上を対象としたが，実際の触法行為，犯罪行為は中学入学以前に問題行動が始まる事例も多く，幼少期から成人への医療上の連携も重要な課題と思われる。

今回のアンケートを基礎に事例を検討してみると，事例化されてから初めて発達障害が明らかになるものや，診断閾値下の発達障害併存が認められるものがあり，診断クライテリアへの適合のみならず，事例の発達障害的特性を抽出できる簡易的なスケールや，それらの認知特性に留意したケースマネジメントが求められるといえるだろう。その意味で，こうした事例への感度を上げる方略を検討する必要がある。

行政施策としては，各都道府県に発達障害対応相談センターの設置などは要望されていたが，これはすでに設置されていても，ニーズには十分に適合していなかったり，周知されていなかったりする部分があることをうかがわせる。また簡易対応マニュアルの策定，緊急対応施設の整備充実も順にニーズは高く，状況に相応した対応システムの充実が望まれている。

3 おわりに

　成人医療機関においても発達障害への対応は求められており，その困難は少なくない。したがって行政機関によるサポート体制の充実は，診療を側面から支えるものとして重要である。特に発達障害は，非医療的関与・支援によって大きく病態や適応が改善する。欧米のように，民間の支援機関が豊富でない我が国においてどのようなシステムが必要か，今後さらに研究が進められる必要がある。また，一般精神科医に，その特有な症状や行動特性について，対応の具体的方略がわかりやすく教えられる必要がある。課題は多いが，我が国の精神科診療施設が果敢に発達障害臨床に携わっている実態が今回の調査で浮かび上がってきた。ご協力いただいた日本精神神経科診療所協会所属施設の先生方に深い感謝と敬意を表したい。

〔小野和哉〕

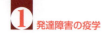

医療観察法における指定入院医療機関・指定通院医療機関

1 はじめに

近年，精神医療，司法，福祉のいずれの領域においても，青年期・成人期の発達障害者による対応困難なケースが散見されており，社会的関心も高まっている。こうしたケースを振り返ってみると，幼少時から診断が見逃され，長期間にわたって適切な支援が受けられないまま経過した結果，引きこもりや触法行為のような深刻な問題に至っているケースも少なくない[1]。

医療観察法病棟のなかにも発達障害の診断を受けた者が存在する。やはり診断の時期はさまざまで，医療観察法による治療反応性に関する鑑定により診断されたケースもあれば，別の診断名で医療観察法病棟に入院したあとに，集団生活のなかではじめて発達障害の特徴に気づかれるケースもある。本項ではこうした背景を踏まえ，医療観察法対象者のうち，特に詳細な情報が得られた発達障害の診断をもつ，通院処遇対象者に焦点をあてて概説する。

2 医療観察法とは

「心神喪失等の状態で重大な他害行為を行った者の医療及び観察等に関する法律（以下，医療観察法）」とは，心神喪失等の状態で重大な他害行為を行った者に対して，適切な医療を継続して提供することにより同様の他害行為を防止し，社会復帰を促進させることを目的とした法律である。医療観察法では，当該の他害行為を「対象行為」とよび，他害行為を行った者を「対象者」とよぶことも特徴の1つである。

医療観察法の対象となった者については，治療可能性に関する精神鑑定が行われる。裁判官と精神科医からなる合議体は，そうした鑑定結果などを踏まえて，入院処遇，入院によらない処遇（通院処遇），不処遇を決定し，対象者は裁判所の命令のもと治療を受けることになる。

入院処遇による治療期間についてはおおむね18か月が目安とされており，ほとんどのケースが入院処遇ののちに通院処遇に移行する。通院処遇による治療期間は同法44条により3年間とされており，場合によっては最長5年間までの延長が可能となっている。

3 指定医療機関別の統計

まずは，指定医療機関別に発達障害の診断をもつ者の割合について示す。

1. 指定入院医療機関

厚生労働省によれば，2017年4月1日現在に

表1-14 発達障害の診断を受けている通院対象者の概要（n=77）

性別	男　66名（85.7%），女　11名（14.3%）
年齢	平均　34.32歳±9.04 s.d., 範囲　20歳～62歳
通院形態	裁判所の審判により通院治療から処遇が開始した者　18名（23.4%） 入院治療から処遇を開始し，退院後に通院治療に移行した者　59名（76.6%）
処遇終了者の平均通院期間（n=48名）	平均　933.5±258.96日 s.d., 範囲　102日～1,158日
ICD-10による診断名（主診断）	F1：1名（1.3%），F2：42名（54.5%），F3：3名（3.9%），F4：1名（1.3%）， F7：1名（1.3%），F8：28名（36.4%），F9：1名（1.3%）
対象行為名 （択一式にて集計）	殺人 25名（32.5%），傷害 20名（26.0%），強盗 3名（3.9%），強姦 5名（6.5%）， 放火 24名（31.2%）
被害者（物） （択一式にて集計）	家族・親戚 42名（54.5%），知人・友人 5名（6.5%），他人 27名（35.1%）， 本人宅に放火（他者に被害なし）2名（2.6%），不明 1名（1.3%）
対象行為時の治療状況	通院治療中 32名（41.6%），入院治療中 3名（3.9%），治療中断・治療終了 28名（36.4%）， 未治療 13名（16.9%），不明 1名（1.3%）
対象行為前の入院歴	あり 39名（50.6%），なし 38名（49.4%）
対象行為前の通院歴	あり 65名（84.4%），なし 12名（15.6%）

おける全国の指定入院医療機関は32施設で，病床数は825床と報告されている。また，全国の指定入院医療機関を対象としたモニタリング研究[2]によれば，2005年7月15日の本法施行後から2014年7月14日までの9年間に指定入院医療機関に入院したのべ人数は2,687人で，このなかから他院からの転院となったケースなど，重複して集計されているケースを差し引くと2,175人が入院処遇を受けていることが報告されている。このうちICD-10を用いた診断では，主診断がF8（心理的発達の障害）圏であった人は28人（全体の1.3%）であった。

2. 指定通院医療機関

厚生労働省によれば，2017年4月1日現在における全国の指定通院医療機関は3,396か所で，そのうち病院が516か所，診療所が65か所，薬局が2,513か所，訪問看護が302か所と報告されている。病院と診療所を合計した581か所の医療機関のうち，筆者らが行った全国の指定通院医療機関を対象としたモニタリング研究[3]に協力が得られた医療機関は504施設で，2017年1月31日時点におけるデータ収集数は転院ケースを連結してまとめると，1,995人（連結前の収集データ数2,019例）であった。このうちICD-10により主診断がF8（心理的発達の障害）圏であった者は28人（全体の1.4%）で，併存診断にF8（心理的発達の障害）圏を含む者も合計すると77人（全体の3.9%）であった。

こうした数値をみると，医療観察法下における発達障害者の割合は，一般人口における割合よりも低いと感じるかもしれない。その背景には，医療観察法自体が統合失調症をメインとした治療モデルを想定し，設計されたものであるということがいえる。一方で，入院後の生活のなかで，はじめて発達障害の診断を受けた者も少なからず存在することからすれば，医療観察病棟のなかには，まだ診断が見逃されているケースもありうる。発達障害の特性を理解したうえで，慎重かつ早期に正確な診断がなされる必要があるであろう。

4 医療観察法対象者における発達障害者の特徴（表1-14）

1. 性別，年齢，対象行為など

医療観察法対象者における発達障害者の特徴を探るため，上記のデータのうち，F8圏の診断を

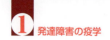

表1-15　通院処遇中に発生が報告された問題行動別の集計（n＝77，のべ127件）

	問題行動（内容）	直接通院者※1	移行通医者※2	合計	％
1	自殺・自殺企図・自傷など	1	11	12	15.6
2	他者への身体的暴力など（性的な暴力を除く）	4	7	11	14.3
3	他者への非身体的暴力など（暴力的言動や態度）	4	11	15	19.5
4	他者への性的な暴力など	2	1	3	3.9
（ⅰ）	2＋3＋4　対人暴力行動（重複を考慮）	7	14	21	27.3
5	上記以外の対人関係の問題（対人的なルール違反を含む）	1	9	10	13.0
6	放火など（未遂も含む）	0	0	0	0.0
7	器物への暴力（放火などをのぞく）	3	5	8	10.4
（ⅱ）	6＋7　対物的暴力行動（重複を考慮）	3	5	8	10.4
（ⅲ）	2＋3＋4＋6＋7　暴力的行動など（重複を考慮）	7	16	23	29.9
8	怠学，怠職，ひきこもりなど	1	1	2	2.6
9	窃盗・万引きなど	0	2	2	2.6
10	アルコール乱用・依存など（依存者の場合は再飲酒も含む）	2	5	7	9.1
11	違法薬物の使用・乱用・依存	0	0	0	0.0
（ⅳ）	10＋11　アルコール・違法薬物関連の問題	2	7	9	11.7
12	ギャンブル，買い物などの薬物以外の依存行動	0	2	2	2.6
13	通院・通所の不遵守・不遵守傾向	9	4	13	16.9
14	服薬の不遵守・不遵守傾向	2	7	9	11.7
15	訪問看護・訪問観察の拒否	1	5	6	7.8
（ⅴ）	13＋14＋15　医療への不遵守（重複を考慮）	4	16	20	26.0
16	その他の日常生活上の規則，ルールの違反など	5	8	13	16.9
17	病状悪化に伴う問題行動	1	3	4	5.2
18	金銭管理上の問題	2	8	10	13.0
	合計件数	38	89	127	
問題行動なし		7	22	29	37.7

※1：医療観察法の初回審判の結果，通院処遇が決定され，社会内で通院医療を受けている者．
※2：医療観察法の審判の結果，入院処遇が決定され，指定入院医療機関において入院治療を受けた後に，退院して通院医療に移行した者．

受けている通院対象者77人のみを抽出し，その他の診断をもつ者とを比較した．77名の概要については表1-14にまとめた．

性別では85.7％を男性が占めており，全体の割合と大きな差は認められなかったが，年齢では，全体の平均年齢は44.8歳±13.2 s.d.であるのに対して，F8圏の対象者は34.3歳±9.0 s.d.と比較的年齢が若い世代が多かった．

医療観察法の対象となった重大な他害行為を分類してみると，多いものから順に，殺人（32.5％），放火（31.2％），傷害（26.0％）と続いており，罪種については全体のデータと比較しても明らかな違いは認められなかった．一方で，他害行為の被害者については，全体では家族を被害者とする事例が47.4％であるのに対し，F8圏の対象者では54.6％とやや多い傾向が認められた．

2. 処遇中の問題行動

触法行為を行った発達障害をもつ者が，社会生活を送るなかでどのような問題に直面するのについては，個別の事例報告はあっても統計的なデー

タはほとんどない。そこで，医療観察法対象者のデータを用いて，社会内処遇中である通院処遇対象者に生じた問題行動についてみてみる。

2016年の内山班研究[1]を参考に，上述のF8圏の診断を受けている通院対象者77人について，自殺や対人暴力などの重大な問題行動から，医療の不遵守，そして日常生活のルール違反といった身近な問題行動までを含めた18種類の問題行動を取り上げて，その発生の有無について分析した（表1-15）。その結果，18項目の問題行動のうち，全通院対象者のなかで最も多く報告された問題行動は「服薬の不遵守（傾向を含む）」や「通院・通所の不遵守（傾向を含む）」といった医療の継続性にかかわる問題であった一方で，F8圏の診断を受けている通院対象者に最も多くみられた問題行動は「3. 他者への非身体的暴力など」が15例（19.5％）であった。次に，「13. 通院・通所の不遵守・不遵守傾向」および「16. 日常生活上の規則，ルール違反など」がそれぞれ13例（16.9％），「1. 自殺・自殺企図・自傷など」が12例（15.6％），と続き，「5. 対人関係の問題」および「18. 金銭管理上の問題」も10例（13.0％）と比較的多くなっていることがわかった。

なお，「日常生活上の規則，ルール違反など」に回答した者の，具体的な内容としては「規則正しい生活が送りにくい」「相手の都合を考えず，一方的に何度も電話をしてしまう」や「約束の時間に遅れる」「無断でデイケアから帰ってしまう」などが挙げられていた。

5 効果的な介入にあたって

これらの特徴をまとめると，F8圏の対象者の場合には，すぐに重大な他害行為に直結するような問題行動の発生は少ないものの，生活に密着した活動や対人関係のなかで小さなトラブルを起こしやすい可能性があり，とくにグループホームなどの集団での生活環境では不適応を起こしやすいことがわかる。また，攻撃性は，身近な人物や自分自身に向かいやすく，その方法は，暴言や威嚇などの方法で表出されることが多いことも特徴の1つとして挙げられるだろう。したがって，効果的な介入を考えるにあたっては，日常生活における細やかな見守りや，本人が悩みや困りごとを気軽に相談できるような環境設定も有用であると思われる。発達障害をもつ者のなかには，ストレスフルな環境のなかであってもヘルプサインをうまく出せずに我慢を重ね，その結果，自分自身あるいは他人への攻撃性となって行動化するようなケースも認められる。今後は，こうしたケースの特徴を明らかにすることにより，より早い段階で有効な介入ができるようなスクリーニングツールの開発が期待される。

文献

1) 安藤久美子：医療観察法対象者/裁判事例についての検討．平成27年度厚生労働科学研究費補助金障害者対策総合研究事業（精神神経分野）．青年期・成人期発達障がいの対応困難ケースへの危機介入と治療・支援に関する研究．pp75-85, 2016
2) 河野稔明：医療観察統計レポート 医療観察法における指定入院医療機関モニタリング研究（平成28年度厚生労働行政推進調査事業費補助金 障害者政策総合研究事業 精神障害分野）観察法制度分析を用いた観察法医療の円滑な運用に係る体制整備・周辺制度の整備に係わる研究）．pp7-27, 2017
3) 安藤久美子：医療観察統計レポート 医療観察法における指定通院医療機関モニタリング研究（平成28年度厚生労働行政推進調査事業費補助金 障害者政策総合研究事業 精神障害分野 観察法制度分析を用いた観察法医療の円滑な運用に係わる体制整備・周辺制度の整備に係わる研究）．pp29-61, 2017

（安藤久美子）

矯正施設における発達障害の疫学的知見

　矯正施設（刑務所，少年院，少年鑑別所など）は法を犯した者を，その人権を制限して強制的に収容する施設であるため，調査や研究については制限が大きい。これまでに発達障害者の疫学について十分かつ大規模な調査が行われたことはないといえる。そのようななか，反社会行動と発達障害の疫学的知見は集積されつつあり，以下に紹介する。

1 ASD

　ASD 者による犯罪や反社会的行動について報告の端緒となったのは，Mawson らによるアスペルガー症候群の男性による赤子への暴力ケース[1]と思われる。その後，Siponmaa らは 126 人の若年犯罪者の調査で広汎性発達障害が約 15％存在したと，2001 年に報告している[2]。
　我が国でも近藤らが，自閉症スペクトラム指数日本語版（AQ-J）の修正版を用いて少年鑑別所に入所した非行少年，計 1,574 人を調査したところ，アスペルガー障害である可能性が高いとされるカットオフ値を超えた少年が 3.1％であったと報告している[3]。また藤川は，家庭裁判所に送致された計 862 人の非行少年を独自のスクリーニングカードを用いて調査したところ，広汎性発達障害が疑われる者の割合が 2.8％であったと報告している[4]。近藤や藤川の調査はあくまでもスクリーニングツールを用いた検査であり，確定診断でないことに注意を要するものの，英国だけでなく，我が国の司法現場にも一般の発生率を上回る率で ASD 者が出現している可能性は否めない。
　しかし，Ghaziuddin らはアスペルガー症候群の触法行為について大規模な文献調査を行い，症例報告されたアスペルガー症候群 132 名中，明らかな暴力行為に至ったケースは 3 人（2.27％）に過ぎなかったことを報告している[5]。この発生率は同年齢の一般集団における暴力犯罪の発生率（7％）に比べて低いことから，Ghaziuddin らは，自閉症やアスペルガー症候群での暴力行為の発生頻度は一般集団に比して低いと考察している。また，Newman らは，暴力犯罪を犯したアスペルガー症候群の 37 事例中 20 例（54％）が明らかに本件犯行時に他の精神疾患も併存していたと指摘し，アスペルガー症候群そのものが決して直接的に犯罪につながるわけではなく，併存する精神疾患の影響を考えなければならないと指摘した[6]。

2 ADHD

　Moffit らは，ニュージーランドで実施されている大規模前向きコホート調査を基に，3 歳時点で ADD（DSM-Ⅲ による診断。現在の ADHD との重複度は高い）と診断された者の約半数が 15 歳時点で非行化したと 1990 年に報告した[7]。これらの非行化事例は，後述する破壊的行動障害マー

チ（DBD マーチ）の経過をたどったと考えられる事例が多く含まれている。また前述の Siponmaa らの報告[2]では，126 人の若年犯罪者の調査で ADHD 罹患者が約 15% 存在したとされている。

我が国では 2005 年の藤川の報告において，家庭裁判所に送致された計 862 人の非行少年への独自のスクリーニングカード調査では，ADHD が疑われる者の割合は 5.7% であった[4]。また渕上らも少年鑑別所においてスクリーニング検査を実施し，ADHD の疑いがある者が 12.4% いることを同じく 2005 年に報告している（ただし，藤川ら，渕上らの調査はいずれもスクリーニングテストを用いた調査であり，ADHD の確定診断をしたものでないことは留意が必要である）[8]。

3 少年院における調査

松浦は自記式チェックリストによる少年院での調査にて，少年院在院男子少年が比較群の男子高校生に比して不注意得点で約 2 倍，多動衝動性得点で約 3 倍，全体得点で約 2.2 倍高く，少年院在院女子少年でも同様の傾向が認められたこととともに，少年院に ADHD 罹患少年が多く在院している可能性を示唆した（2012 年）[9]（スクリーニングテストを用いた調査であり，ADHD の確定診断をしたものでないことは留意が必要である）。

内山，桝屋らは，発達障害の少年が多く入所していることが予想される特殊教育課程（現在の支援教育課程；知的障害を含む発達障害や情緒障害が疑われる少年が主に収容されている）の男子少年院において，発達障害少年がどの程度収容されているか，児童精神科医が DSM-5 を用いて調査した[10]。その結果，男子特殊教育課程少年院に入院中の 86 ケース中，下記の結果となった。

・ASD と ADHD 併存　　：7 ケース（8.1%）
・ASD あり，ADHD なし：19 ケース（22.1%）
・ASD なし，ADHD あり：3 ケース（3.5%）
　　　　　　　　　→全計：29 ケース（33.7%）

操作的診断基準に基づくか不明な，聞き取りおよびアンケート調査における他の処遇課程をもつ少年院における発達障害（ASD，ADHD のいずれか）有病率は，男子一般少年院で 4.6%，女子一般少年院で 5.7%，医療少年院で 21.6% であった。全施設調査ではないことや聞き取りやアンケート調査においては診断の質が保証されないことから，全国における知見とはいえないものの，少年院に同年代の少年の有病率を超える程度の発達障害少年が存在している可能性は高いといえよう。

文献

1) Mawson D, Grounds A, Tantam D：Violence and Asperger's syndrome：a case study. Br J Psychiatry 147：566-569, 1985
2) Siponmaa L, Kristiansson M, Jonson C, et al：Juvenile and young adult mentally disordered offenders：the role of child neuropsychiatric disorders. J Am Acad Psychiatry Law 29：420-426, 2001
3) 近藤日出夫，渕上康幸：自閉症スペクトル指数（AQ）を用いた高機能広汎性発達障害と非行との関連の検討．少年問題研究会（編），発達障害と非行に関する実証的研究　日立みらい財団研究報告書, pp1-44, 日立みらい財団, 2005
4) 藤川洋子：青年期の高機能自閉症・アスペルガー障害の司法的問題：家庭裁判所における実態調査を中心に．月刊精神科 7：507-511, 2005
5) Ghaziuddin M, Tsai L, Ghaziuddin N：Brief report：violence in Asperger syndrome, a critique. J Autism Dev Disord 21：349-354, 1991
6) Newman SS, Ghaziuddin M：Violent crime in Asperger syndrome：the role of psychiatric comorbidity. J Autism Dev Disord 38：1848-1852, 2008
7) Moffit TE：Juvenile delinquency and attention deficit disorder：boys' developmental trajectories from age 3 to age 15. Child Dev 61：893-910, 1990
8) 渕上康幸，近藤日出夫：注意欠陥/多動性障害と非行との関連の検討．少年問題研究会（編），発達障害と非行に関する実証的研究　日立みらい財団研究報告書, pp45-81, 日立みらい財団, 2005
9) 松浦直己：エビデンスからみた日本の矯正教育の取り組み：発達障害と被虐待との関連から．発達障害研究 34：121-130, 2012
10) 内山登紀夫（研究代表者），桝屋二郎：厚生労働科学研究費補助金障害者対策総合事業精神神経分野「青年期・成人期発達障がいの対応困難ケースへの危機介入と治療・支援に関する研究」平成 25～27 年度総括研究報告書. 2016

〈桝屋二郎〉

② 診断とその方法

診断総論──主な症状と特徴　38

面接の進め方と注意すべき事項　43

評価ツール　50

ASDの診断ツール　54

診断総論
──主な症状と特徴

1 はじめに

　自閉症スペクトラム（ASD）や注意欠如・多動症（ADHD）は脳機能の在り方，つまり認知特性の偏りのことである。発達障害への介入を考えたときに，なかには認知の障害された部分を伸ばそう，正常化しようと考える専門家や本人，保護者もいるかもしれない。苦手さを克服しようと涙ぐましいまでの努力をする発達障害者もいる。発達障害の認知特性の現れ方は年齢や状況・状態によって変化する。例えば，幼児期に言葉の遅れがあった子どもが，のちに流暢に話すようになることは珍しくない[1]。

　しかし操作的診断基準を用いた場合に，その症状が診断閾値を満たすか満たさないかなどの議論はある（もっとも DSM-5 における ASD の診断においては，現在診断基準を満たすほどの症状がなくとも，過去の発達経過中に満たした場合は診断されるとなっている）ものの，その認知特性自体は原則生涯続くものであり，発達障害の認知特性の本質は容易に変化するものではない。したがって，認知特性の在り方を定型発達に近づけることは治療の目的としないことが無難である。またさらに，本人の認知特性が強みとして発揮され，QOL の高い生活を営んでいるものもいる。

　したがって治療ではなく，本人の自立機能と QOL を高めるための支援をということになる[2]が，そのためにはその個人の障害特性と認知特性を明確にする必要がある。そのための作業が診断と評価である。的確に診断・評価することは，適切に支援するための基礎となる。

2 ASD の症状・特徴

　ASD の特徴は Wing の定義[3]によれば，①社会的交流，②社会的コミュニケーション，③社会的イマジネーションといった3領域の質的障害であり，三つ組の障害とよばれている。以下に，成人期の ASD でみられやすい三つ組の障害のそれぞれについて述べる。

1. 社会的交流の質的障害

　社会的交流の評価のポイントは他者と相互的・発展的な関係を築き，維持できるかということである。特に，より社会性が必要とされるのは同年代者との関係であるので，同年代者との関係を評価する必要がある。診察室などのような枠組みの明確な場面の様子で社会性を評価するべきではない。

　ASD においては，そもそも他者との交流を積極的には必要としないものもいる。幼児期には他児への関心が乏しく独り遊びが多かったり，同年代児よりその保護者のほうに関心が向く場合も多

い。また，他者と感情を共有するために指さしをするなどのいわゆる共同注意の遅れや，共同注意があっても頻度が低いなどとしての特徴を認めるものも多い。学齢期以降では，特に知的発達に遅れのないものでは，他者と全く交流しないというものはまれで，例えば学校や職場といった日中の活動場面においてはある程度交流はするが，これらを終えたあとや休日までは交流を求めず，自身の好きな活動を独りで行いたいというものも多い。

また一見，集団に溶け込んでいるようにみえるものもいる。ただやはり集団内において他者と相互的・発展的なかかわりというより，受身的にかかわっている場合もある。"自身の考えを打ち消して集団に従っている"と表現する成人例と出会うこともまれではない。これらの例では一見適応的に見えるが，本人の抱えている不全感や不安感，自己否定感は容易に想像できるのではないだろうか。

他方，他者に一方的・積極的にかかわり，仕切っている例もある。したがって先にも述べたように，同年代者との関係の相互性や発展性を評価し，判断する必要がある。

また他者との関係性において，相手の心情や感情，思考していることなどを直感的に想像することに苦手さをもっているものもいる。そのため結果，かかわりが一方的となることもある。また場の空気が読めないなどとみられてしまうこともある。

さらにこのことは社会的な事柄への動機づけとも関連する。つまり非ASDでは，社会的にどうみられるかや他者との共感関係を育む（例えば褒められると頑張る）ことで動機づけされる。しかしASDではむしろ自身の関心事で動機づけされやすく，それが達成したりしなかったりしても自己完結的となりやすい。

2. 社会的コミュニケーションの質的障害

一般にコミュニケーションを考えるときには，まずは言語によるものとそうでないものに分ける。また次にそれぞれ，本人からの表出と本人の理解に分けてみるとそのものの特徴や支援のポイントがみえやすい。

ASDにおける言語性コミュニケーションの表出の特徴としては，まずは会話のキャッチボールの困難さがみられる場合が多い。相手の知識や関心事などに配慮し，他者と会話を発展させることが苦手で，一方的に話したり，あるいは問われたことには答えられるが自ら会話を発展させにくい場合などがある。

幼児期では発語の遅れとして現れる場合も多い。発達過程においても発達がゆっくりであったり，発達のある時点まではゆっくりでその後急激に伸びる，あるいは一度発達していたものが，一時的に退行を起こし，その後再度発達するなど非定型的な発達がみられる場合もある。

さらにはある程度発話のあるものであっても，興味あることなどは流暢に話せるが，説明や理由を述べたり，例えば困難を伝える，体調を伝えるなどといった他者に援助を求めることなどとなると困難さがみられるものも多い。つまり知識として言葉は多く知っていても実用性のコミュニケーションとして活用できない場合が多い。さらに言葉尻の細かい部分にこだわったり，硬い衒学的な言葉遣いだったりする場合もある。

言語性コミュニケーションの理解としては，本人の表出とにギャップがあり，発話は流暢であっても，同水準で話しかけられると理解が伴わないこともある。また理解が表面的，時に字義的となることもある。

非言語的なコミュニケーションの特徴としては，コミュニケーションを円滑にするための身ぶりが少ない場合が多いが，一方で過度な場合もある。特に過度となるものでは，シンボル的な意味合いの身ぶりは少ないが，言語表現の苦手を補う身ぶりが多かったり，身ぶりで視覚的なイメージをもちながら話すものが多い。アイコンタクトも全くないものはまれで，乏しいこともあるが，なかには過剰なものもいる。これらは頻度の過剰・

過小の評価も重要であるが，後天的に学習しているものも多く，量的なもののみならず"自然さ"を評価する必要がある。

また表情に関しては，変化に乏しかったり，たとえ変化しても余韻が少なく，すぐにまた戻るなどの特徴があるものもある。理解としてもいわゆる目配せが理解できなかったり，相手の表情・態度を直観的に感じ取ることが苦手な場合が多い。直観的に感じ取ることが苦手であると，代償的に過剰に顔色を確認したり，また過度に読み過ぎ不安を感じるものも多い。

3. 社会的イマジネーションの質的障害

イマジネーションとは目に見えないものを想像する力のことである。例えば幼児期だと，見立て遊びや想像的ごっこ遊びに必要とされる力である。

ASDの場合，幼児期の見立て遊びが乏しかったり，抽象的なイラストなどよりよりリアルな図鑑やカタログなどのほうが好まれる場合が多い。また他者と臨機応変にストーリーを展開し，相互的に話を発展させる想像的ごっこ遊びは苦手で，ストーリー性の乏しいごっこ遊びであったり，テレビなどで見たものを再現する遊びであったり，あるいは過度にファンタジーに富み，相互性の乏しい，他者を仕切るファンタジー遊びとなることも多い。

この力は大きくなると段取りの力などに発展する。つまりASDではプランニングの苦手がみられることが多い。いつもと同じプラン・状況だとイマジネーションの力を必要としないため安心し取り組みやすいが，変更などに対応が難しく，変更に苦痛や不安を伴ったり，気持ちを引きずる場合がある。また臨機応変・柔軟な対応が困難であったり，優先順位を付けたりすることが苦手である場合も多い。

さらにこれらの結果，社会的イマジネーションの問題がいつも通りの秩序を求める，こだわりとして現れる場合もある。ただ受け身的なものや女性例ではこだわりとして顕在化していない場合もある。さらに幼児期や知的発達の遅れが強く，発達段階が非常に未熟な場合もこだわりとして現れない。したがって，こだわりがないからASDではないと考えず，段取り・切り替えの困難さなどの社会的イマジネーションのほかの所見を詳細に確認する必要がある。

4. その他（感覚の偏りなど）

そのほかASDには感覚の偏りもみられることが多い。感覚の偏りとは五感が敏感であったり，鈍感であったり，あるいはそれらが混在していたりする特徴である。

具体的には，聴覚の偏りがみられるものでは，例えば掃除機やトイレなどにある手の乾燥器の音，運動会のピストル音に苦痛を感じ嫌がる，人混みなどのザワツキで強く疲労を感じるなどの敏感がみられたり，話しかけても気付かないなどの鈍感がみられたりすることがある。

また視覚の偏りがみられるものでは，例えば蛍光灯やディスプレイの画面をまぶしがったり，そのような環境化で作業をすると疲労を感じやすいものもいる。また人混みなどの視覚的に情報量の多い，雑然とした状況でも強く疲労を感じる場合もある。そのほか，視覚的に秩序だっているもの（きちんと並んでいる，色が揃っている，対称となっているなど）や，光るもの，回るものなどを好む，ブツブツなど特定の視覚刺激に不快を感じるなどがみられる場合などもある。

触覚の偏りがみられるものでは，特定の衣服が着られないあるいは特定の衣服しか着られない，身体を触られるのが非常に不快，糊・粘土・砂などが手などに付くのが苦手などがみられることがある。反対に，いろいろなものを手で触ったり，爪で引っかいたりすることを好む，圧迫される感覚を好むなどがみられる場合もある。

嗅覚に偏りがみられる場合もある。強い香りや特定の香りが苦手であったり，嗅覚が敏感なものもいる。あるいは特定の香りなどを強く好むもの

もいる。

　味覚の偏りがある場合，偏食につながることがある。味の違いに敏感で特定の味付けや調味料を好んだり，あるいは反対に苦手とするものもいる。偏食は味覚のみならず口腔内の触覚から，特定の触感のものに対して例えば痛みを感じるなどが生じていることもある。また嗅覚や視覚の偏りから食べられないものがあるものもいる。さらには社会的イマジネーションの特徴から，不慣れなものを食べることを避けるという場合もある。

　感覚の偏りは時に本人にとってリラクゼーションなどにつながる場合もあるが，生活上の困難となっている場合もある。ただ誰しも他者の感じ方を経験することはできず，したがって感覚の偏りがあっても自身の感じ方が他者と違うことは自覚されにくい。また自身で苦痛を感じていても，他者に共感されず，軽視・誤解されてしまう場合もある。

　さらに感覚の偏りは不安定さに影響されやすい。つまり不安が強いときや混乱しているときには感覚刺激に対する不快感が増強する。したがって不調のバロメータとなる場合もある。

3 ADHDの症状・特徴

　ADHDの基本的な特徴は不注意と多動性‐衝動性である。不注意の特徴があるものでは細部に十分注意を払えず，ケアレスミスが多くなる。また忘れ物やなくし物・落とし物に繋がる。さらに同時に複数のことをするとき，それぞれに対して適度に注意を分配できず，特定のことに過集中となってしまったり，反対に注意が散漫となってしまうこともある。そのため人の話が入ってこない，要領よく物事が進まない，並行して物事を行うことが難しいなどにつながることもある。

　多動性‐衝動性の特徴としては，学生時代の離席が有名である。ただADHDだけの要因で小学校中学年以降も離席が続くことはまれで，そういった場合はむしろ知的発達の遅れや社会性の問題，あるいは授業についていけず2次的な問題が生じているなど他の可能性を検討すべきである。同時期以降になると一般的に，ADHDの場合，離席はしないものの体動が多いなどとして現れる。青年・成人期になってからも過活動で，落ち着きに欠くようみえるものもいる。また幼児期の多動をADHDと診断している例もみられるが，多くの場合，知的発達の問題であったり，ASDの問題であることが多い。なかには過活動さが多弁として現れているものもいる。

　そのほか思ったことをつい言ってしまう，見るとパッと手が出てしまうなど，よくないとわかっているけれどつい衝動的に言動してしまうなどとして特徴が現れる場合がある。また先のことを計算できず，目先のメリットに飛びついてしまう傾向のあるものもいる。さらに刺激に駆動されやすく，激しい遊びなどを積極的に求めたり，遊んだりしているうちに気持ちが高揚し，他者に執拗に絡んでしまったり，妨害をしたり，約束などを守れなかったりするものもいる。

　ただし先にも述べたように，これらの行動は知的発達の問題やASDの問題から生じることも多い。さらに不適応な状況があり情緒不安定であったり，うつ病などほかの精神障害が生じている状況でも同様の症状を呈し，鑑別が困難である。また年齢段階によっても症状の現れ方が変わる場合もあり，年齢なども考慮したり，多動や離席の問題のように，同じ行動であっても，生じた時期によって予想される背景にある問題は異なる。よって行動の背景にある認知特性や原因を十分検討しながら鑑別を進める必要がある。

4 まとめ

　ASDとADHDの特徴を概説してきた。述べてきたようにこれらの特徴は年齢・発達段階，状況などの影響を強く受け，多様な現れ方をする。また成長過程のなかでさまざまな修飾を受ける。さらにASDとADHDやほかの発達障害は併存し

ていることも多く,さらには不安症,強迫症,うつ病など,他の精神障害が合併していることもある[4]。診断には包括的な情報を得る必要があり,また認知特性を確認したり,引き出したりするため種々の検査なども実施し,総合的に診ていく必要がある。

対応困難となっている例の多くは見立ての誤りから不適応の状況が続き,問題が生じていることも少なくない。適切に診断・評価することはつまり,適切に特徴をとらえることであり,これらを基に本人に合った支援目標・支援方法や処遇を検討することが重要と考える。

文献

1) 佐々木康栄,宇野洋太,内山登紀夫:おとなの発達障害:障害の特徴と対応.デイケア実践研究 17:32-39, 2014
2) Lai MC, Lombardo MV, Baron-Cohen S:Autism. Lancet 383:896-910, 2014
3) Wing L:Reflections on opening Pandora's box. J Autism Dev Disord 35:197-203, 2005
4) 宇野洋太,尾崎紀夫:うつ病と発達障害との接点.治療:1410-1416, 2012

（宇野洋太,高梨淑子,内山登紀夫）

面接の進め方と注意すべき事項

1 診断の方法

　診断は，直接観察，発達歴の聴取，学校や家庭などでの行動を関係者から聴き出して得られた間接情報を総合して，診断基準に適合するかどうかを経験ある臨床家が判断することでなされる。DSM-5 や ICD-10 DCR のような操作的診断基準を使用する際にも，その項目が今目の前にいる患者に当てはまるかどうかを決定するには臨床経験と臨床研修が必要である。

1. 日本の現状

　欧米と日本の発達障害の診断の方法には違いがある。欧米では，自閉症スペクトラム（Autism Spectrum Disorders：ASD）の診断において，客観的評価を行うために，いくつかの検査が作られ，実際に使用されている。一方，日本で独自に作成された客観的評価尺度がほとんどなく，欧米の検査の日本語版である小児自閉症評定尺度（The Childhood Autism Rating Scale：CARS）[1,2,3]や自記式のスクリーニングツールである自閉症スペクトル指数（Autism-Spectrum Quotient：AQ）[4,5]や Empathizing Quotient（EQ）[6]などが使用されている。日本独自の評定尺度としては，PARS[7,8]があるのみであり，ASD 診断は，医師が DSM や ICD などの国際的診断基準を独自に解釈して適用している現状がある。

　一方，現在，気分障害・不安障害などの精神疾患のために，一般精神科を受診する青年・成人のなかには，ASD でありながらも，幼児期・小児期に未診断のまま受診に至った人が少なくない[9]。また，引きこもり状態を呈している青年のなかに多くの ASD が含まれているという報告もある[10〜14]。こうした精神症状や社会不適応の背景にある ASD 特性を同定することは，適切な治療や社会福祉的支援に直結する。欧米で広く使われている The Diagnostic Interview for Social and Communication Disorders（DISCO）[15,16]，Autism Diagnostic Interview-Revised（ADI-R）[17]，Autism Diagnostic Observation Schedule（ADOS）[18,19]のような，診断に必要な情報を収集するための，半構造化された面接検査や客観的な ASD の観察診断評価ツールが日本の臨床の現場では普及しておらず，研究目的や一部の専門機関で細々と利用される程度である。これは，一般の保険診療では初診にかけられる時間が短いことや精神科外来が多忙であることが関係していると思われる。一般精神科医療機関でも成人期の ASD の診断・評価を可能とするために，比較的短時間で行える診断・評価ツールの開発は，医療・福祉，ならびに教育・職場・家庭における精神保健の発展のために喫緊の課題である。

　以下，外来診療で可能な診断の方法について述べるが，ある程度正確に診断を下そうとすればど

うしても初診には1時間以上かかるであろうし，再診以降も繰り返し情報収集する必要があるだろう。一般の開業医が現在の保険診療制度の枠内で，発達障害に真面目に取り組もうとすれば，コスト面ではペイしないことを覚悟して，一定の時間をかける必要がある。

2 発達歴の聴取

　発達障害は発達期に行動特性が明らかになることが条件の1つであり，ASDを含めて発達障害を正確に診断するためには，診断を下す前に発達障害を想定して，過去の状態を推測しなければならない。過去は直接観察できないので当然間接情報になる。基本は親から聴き出すことになるが，単に親の言う通り記載すればよいというものではない。

　発達歴を聴取するためには定型発達とASDに関する知識が必要である。そのうえで過去の状態を推測するためには，発達歴を系統的に聴取することが重要である。発達歴を一切聞かれずにASDとかアスペルガー症候群の診断が下ったという話を聞くことが少なくないが，このような診断は過剰診断を云々する前に不適切な診断方法である。

　受診時のクライアントの状態だけでASDやアスペルガー症候群の診断を下すのは避けなければならない。親やきょうだいなどの情報提供者がある場合には，最低限でもPARS-TRの幼児期得点の情報は得ておきたい。

　もちろん，親が診察に来られない，親がいても過去の情報が非常に乏しいなどのやむを得ない事情があることも成人の場合では多いが，それでも可能な限り過去の情報を収集する努力はすべきである。親からの情報がない場合でも，児童期の作文や成績記録，写真，ビデオなどである程度補うことができる。またうのみにするわけにはいかないが，クライアント本人の記憶も聴かないよりは聴いたほうが有益である。少なくとも，自分のことを語ることができるクライアントであれば，たとえバイアスがあっても過去の状態について聴き出したほうがよい。その際，過去の辛い体験を無理に聴き出さないように配慮すべきである。

1. 幼児・児童・思春期

　この年代では本人のみが受診することは，ほとんどない。家族からの情報と本人の直接観察・問診によって診断する。

　現在症を把握するためには，DSMやICDの診断基準を念頭において聴取・行動観察をすることが基本である。現在の状態を親から聴取するのにもPARS-TRが使用できる。児童期に使用しやすい直接観察尺度のツールとしては前述のADOSに加えてCARS-2[1]がある。

　幼児の場合，筆者はCARS-2を使用して親に問診をしつつ子どもの直接観察をすることが多い。慣れると1時間以内で施行できる。

　小学校以降になると子どもの前で親から聴き出す場合には注意をしなければならない。知的障害を伴う場合でも，子どもの前で親に普段の行動を聴き出すと不快を表現することは少なくないし，彼らの理解は断片的であるので談話の一部のみをとらえて親が自分の悪口を言っているなどと誤解することも多い。

　ASDの特性は学校などの社会的場面で障害特性が明らかになるのが特徴であり，親からの情報は家庭内の行動に偏りやすいことに注意すべきである。学校での行動は通知表や作文，文集などが参考になる。できるだけ学校内の行動について教師から情報を得ることが重要である。

　思春期以降には精神科的合併症が存在することが多くなるので，それも考慮した問診が必要になる。「不登校」や「家庭内暴力」「リストカット」「うつ状態」「触法行為」などの診断の陰にASDやADHDが隠されていることが増えてくることに注意したい。

2. 成人期

成人期についても診断の原則は児童期と変わることはない。知的障害を伴う場合と高機能例とを比較すると、問題は以下に整理できる。

A. 知的障害の合併も念頭におく

触法行為を犯した人や精神科病院への措置入院の鑑定などで、それまで未診断の知的障害や知的障害を伴うASDの人に出会うことは決してまれではない。通常の公立高校の卒業生や大学生のなかでもIQ 50台の人に出会うこともある。したがって、触法者の支援や措置鑑定において学歴にかかわらず知的障害の可能性は常に念頭におくべきである。スクリーニングとしては知能テストができればベストであるが、それができないときでも簡単な計算や常識、文章の理解などのテストを診察場面で行うことが有用である。

少なくとも裁判官や弁護士、警官などはASDやADHDはもちろん、知的障害の存在も把握できないと思ったほうがよい。IQ 25でも普通に裁判を受けて有罪になることがあるのが日本の現状である。

B. 支援方法があることの確認

成人期になって初めて受診する人でも、その人が発達障害であるならば発達期から症状があるはずである。ADHDの場合は薬物療法があるために、それを目的に受診することは当然であり、医師もADHD症状のみを確認して処方しがちである。薬物療法を期待している患者のなかには自らのADHD症状を強調する人もいるが、そのような人のなかには、ADHD症状よりもASD症状のほうが目立つこともあることに注意したい。

ASDの場合は統合失調症や気分障害とも、ADHDとも異なり基本症状をターゲットにした薬物療法は存在しない。しかしながら、ASDには特有の認知特性があり、その特性を周囲が理解するかしないかで彼らの社会適応やQOLには大きな影響がある。ASDの特性は、その人の生活場面の多くを支配し、基本的な特性は生涯にわたって持続する。したがって、たとえ成人期であってもASDを診断することは重要であり、「手遅れ」だから意味がないということではない。ASDの存在を見逃すと患者や家族にとって不利益が生じるし、障害特性に応じた支援をすることで患者にも周囲にも利益がある。身体疾患や統合失調症、うつ病の診断を適切に下すことが患者の利益につながるように、ASDの診断を適切に下すことも大切である。このことはあまりに当然のことであるが、本人、家族も、時には医師も意識していないことがある。発達障害、特にASDは「治療が存在しないので診断も治療もしない」と公言する医師がいるのは残念な状況である。

発達歴や現在の状態を聴取する際にはDSM/ICDの診断基準のみでなく日常生活における困難や患者の長所や興味のあり方などを含めた全体像を把握するように努める。家族が同席のうえで聴取するときは家族が知らない学校や会社での出来事が面接場面で明らかになることも多く、問診の過程で家族の患者の状態への理解が深まることも多い。

C. 成人期の診療における発達歴の把握

発達障害を疑った場合には、たとえ成人であっても、親から発達期の情報を聴取することが大切である。発達歴を聴取する過程で患者の過去のASD特性の有無や程度を確認する。ASDであれば幼児期から何らかの障害特性があるはずである。幼児期にASDの所見がないことが確認されたとしたら、その人はASDではなく、別の障害や疾患である可能性が非常に高い。したがって鑑別診断のためにも発達期の情報が重要になる。

筆者の経験では成人期まで診断がついていない事例でも、PARS-TRの幼児期ピーク得点が20点以上につくことが少なくない[20]。過去に精神科医や臨床心理士に相談しているのにASDの疑いがもたれなかったのは発達歴の聴取がされていなかったことも一因であろう。PARS-TRの評定は幼児期ピークだけなら20分程度で可能であるし、

研修を受けた看護師や心理職に依頼してもよい。もちろんPARSのみで診断を下すことは不適切であるが，補助的なツールしては有用である。

D. 現在症の把握

知的能力が高い人の場合は，直接観察のみで診断が可能なことは多くなく，診察室の観察や問診のみでは診断に必要な情報が得られないことがある。特に微妙な社会性障害は大学のサークル活動や，異性関係，職場の同僚などとの関係で現れやすいために，本人や家族から大学や職場，家庭などでの様子を聴き取ることが大切である。

前述したPARSでは，現在の状態の評定に「年齢相応の友達関係がない」「恥ずかしさを感じてないようにみえる」など24項目の問診が設定され，幼児期ピークと同様に家族などに問診する。20点以上でASDが強く示唆される。PARSで把握できるのは比較的典型的自閉症特性であり微妙な特性や合併症についてはより詳細な問診や行動観察が必要である。

E. スクリーニング尺度

質問紙形式のスクリーニング尺度は外来の待ち時間などに本人や家族に記入してもらうことができ，ASDの可能性がどの程度あるかを判断する際の補助ツールとして利用できる。日本で成人に使用できるスクリーニング尺度には前述のAQや成人用対人応答性尺度(The Social Responsiveness Scale-Adult Version：SRS-A)[21,22]がある。AQは自記式，SRS-Aは配偶者などの近親者が記載するものである。

3 診療継続中の診断

欧米の専門機関では初診時に1～2日かけて詳細なアセスメントを行うことが多い。ただし，保険診療を行っている日本国内の多くの医療機関では，そのような診断・アセスメントは不可能であろう。保険診療の1つの長所は1回の診察時間が短時間であっても，長期にわたって診療が行える点である。

初診の段階ではASDあるいはADHDの疑い診断，気分障害などの併存障害で治療を開始し，診察を繰り返すうちに徐々に発達障害の特徴が明らかになってくることも多い。診断や治療を受けることに防衛的で警戒的な患者も多いので，患者が信頼してくると徐々に本音を語ってくれるようになる。

診察を繰り返すうちに性的な事柄への羞恥心の乏しさや，よくしゃべるわりにはこちらの言語をよく理解していないことなどに気づき，それがASDを疑うきっかけになる。過度に格式ばる，過度に丁寧な振る舞い方をする，ぎこちない，融通がきかない，羞恥心が乏しい，着脱や身だしなみに問題があり，流行に合わなかったりサイズ違いの服を着ていても平気だったりするなどの言動で「違和感」を感じることが疑いのきっかけになる。

4 英国における診断の方法

ASD診断について世界をリードしている英国の方法を参考のために紹介する。

英国で筆者が訪問した専門機関の診断方法は多様であり，シェフィールド大学精神科のように標準化された評価尺度を用いず，熟練した児童精神科医と心理士によって，独自の聴き取りを中心に診断を行っているところもあった。その他の専門機関では親聴き取りにはDISCO，本人の行動観察にはAdult Asperger Assessment〔AAA（トリプルA）〕[23]やADOSを用いていることが多い。AAAはBaron-Cohenにより開発された青年期・成人期のアスペルガー症候群を対象とした半構造化面接で，一般的な診察では把握しにくい高機能ASD成人の自閉症特徴をとらえることができる。

英国で成人ASDを主な支援対象としているノーサンプトンシャーNHS ADHD and Asperger's Team（AAT）クリニック（以下AAT）では医師，心理士，看護師，作業療法士，ソーシャルワー

カーがチームを組んで治療に当たっていた。AATに紹介があった場合，まず，2次スクリーニングとしてAQ，EQ，Systemizing Quotient (SQ)[24]を実施する。その後，親からの聴き取りについてはDISCOを用いる。ASD者本人の行動観察としては特定の測定法は用いておらず，ケースによってはAAAやADOSも用いているとのことであった。そのほかにもウェクスラー知能検査やソーシャルカードを用いた観察，学校時代の報告書などの情報も合わせて，包括的な診断を行っていた。

成人で親が死亡しているなどで親からの聴き取りができない場合には，写真や他の成育記録などの資料を使う一方で，考えられるすべての精神障害や発達障害を除外診断することで，ASDかどうかの最終診断をするとのことであった。成人の診断が難しいケースに対応するために，AATでは心理学者，言語聴覚士，精神科医がチームとなって診断を行うようになっている。チームで診断を行っていても診断が難しい場合も多く，大学生など高学歴のASD女性の鑑別診断が今後の課題であるという。

一方，シェフィールド大学では，特別な構造化面接や診断・評価ツール，検査バッテリーは使っていなかった。診察での本人への問診や保護者からの生育歴・生活の様子の詳細な聴き取りによって，診断を行っていた。こうした，ASDに熟練した精神科医の診断過程は，診断・評価ツールを用いたのと同様の半構造化された面接となっており，詳細な情報に基づく精緻な診断が行われていた。

ウイング博士が創設したASDの3次センター（大学病院や専門医でも診断がつかない事例が紹介されてくる）であるローナ・ウイングセンターでは，親聴き取りにはDISCOを用い，当事者の観察には特定のツールは使用していない。知能テストやコミュニケーションを評価するテストを用い，当事者とは面接，雑談，お茶，ゲームなどの非構造化された場面での観察から診断に必要な情報を得ていた。青年や成人の場合，過去に受けた医学的情報，学校で作成された個別教育プログラム，ソーシャルワーク記録，過去のアルバムや成績など多くの情報を利用する。特にDISCOに重点をおいて，診断をしていた。

1. 成人期の高機能ASDの鑑別診断の難しさ

英国では，児童精神科医療・発達障害医療の長い歴史があり，日本に比較して児童精神科医などの専門家の数も多いが，成人期の高機能ASDの鑑別診断は容易ではなく，日本と同様に，一般の精神科医療機関で，うつや統合失調症と誤診され，適切な治療や社会的支援を受けられないASD成人の存在が指摘されている。特にASDと症状に共通点が多い統合失調症との鑑別においては，幼児期からの発達歴の聴取が不可欠であるが，一般の精神科では，発達歴を聴くという意識すらないため，誤診が多くなっている現状がある。

2. 成人期の高機能ASDの診断の重要性

前述したようにASDのスクリーニング環境が日本よりも整備されている英国でさえ高機能ASDの未診断例は多く，ノーサンプトンシャーのAATでは月平均30人程度が紹介されてくるが，そのうちの約2/3は未診断であり，児童青年期から通じて適切な診断がなされていなかった。特に女性のASDの見逃しが多いとのことであった。高機能ASDの社会適応を主眼とした予後調査は英語圏では複数の報告があるが，就労状況・社会適応状況とも良好でないという報告が多い。少数派に当たる継続的な就労が成功しているケースでは，ほとんどのケースで適切な診断と適切なサービスを受けており，早期の適切な診断・アセスメントと早期の適切な支援の重要性が示唆されている。

3. 米国との比較

　米国の専門機関では，親聴き取りには前述した ADI-R，ASD者本人には ADOS を実施することが多い。また，ADOS と同時に，CARS-2 が用いられることも多かった。それと比較して，英国では，親聴き取り検査として DISCO がよく使われるようであった。また，ASD のある人の直接観察のツールには，米国と同様 ADOS による行動観察が支持されているようであったが，その一方で，英国で開発された AAA が積極的に使われている機関もある。高機能の ASD 成人の診断に必要な微妙な質的障害を把握するためには，文化などを考慮する必要があり，その点で自国の検査が開発できることが好ましいと考えられた。

　欧米に比べ，日本ではこうした診断・評価ツールの開発において，大きな遅れをとっている。日本では ASD の診断・評価尺度が一般の診療で活用されることがほとんどなく，AQ などの質問紙で判断されることがある。質問紙や心理テストの結果によって診断が下されることは不適切であり，訓練された精神科医が，行動観察・発達歴聴取によって診断を下すべきである。そのためには専門医のトレーニングとともに，日本の文化や保険診療の実情に適合した診断ツールの開発が必要であると考えられた。

文献

1) Schopler E, Van Bourgondien ME, Wellman GJ, et al：The childhood autism rating scale, Second edition (CARS2). Western Psychological Services, Los Angeles, 2010
2) Kurita H, Miyake Y, Katsuno K：Reliability and validity of the Childhood Autism Rating Scale：Tokyo version (CARS-TV). J Autism Dev Disord 19：389-396, 1989
3) Schopler E, Reichler RJ, Renner BR：The childhood autism rating scale (CARS). Western Psychological Services, Los Angeles, 2002
4) Baron-Cohen S, Wheelwright S, Skinner R, et al：The autism-spectrum quotient (AQ)：evidence from Asperger syndrome/high-functioning autism, males and females, scientists and mathematicians. J Autism Dev Disord 31：5-17, 2001
5) 若林明雄，東條吉邦，Baron-Cohen S，他：自閉症スペクトラム指数 (AQ) 日本語版の標準化―高機能臨床群と健常成人による検討．心理学研究 75：78-84, 2004
6) Baron-Cohen S, Wheelwright S：The empathy quotient：an investigation of adults with asperger syndrome or high functioning autism, and normal sex differences. J Autism Dev Disord 34：163-175, 2004
7) 安達潤：ASD のスクリーニング③― PARS-TR (特集 発達障害のアセスメント)．臨床心理学 16：19-22, 2016
8) 神尾陽子，行廣隆次，安達潤，他：思春期から成人期における広汎性発達障害の行動チェックリスト―日本自閉症協会版広汎性発達障害評定尺度 (PARS) の信頼性・妥当性についての検討．精神医学 48：495-505, 2006
9) 内山登紀夫，佐々木康栄，宇野洋太，他：成人の自閉症スペクトラムに併存する精神疾患に関する検討．精神神経学雑誌 S346, 2015
10) 近藤直司，小林真理子，宮沢久江，他：発達障害と社会的ひきこもり．障害者問題研究 37：21-29, 2009
11) 近藤直司，小林真理子：アスペルガー症候群とひきこもり．アスペルガー症候群の子どもの発達理解と発達援助．別冊発達 30：158-165, 2009
12) 近藤直司，小林真理子：ひきこもりと広汎性発達障害 (特集 成人期臨床における広汎性発達障害)．臨床精神医学 37：1565-1569, 2008
13) 近藤直司，岩﨑弘子，小林真理子，他：青年期ひきこもりケースの精神医学的背景について．精神神経学雑誌 109：834-843, 2007
14) 小林真理子，近藤直司：青年期のひきこもりと発達障害 (特集 スペクトラムとしての軽度発達障害Ⅰ)．現代のエスプリ 474：212-217, 2007
15) 内山登紀夫：DISCO The Diagnostic Interview for Social and Communication Disorders (DISCO) とは．日本児童青年精神医学会総会抄録集 55 回：66, 2014
16) 宇野洋太，内山登紀夫，吉川徹，他：自閉症スペクトラムの半構造化面接 The Diagnostic Interview for Social and Communication Disorders (DISCO) の信頼性・妥当性―予備的検討．日本児童青年精神医学会総会抄録集 54 回：438, 2013
17) 中村和彦，土屋賢治，八木敦子，他：成人期アスペルガー症候群の ADI-R (自閉症診断面接改訂版) による診断―生物学的研究との関連で (特集 成人期のアスペルガー症候群Ⅱ)．精神医学 50：787-799, 2008
18) 黒田美保：ASD の診断・評価アセスメント・ツール― ADI-R/ADOS-2 (特集 発達障害のアセスメント)．臨床心理学 16：23-28, 2016
19) Lord C, Rutter M, DiLavore PC, et al：ADOS-2：日

本語版マニュアル（黒田美保, 稲田尚子監訳）．金子書房, 2015
20) 内山登紀夫：成人期に高機能自閉症スペクトラム障害と診断された自験例10例の検討．精神神経学雑誌 115：607-615, 2013
21) Takei R, Matsuo J, Takahashi H, et al：Verification of the utility of the social responsiveness scale for adults in non-clinical and clinical adult populations in Japan. BMC Psychiatry 14：302, 2014
22) 武井麗子, 稲田尚子, 黒田美保, 他：成人用対人応答性尺度（SRS-A）は成人自閉症スペクトラム障害のスクリーニングに有用か．日本児童青年精神医学会総会抄録集53回：417, 2012
23) Baron-Cohen S, Wheelwright S, Robinson J, et al：The Adult Asperger Assessment（AAA）：a diagnostic method. J Autism Dev Disord 35：807-819, 2005
24) Wakabayashi A, Baron-Cohen S, Uchiyama T, et al：Empathizing and systemizing in adults with and without autism spectrum conditions：cross-cultural stability. J Autism Dev Disord 37：1823-1832, 2007

（内山登紀夫）

評価ツール

A 対人応答性尺度（SRS）-成人版

1 SRS成人版のASD症状評価尺度としての概要

　対人応答性尺度（Social Responsiveness Scale：SRS）は，自閉症スペクトラム障害（autism spectrum disorder：ASD）の児童（4～18歳）の日常生活において観察される行動をもとに，親または教師が4件法で回答する65項目から成る質問紙形式のASD症状の量的測度として，米国でConstantinoらによって開発された[1]。現在は日本語版を含め，各国版が作られ，研究目的や臨床場面で広く用いられている。

　成人版はもともとはSRS-Adult research version（SRS-A, Constantino, 未出版）として研究目的に特化して使用されていたが，現在は改訂されたSRS-第2版（SRS-2）において4種類（幼児版，学童版，他者評定成人版，自己評定成人版）の1バージョンとして出版されている[2,3]。SRS-A初版とSRS-2他者評定成人版とでは，表現にはほとんど違いがないため，本項で述べるSRS-A日本版のエビデンスは，SRS-2（他者評定用）にも適用可能である。

　成人版は，19歳以上を対象とし，本人の過去6か月間の行動をもとに，両親，配偶者，他の親戚，あるいは友人が4件法（0＝あてはまらない，1＝ときどきあてはまる，2＝たいていあてはまる，3＝ほとんどいつもあてはまる）で各項目の頻度（程度の強さではない）を評定する（0～195点）。15～20分ほどで実施可能である。

　65項目は，社会的気づき，社会的認知，社会的コミュニケーション，社会的動機づけ，自閉的マンネリズムの5つの治療下位尺度で構成され，前4下位尺度は，DSM-5がASDを定義する2領域のうち，社会的コミュニケーションと対人的相互反応（social communication and interaction：SCI）領域に対応する。自閉的マンネリズムは，DSM-5のもう1つの領域である，興味の限局と反復行動（restricted and repetitive behavior：RRB）に対応する。

　成人版65項目は，学童版同様，1因子構造，もしくはこれらの2領域に対応した2因子構造をもつ[2,4]。ASDやASD以外のさまざまな精神疾患患者からなる臨床サンプルにおいて，評定者間信頼性（他者評定と本人評定との中程度の相関），収束的妥当性（PARS現在評定合計得点との高い相関，ADOSモジュール4の合計得点との中程度の相関），弁別的妥当性（平均範囲のIQと相関なし）が報告されている[4]。こうした日本の一般

成人集団および臨床群での検証を経て，日本版独自のT得点換算表が作成され，臨床的判断の基準として提供されている[3]。

2 青年期・成人期発達障害が疑われるケースへの適用の際の留意点

今日，ASD尺度が多数開発されているので，SRS-2成人版を用いる際には，使用する目的に合致しているかを確認し，またその結果を解釈する際には，得点に影響するいくつかの要因（評定者，年齢，性など）や適用した対象，用いた場面を考慮に入れることが重要である。この点は同種の評価尺度と同じである。

本書は，医療・福祉の現場において発達障害の疑われる人々の診断と支援に役立てることを目的としているため，本項では，読者が遭遇するであろう使用目的を2パターン想定して，それぞれに応じて簡潔にポイントを説明する。

1. 臨床場面で個々のケースの見立てに活用する

一般集団内でのSRS-A合計得点の分布を図2-1に示す。男性では平均が43点，女性では34点で，20～30点の標準偏差で正規分布に近いカーブを描いている。ASDと診断されていない一般の人々のなかにも，極端な高得点，つまりASD症状が非常に強い人から全くそうでない低得点の人まで，切れ目なく連続的に分布していることがわかる。このような曲線は，体重や身長など生理的特性が示す分布とよく似ており，SRS-Aが，ASD診断か否かという二者択一な診断分類ではなく，"ASD症状もしくは自閉症的行動特性を定量的に測る尺度"であることを意味している。これはASDのスペクトラム性をよく反映しており，幼児，学童の集団においてもよく似た分布を示す。

日本の一般集団内でのその個人の相対的な位置

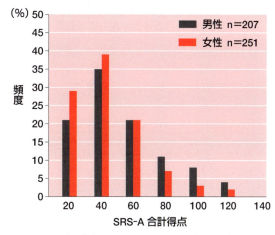

図2-1 一般成人におけるSRS-A合計得点の男女別分布

づけを知るためには，日本人の標準化サンプルを基準とする換算表を用いてT得点に変換することは助けになる。これは特に，ASDの診断基準に合うほど症状が強くないが，日常の社会生活で困難を抱えるような診断閾下の人々を理解するのに役に立つ。

近年になってASDやADHDなど発達障害の診断閾下の人々の自殺やメンタルヘルスのハイリスクが明らかになり，臨床的な関心が向けられるようになってきた。この尺度はそうした診断閾下の人々のニーズを検知するツールとなりうる。

2. ASDスクリーニングとしての診断能

表2-1にASDと診断された成人，と大うつ病，双極性障害，統合失調症などのASD以外の精神疾患の成人患者の2群における合計得点の平均と標準偏差を示した。ASD群の平均得点は前述の一般群と比べて高いだけでなく，非ASD患者群との比較においても大きな効果量で区別された。

このように集団レベルでは，ASD群の得点の分布はASDの診断が除外されている，あるいはされたことのない成人とは異なるけれども，表2-1からわかるように重複があるのも事実である。ただし，ASDをその他の精神疾患から識別する能力は高い数値が報告されている（area

2 診断とその方法

表2-1 ASD成人と非ASD精神疾患患者群におけるSRS-A合計得点平均と標準偏差

	ASD	非ASD
	M(SD), 範囲	M(SD), 範囲
n（男性：女性）	65（44：21）	78（38：40）
年齢（歳）	27.3（7.7）, 19〜51	34.8（10.6）, 20〜59
SRS-A 合計粗点	87.6（29.1）, 32〜153	54.7（24.4）, 12〜106

ASD群の合計得点は，非ASD群（大うつ病，双極性障害，統合失調症など）よりも有意に高かった（$p<.001$）。各群で，男女差は有意でなかった。

〔Takei R, Matsuo J, Takahashi H, et al：Verification of the utility of the Social Responsiveness Scale for Adults in non-clinical and clinical adult populations in Japan. BMC Psychiatry 14：302, 2014 より〕

under the curve：AUC, 0.90男性，0.86女性）。感度と特異度の合計が最大となるカットポイントは，男性65（感度0.84，特異度0.81），女性52（感度0.95，特異度0.61）であった[4]。カットポイントを超える場合には，詳細な生活歴と適切な検査に基づく診断面接を行う必要があることはいうまでもない。

しかしながら，SRS-Aの特徴は恣意的な境界によるASD/非ASDのカテゴリーと関係なく，ASD症状を定量的に測りうる点にあると考える。実際，ASDがさまざまな精神医学的障害を高頻度で合併するように，診断閾下ケースにおいても精神医学的合併は多い。精神科の非ASD患者で強いASD症状/特性を認めるケースもまた多い。

ASDは均質な臨床単位ではなく，スペクトラム性をもつ多様な症候群であるので，こうした診断閾下の強い自閉症症状を有する人々に対して感度が高いことは強みである。このことはカットポイントを超える非ASD者が少なくないことを意味するが，非ASD患者にASD症状/特性が高い場合は，その臨床ニーズから考えると支援へのきっかけになる可能性があると思われる。実際，Matsuoら[5]は，非寛解の大うつ病患者に寛解期の患者よりもSRS-Aの高得点者が多いことを報告している。他の精神疾患を罹患し，かつASD症状/特性が高い患者はよりサポートが必要となるであろう。

最後に，尺度得点を解釈する際に留意すべき点を3つ挙げておく。

1つは，性別である。図2-1の分布図でも高得点は男性に多いことがわかる。日本の幼児の一般集団（3歳）においてはSRS得点に性差がみられないのに，4〜24歳の児童，青年，若年成人の一般集団においては有意な性差が報告されている。つまり，女性は児童〜若年成人の間は男性より低く評定されることを意味している。これは驚くことではない。ASDの定義そのものが，その人のおかれた社会から期待される水準の社会性をもっているかどうかをよりどころにしている以上，避けられない問題であるからだ。重要なことは，これまでのASD概念が男性由来に偏っていたために女性ケースを過小評価してきたという経緯や，平均知能の女性では言語能力が社会的障害をカモフラージュする結果，周囲の気づきが乏しいということを踏まえて，女性ケースでの臨床的解釈は慎重に行う必要がある。

2つ目は，年齢である。成人期といっても若い青年から高齢者まで年齢幅は広く，社会が要求する水準や内容も異なってくるため，そうした要因も含め解釈する必要がある。Takeiら[4]によると，成人女性（19〜59歳）の年齢による得点の差は有意ではなかった一方で，男性では若年成人（19〜24歳）は25歳以降の成人よりも高く評定されたと報告された。今後は高齢者を対象とした研究が必要である。

最後に，子どもでは保護者か教師を評定者として選べたのに対し，成人では，その人のことをよく知る人は，その人の生活スタイルに応じて両親，きょうだい，配偶者，友人などさまざまである。その人との関係もさまざまなので，評定者バイアスも想定されるが詳細は不明である。臨床的に用いる場合には，できる限り複数の評定者から情報を集めることが望ましい。

このような特性を踏まえたSRSの使用が，それとは気づかれず支援が届いていない青年や成人のニーズを鋭敏にとらえ，支援に活用されることを期待する。

文献

1) Constantino JN, Gruber CP：Social Responsiveness Scale (SRS), Western Psychological Services, 2005
2) Constantino JN, Gruber CP：Social Responsiveness Scale (SRS-2), Western Psychological Services, 2nd Edition, 2012
3) Constantino JN（著），神尾陽子（監訳・編著）：日本版 SRS-2 対人応答性尺度 マニュアル．日本文化科学社（印刷中）
4) Takei R, Matsuo J, Takahashi H, et al：Verification of the utility of the social responsiveness scale for adults in non-clinical and clinical adult populations in Japan. BMC Psychiatry 14：302, 2014
5) Matsuo J, Kamio Y, Takahashi H, et al：Autistic-like traits in adult patients with mood disorders and schizophrenia. PLoS One 10：e0122711, 2015

〔神尾陽子〕

ASDの診断ツール

A　ASDIとDISCO

1　ASDの診断ツールに関して

　自閉症スペクトラム（ASD）を診断するためにはさまざまな方法がある。一般的にはスクリーニングツール，行動観察による診断ツール，（半）構造化面接による診断ツールに分類される。比較的短時間で可能なスクリーニングなどでASDが疑われたものに対して，専門家が一定の時間をかけて半構造化面接および行動観察を行い，診断をする方法がよく用いられる。

　スクリーニングツールとしてわが国でも多用されるのは幼児を対象としたModified Checklist for Autism in Toddlers（M-CHAT）[1〜3]，Autism-Spectrum Quotient[4]，Social Responsiveness Scale[5,6]や，半構造化面接で実施する日本自閉症協会版広汎性発達障害評定尺度（PARS）[7〜9]，などがある。後述するASDI[10]はスクリーニングツールとしても簡便な診断ツールとしても用いられる。

　行動観察法に関しては国際的なゴールドスタンダードとなっているものにAutism Diagnostic Observation Schedule（ADOS）[11,12]とChildhood Autism Rating Scale（CARS）[13〜15]がある。

　半構造化面接法では，国際的なゴールドスタンダードとなっているものにAutism Diagnostic Interview-Revised[16,17]とDISCO（Diagnostic Interview for Social and Communication Disorders）[18〜22]の2つがある。前者はDSMに沿ったASDの診断をすることが主目的である。後者はDSMおよびWingとGouldのASDの診断[23]，またASDのみならず他の併存する精神障害や発達状況の把握・評価ができ，診断および臨床プランを作成するうえで大変有益である。

2　ASDI

　青年・成人期に初診で精神科を受診する者のなかには，すでに親が死亡していたり疎遠になっていたりなど，発達歴や症状の経過の聴取が難しい場合がある。そうしたケースでは，ASDが疑われる言動がみられても，その要因が自閉症症状なのか他の疾患に起因するのか区別することが困難であることが珍しくない。例えば，陰性症状の出現のあり方や幻覚や妄想が疑われる言動，問題行動を含む場合など，ASDなのか統合失調症なのか，あるいは両者の合併なのか鑑別が困難なケースに出会うことがある。

　ASDと統合失調症との鑑別に役立つ客観的な

診断ツールとしてADOSが有用であるが，ADOSの実施には本人の協力が不可欠であること，専門的なトレーニングが必要であること，1時間程度を有することなどから一般診療で用いるのには限界がある。

　一般の精神科病院などでASDの事例をスクリーニングしたり，ある程度の精度で診断するためにAsperger Syndrome Diagnostic Interview（ASDI）が有用である。ASDIは少ない項目で構成され，本人をよく知る保護者もしくは医療関係者の情報提供により実施可能なASDの診断面接ツールである。実際ASDIは英国のSpecial Hospital（重大な罪を犯した精神疾患のある者を収容し治療する特別病院）での臨床研究において，ASDの正確な診断を行うための標準化された診断面接のツールとして用いられ，統合失調症などとの鑑別において有用であったことが報告されている[24]。

1. 構成

　ASDIは知的障害を伴わない成人ASDの診断のための臨床用スクリーニングツールで6領域20項目の質問から構成される。Gillbergら[10]によって開発され，信頼性，妥当性が示されている。各領域は，「社会的相互作用における重度の障害（過度の自己中心性）」「限定的な狭い興味のパターン」「興味や儀式的行動，習慣へのこだわり」「発話や言語の異常」「非言語的コミュニケーションの問題」「運動の不器用さ」の6つで，それぞれは1項目から5項目の質問項目から成る。採点は，はい・いいえの2択式である。各領域について「はい」の数が指定された項目数を満たす場合，基準を満たすと判定される（表2-2）。総合得点は，領域ごとに基準が満たされた場合に1点となり，すべての基準が満たされると6点となる。

　日本語版は，内山と安藤によって翻訳され，バックトランスレーションの検討も経て，原著者により内容が原文の意図を適切に反映していることが確認されている。

表2-2　ASDIの構成と各領域の基準

ASDIの領域	基準を満たす項目数/質問数
1. 社会的相互作用における重度の障害	2/4
2. 限局的な狭い興味のパターン	1/3
3. 興味や儀式的行動，習慣へのこだわり	1/2
4. 発話や言語の異常	3/5
5. 非言語コミュニケーションの問題	1/5
6. 運動の不器用さ	1/1

2. 統合失調症との鑑別ツールとしての可能性の検討[25]

　内山らはASDと統合失調症との鑑別に役立つ客観的なスクリーニングツールとしてASDIが有用であるかどうかを検討するため，ASDの診断のある成人41人と統合失調症の診断のある成人37人に対して，ASDIを施行した。

　ASDIを構成する下位の各領域については，ASD群の多くの者が基準を満たした。内訳は「社会的相互作用における重度の障害（過度の自己中心性）」が39人（95.1％），「限定的な狭い興味のパターン」が36人（87.8％），「興味や儀式的行動，習慣へのこだわり」が31人（75.6％），「発話や言語の異常」が32人（78.0％），「非言語的コミュニケーションの問題」が39人（95.1％），「運動の不器用さ」が30人（73.2％）であった。

　一方，統合失調症群では「非言語コミュニケーションの問題」において18人（48.6％）が該当したものの，「社会的相互作用における重度の障害」が7人（18.9％），「限定的な狭い興味のパターン」が1人（2.7％），「興味や儀式的行動，習慣へのこだわり」が2人（5.4％），「発話や言語の異常」が1人（2.7％），「運動の不器用さ」が30人（13.5％）であった。

〈ROC曲線〉

　AUC＝0.998（95％CI＝0.993-1.000）であった（図2-2）。

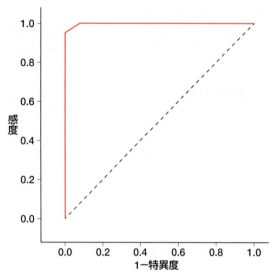

図2-2 ROC曲線

表2-3 カットオフポイントと感度・特異度

カットオフ	感度	特異度	Youden Index
1	1.000	0.351	0.65
2	1.000	0.811	0.82
3	1.000	0.919	0.92
4	0.951	1.000	0.95
5	0.732	1.000	0.73
6	0.366	1.000	0.37

〈カットオフポイント〉

5以上では感度0.732,特異度1.000,4以上では感度0.951,特異度1.000,3以上では感度1.000,特異度0.919であった(表2-3)。よって,カットオフポイントは4が適切であると考えられた。

ROC曲線からは,AUC＝0.998(95% CI＝0.993〜1.000)であり,ASDIがASD群と統合失調症群の鑑別に非常に有用な検査であると判断できた。

カットオフポイントは,4以上に設定するのが適当であると考えられた。なお,ASDIの下位領域のうち「非言語コミュニケーションの問題」において,統合失調症者の該当が多く,この領域の内容は統合失調症の陰性症状とも共通するものであり留意が必要である。

3. 小括

日本版のASDIは精神科病院などの臨床フィールドでASDをスクリーニングし,ASDの診断に必要な情報を整理するためのツールとして使用可能であろう。ASDIそのものから得られる情報は多くはなく,ASDIによりASDが疑われた場合には可能な限り本人への問診や行動観察などから診断を下す必要がある。統合失調症との鑑別については,ASDIが高得点である事例に関しては本当に統合失調症なのか統合失調症の症状の有無について慎重に検討することで不要な薬物療法などを減らせる可能性がある。

3 DISCO

DISCOはASD概念を提唱したWingとGouldらが開発した半構造化面接法であり,ASDとその関連障害の診断・評価,対象者の全般的な発達水準や行動のパターン,精神科的問題を把握し,支援プランを立案するための情報を体系的に収集することを目的としている。改訂を重ね現在は第11版,DISCO-11として使用されている。専門家が対象者を熟知している親から情報を聴き出すことを前提にして作られている。

1. 構成

全体の構成は表2-4のように8パートからなり,パートの下位項目としてセクションが28ある。Part 1はフェイスシートであり,患者の年齢や性別などを記載する。Part 2は2歳までの発達を評定するパートである。DISCOは成人を診断する際にも2歳までの発達を聴き出すことを重視する。筆者の経験では患者が成人であっても,母親の協力が得られれば2歳までの情報もある程度聴き取ることが可能である。母子手帳や育児日記を保存している母親も少なくなく,成人を診断する際にも可能な限り幼児期の情報を聴き出す努力を

表2-4 DISCOのパートとその内容

Part	内容
Part 1	フェイスシート
Part 2	乳幼児期（2歳まで）の発達
Part 3	スキルの発達 　セットバック 　粗大運動スキル 　身辺自立 　家事スキル 　自立 　コミュニケーション 　　理解，表現，非言語 　社会的交流 　　対大人，対同年代，遊び 　イマジネーション 　目と手の協応と空間認知 　スキル 　　特別なスキル，絵画，学習，お金など
Part 4	反復的な常同行動 感覚への応答 反復的なルーチンと変化抵抗 行動パターン
Part 5	感情
Part 6	不適切な行動 不適切な行動，睡眠の問題
Part 7	ASDの診断とタイプ 　社会的交流 　社会的コミュニケーション 　社会的イマジネーション 　限局された行動パターン
Part 8	精神医学的障害と司法問題 　カタトニア，性的問題 　精神医学的な症状，状態 　司法的な問題

すべきであろう。

その他のセクションは現在の発達段階の項目，過去の発達のマイルストーンに関する項目，非定型的発達の過去と現在における有無を確認する項目で構成されている。

発達のマイルストーンに関しては，Vineland Adaptive Behavior Scales に基づき，特定の行動の出現した月齢もしくはその遅れの有無や程度を評定する。ASDにしばしばみられ，定型発達では通常みられない行動については「非定型行動」として評価する。非定型行動にはエコラリアや常同運動，言語新作など比較的ASDに特異的な行動がほぼ網羅されている。非定型的行動に関しては，異常なし，軽度な異常あり，顕著な異常ありの3件法で，現在と過去の2時点の様子を評定する。

診断は総合点で下すのではなく，Part 7 の ASD の診断とタイプに関するパートで「社会的交流」「社会的コミュニケーション」「社会的イマジネーション」および「限局された行動パターン」に関する項目を ASD の特徴が段階的に示された変数から選択する。このパートは特別のパートであり，DISCO で得られた情報に加え，直接観察や親や教師などから得られたすべての情報を加味して臨床家が，自らの臨床経験に基づいて判断を行うのが特徴である。DISCO は他の構造化面接法とは異なり，総合点は算出されない。

Wing と Gould の診断基準[24]に加えて Kanner の早期小児自閉症の診断，Gillberg のアスペルガー症候群[10]，ICD-10 における広汎性発達障害，DSM-5 の ASD の診断，病的回避症候群などの診断については，DISCO のアイテムの評定をもとにアルゴリズムにそって行うことが可能なように設計されている。

2. 特徴

DISCO は ASD の症状があるかないかのみを判断するためのツールではない。ASD の診断根拠とする行動特性をカバーすることに留意されているが，幅広い発達や行動特性の評定を行うことにも重点をおいている。そのためカタトニアや精神症状，司法的問題を評定するためのパートもある。対象年齢は子どもに限らず成人も含まれるため，情報提供者がいるなら司法領域でも適用しやすい。対象者の全体像を描き出すという目的なら DISCO は非常に有用である。

一方，欠点もある。第一に時間が非常にかかることである。情報提供者（通常，母親）が明晰で要領よく答えてくれる場合でも，2時間から3時間はかかる。自分なりの解釈を加えたり，思い込みの強い情報提供者だと，より長時間を必要とする。他のツールのように重症度などを総合点で示

すことはできないので研究には使いにくい面がある。時間をかけることが可能で，ASDを疑った患者に対して鑑別や重複診断を正確に行いたい場合，支援方法を綿密に検討したい場合に使用すると，時間をかけただけの見返りがあるだろう。

3. DISCO 日本語版

DISCO 日本語版の作成に際しては，まず筆者が1年間英国自閉症協会 Lorna Wing Centre に留学し，Wing と Gould のもとで実際に DISCO を使用した診断面接に約50回参加してトレーニングを受けた。その後，日本語版を作成し，バックトランスレーションを作成し，さらに原著者らとのディスカッションを繰り返し現在の日本語版を完成させた。DISCO 日本語版は項目レベルでもセクションレベルでも高い評価者間信頼性を認め，ASDの診断のみならず，発達状況を把握するうえでも高い信頼性を有することが認められた。また DISCO 日本語版の診断に関する項目と DSM-Ⅳ-TR との kappa 係数も 0.92 と，非常に高い基準関連妥当性が認められた。したがって DISCO 日本語版が ASD の診断に際して高い評価者間信頼性と基準関連妥当性を有しており，有益な診断のための（半）構造化面接技法となることが示された。

4. DISCO の使用について

DISCO は ASD についての十分な知識と経験のある専門家向けの診断・評価のためのツールであり，使用するためには DISCO についても，ASDについても熟知している必要がある。そのため DISCO のマニュアルは市販されていない。DISCO を臨床や研究に使用するためには，英国本国でも日本でも4日間の研修会に参加することが義務づけられている。セミナーは前半のステージ1（2日間），後半のステージ2（2日間）に分かれており，受講生は自分自身が直接関与している事例について DISCO を用いて評定し，ステージ2において発表し認定を得る必要がある。DISCO日本語版についての研修会は毎年，筆者が所属するよこはま発達クリニックと Lorna Wing Centreの共催で開催されており DISCO が使用可能であると認定された場合は原著者の Lorna Wing により認定書が発行される。

4 おわりに

DISCO は単なる診断ツールではなく，対象者について臨床的支援を行うために必要な情報をシステマティックに集積するためのツールである。研究のために海外のジャーナルで通用する診断が欲しいという場合には向かないかもしれない。日々の臨床で日常的に使うには時間がかかりすぎて非効率的であるが，特定の事例について深く掘り下げて理解したい場合には，一度トライしてみることをお勧めする。今まで見えてこなかった対象者の細部が浮き彫りになり，対象者のみでなくASD や発達障害全体への理解が深まるだろう。

文献

1) 稲田尚子：M-CHAT（特集 発達障害のアセスメント）．臨床心理学 16：12-15，2016
2) 稲田尚子，神尾陽子：自閉症スペクトラム障害の早期診断への M-CHAT の活用．小児科臨床 61：2435-2439，2008
3) 神尾陽子，稲田尚子：1歳6か月健診における広汎性発達障害の早期発見についての予備的研究．精神医学 48：981-990，2006
4) 若林明雄，東條吉邦，Baron-Cohen S, et al：自閉症スペクトラム指数（AQ）日本語版の標準化―高機能臨床群と健常成人による検討．心理学研究 75：78-84，2004
5) 武井麗子，稲田尚子，黒田美保，他：成人用対人応答性尺度（SRS-A）は成人自閉症スペクトラム障害のスクリーニングに有用か．日本児童青年精神医学会総会抄録集 53 回：417，2012
6) 神尾陽子，辻井弘美，稲田尚子，他：対人応答性尺度（Social Responsiveness Scale；SRS）日本語版の妥当性検証―広汎性発達障害日本自閉症協会評定尺度（PDD-Autism Society Japan Rating Scales；PARS）との比較．精神医学 51：1101-1109，2009
7) 安達潤：PARS-TR（特集 発達障害のアセスメント）．臨床心理学 16：19-22，2016

8) 安達潤：16歳以降にASDが把握された高機能群のPARS（PARS-TR）の特徴（第55回日本児童青年精神医学会総会特集Ⅲ児童青年精神医学の再構成と挑戦—支援から予防へ—）．児童青年精神医学とその近接領域 57：98-103, 2016

9) 安達潤, 内山登紀夫：16歳以降にASDが把握されたケースの発達経過の検討—生育歴調査, PARS, AQ日本語版, 幼児用不安傾向評定尺度, 没入尺度の結果から．日本児童青年精神医学会総会抄録集 54回：263, 2013

10) Gillberg C, Gillberg C, Rastam M, et al：The Asperger Syndrome (and high-functioning autism) Diagnostic Interview (ASDI)：a preliminary study of a new structured clinical interview. Autism 5：57-66, 2001

11) Lord C, Rutter M, DiLavore PC, et al：ADOS-2：日本語版マニュアル（黒田美保, 稲田尚子監訳）．金子書房, 2015

12) 黒田美保, 稲田尚子, 神尾陽子, 他：検査・評価尺度 日本語版 Autism Diagnostic Observation Schedule モジュール4の妥当性に関する予備的検討．日本児童青年精神医学会総会抄録集 52回：327, 2011

13) Schopler E, Van Bourgondien ME, Wellman GJ, et al：The childhood autism rating scale, Second edition (CARS2). Western Psychological Services, Los Angeles, 2010

14) Schopler E, Reichler RJ, Renner BR；佐々木正美（監訳）：CARS小児自閉症評定尺度．岩崎学術出版社, 2008

15) Schopler E, Reichler RJ, Renner BR：The childhood autism rating scale (CARS). Western Psychological Services, Los Angeles, 2002

16) 黒田美保：ASDの診断・評価アセスメント・ツール—ADI-R/ADOS-2（特集 発達障害のアセスメント）．臨床心理学 16：23-28, 2016

17) 中村和彦, 土屋賢治, 八木敦子, 他：成人期アスペルガー症候群のADI-R（自閉症診断面接改訂版）による診断—生物学的研究との関連で（特集 成人期のアスペルガー症候群Ⅱ）．精神医学 50：787-799, 2008

18) 安達潤：DISCOによる評価のよさとむつかしさ—他の評価尺度と比べてみて—（第55回日本児童青年精神医学会総会特集Ⅲ）児童青年精神医学の再構成と挑戦—支援から予防へ—）．児童青年精神医学とその近接領域 57：49-54, 2016

19) 内山登紀夫：DISCO The Diagnostic Interview for Social and Communication Disorders (DISCO) とは．日本児童青年精神医学会総会抄録集 55回：66, 2014

20) 宇野洋太, 内山登紀夫, 吉川徹, 他：自閉症スペクトラムの半構造化面接 The Diagnostic Interview for Social and Communication Disorders (DISCO) の信頼性・妥当性—予備的検討．日本児童青年精神医学会総会抄録集 54回：438, 2013

21) Leekam S, Libby S, Wing L, et al：Comparison of ICD-10 and Gillberg's criteria for Asperger syndrome. Autism 4：11-28, 2000

22) 内山登紀夫, 宇野洋太, 髙梨淑子：自閉症スペクトラムの診断・評価のための技法 Diagnostic Interview for Social and Communication Disorders 日本語版 (DISCO-J) の開発に関する研究．平成25～27年度厚生労働科学研究費補助金障害者対策総合研究事業（精神神経分野）．青年期・成人期発達障がいの対応困難ケースへの危機介入と治療・支援に関する研究分担研究報告書,

23) Hare DJ, Gould J, Mills R, et al：A preliminary study of individuals with autistic spectrum disorders in three special hospitals in England. National Autistic Society, London, 1999

24) Wing L, Gould J：Severe impairments of social interaction and associated abnormalities in children：epidemiology and classification. J Autism Dev Disord 9：11-29, 1979

25) 内山登紀夫, 安藤久美子, 鈴木さとみ, 他：自閉症スペクトラムの鑑別のための検査法— Asperger Syndrome Diagnostic Interview (ASDI) 日本語版における自閉症スペクトラムと統合失調症の鑑別に関する研究—．平成27年度厚生労働科学研究費補助金障害者対策総合研究事業．青年期・成人期発達障がいの対応困難ケースへの危機介入と治療・支援に関する研究分担研究報告書

（内山登紀夫, 宇野洋太, 鈴木さとみ）

B ADI-R と ADOS-2

1 自閉スペクトラム症の診断補助アセスメント・ツール

　自閉スペクトラム症（autism spectrum disorder：ASD）の診断において，米国精神医学会が定めるDSMや，WHOが定めるICDという操作的な診断基準が国際的に用いられている。しかしながら，ある1つの行動が診断基準に定められた項目に合致するかどうかの境界線は曖昧で，評価者の判断に委ねられている。そのため，評価者の経験，知識，考え方によって診断の均質性や妥当性が担保されないという問題が生じてくる。

　欧米では，DSMに基づいた診断を的確に実施するための診断補助アセスメント・ツールが1990年代から開発されてきた。我が国はそれらの開発・導入において欧米に大きく遅れをとり，2010年代になってやっと欧米の検査の日本版がそろってきたところである。

　現在，ASDの診断補助アセスメント・ツールのゴールド・スタンダードとされるのは，Autism Diagnostic Interview-Revised（ADI-R：自閉症診断面接 改訂版）[1]とAutism Diagnostic Observation Schedule-Second Edition（ADOS-2：自閉症診断観察検査 第2版）[2]である。これらは，もともと研究上の診断の妥当性を担保するために開発された検査である。したがって，ASDの研究領域において両検査を用いて診断をしていない場合，エビデンス・レベルが一段低いとみなされる。

　一方，これらの検査は研究用に開発されたものではあるが，診断や支援に必要な情報を系統的かつ効率的に収集できる点で臨床的にも有用である。さらに，アルゴリズムの項目を変更することで，診断基準の改定に対応可能となっており，収集した情報を無駄にすることがない。

2 ADI-R

　ADI-Rは，対象者の養育者を回答者とする半構造化面接によるアセスメントである。対象者は，精神年齢2歳以上の幼児から成人までで，一般精神科や小児科からASDの可能性があるとして紹介されたケースや，ADI-RとADOSを開発した研究者たちが診断に至る前のスクリーニング・ツールとして開発したSocial Communication Questionnaire（SCQ：対人コミュニケーション質問紙）[3]がカットオフ値を超えているケースなど，ASDの疑いのある児・者である。

　回答者は養育者とされているが，母親が一般的であり，両親や祖父母，また施設職員などが考えられる。ただ，ASDの症状が最も顕著な4歳0か月～5歳0か月の年齢期に注目して質問が作られているため，この時期の対象者の行動をよく知っていることが必須となる。

　ADI-Rには，面接プロトコルとアルゴリズムがある。

1. 面接プロトコル

　乳幼児期の発達やASDに関連する行動を中心に約90の質問から構成される。各質問においては，「現在」の症状および「4歳0か月～5歳0か月の間」を中心とする過去の症状を対で尋ねていく。回答内容を具体的に記録すると同時に，得られた回答は決められた評点基準に従い，段階評定（コード化）する。

2. アルゴリズム

　診断基準に適合する約40項目から構成される。面接プロトコルに記したコードを転記し，その合計点から基準のカットオフ値を超えるかどうかを

判断する。

アルゴリズムには「①相互的対人関係の質的障害に関連する領域」「②意志伝達の質的障害に関連する領域」「③限定的・反復的・常同的行動様式に関連する領域」「④36か月までに顕在化した異常の領域」の4領域があり，それぞれにカットオフ値が設けられている。

また，アルゴリズムには「診断アルゴリズム」と「現在症アルゴリズム」の2種類が用意されている。診断は診断アルゴリズムに基づいて判断され，前述の4領域それぞれにカットオフ値が示されている。現在症アルゴリズムはASD児・者の現在の問題を把握することや，介入の効果の測定に用いられる。臨床的には，診断アルゴリズムと現在症アルゴリズムを比較することで，経過を推測することもできる。

ADI-Rの限界としては，養育者の症状への気づきや記憶が強く影響することが挙げられる。したがって，養育者の子どもの症状への気づきが弱いとカットオフを超えないし，また，青年期・成人期の対象者の診断においては，養育者の記憶があいまいでカットオフが超えないこともしばしば経験される。また，臨床で用いるには実施時間が長いという問題もある。

3 ADOS-2

ADOS-2[2]は，非言語性精神年齢12か月以上の幼児から成人までを対象とし，年齢と言語水準に応じた5モジュールから構成される。ADOS-2の前身はADOS[4]であり，年齢と言語水準によって4つのモジュールに分けられていた。ADOS-2では，その評定項目について若干の変更をし，モジュール1～3ではDSM-5に応じた診断アルゴリズムの改訂がされている。さらに12～30か月の幼児に使用できる「乳幼児モジュール（Toddler Module：以下，モジュールT）」が開発され，全5モジュールとなった。

5モジュールの対象は以下のとおりである。

モジュールT：無言語～1，2語文レベル（推奨年齢12～30か月）

モジュール1：無言語～1，2語文レベル（推奨年齢31か月以上）

モジュール2：動詞を含む3語文以上～流暢に話さないレベル

モジュール3：流暢に話す幼児～青年前期（推奨年齢4歳以上～15歳）

モジュール4：流暢に話す青年後期～成人（推奨年齢16歳以上）

各モジュールは，観察・評定・アルゴリズムから構成される。

1. 観察

対象児・者の行動や回答内容をみるために，遊びなどの活動や質問項目が設定された半構造化面接となっている。モジュールTは11課題，モジュール1は10課題，モジュール2，3は14課題，モジュール4はオプションを含めて15課題から構成される。年齢や言語発達を加味した課題が設定され，モジュール間で課題は重複しながら上のモジュールに移行していくようになっている。

各課題で観察されるべき行動は複数あり，特定の働きかけがどのような行動特徴をみるためなのかを熟知しておく必要がある。また，観察後に行う評定を念頭におき，把握するべき行動が何かを考えながら記録をとる。検査の所要時間は30分～1時間半であるが，モジュールが高くなるほど，所要時間は長くなる。

2. 評定

観察された行動について，「A. 言語と意思伝達」「B. 相互的対人関係」「C. 遊びあるいはC. 想像」「D. 常同行動と限定的興味」「E. その他の異常行動（ASDに併存しやすい多動や不安といった症状）」の5領域を構成する約30項目があり，評定基準に従い段階評定（コード化）される。

ADOSの特徴は，「観察」でみたそれぞれの行

動を評定するのではなく，検査全体を通して行動すべてを総合して，「評定」する点である。

3. 診断アルゴリズム

評定項目の中から，DSMに最も適合する項目が抽出され診断アルゴリズムが構成される。これを用いて「自閉症」「ASD」「非ASD」という診断分類（モジュールTでは懸念の程度）を行うことができる。またモジュール1，2，3の診断アルゴリズムには，年齢と合計得点に基づく変換表があり，比較得点を得ることができる。これにより，ASDの重症度をみることが可能になっている。

ADOS-2日本語版は2015年9月に刊行された。ADOSの日本語版は刊行されていないが，信頼性と妥当性については，筆者らが論文を執筆中である。

ADOS-2の臨床的有用性は，対人コミュニケーション行動を最大限に引き出すように課題が設定され，養育者の記憶や子どもの症状への感受性に依存せず，専門家が直接観察で行動を段階評定できる点である。一方，限界として，過去において最も重篤であったときの症状を知ることはできない，また，反復的，常同的な行動様式や興味の限局の評価においては，検査場面で観察されない場合も多く，把握しにくいことが挙げられる。したがって，ADI-Rなどの養育者からの面接アセスメントの援用が必須となる。

モジュール4については，対象が言語の流暢な青年・成人であることから，他の精神疾患との鑑別に使用されることが多いが，行動面に共通点のある統合失調症との鑑別力が弱いという報告もある[5]。

4 まとめと注意点

ADI-Rは，ASD児・者の養育者を回答者とする半構造化面接であり，発達歴や日常生活の行動について，ASDの診断に関連した特定領域における情報を収集できるものである。ASDの診断は主として幼児期の特性をもとに判定される。一方，ADOS-2は本人を対象とした半構造化面接による検査であり，直接行動観察により現在の対人コミュニケーション能力，常同行動と限局された興味が把握できるように構成されている。つまり，ADI-Rは主として過去の特性から，ADOS-2は現在の特性から診断の判定を行うという相補的な役割をはたしている。

ASDの診断においては，ADI-RとADOS-2の両検査を用いることによって，より精度の高い診断が可能となる。また，ADI-RとADOS-2を比較することで，養育者の対象者への理解を推測することもできる。

両検査を臨床で用いる場合には，実施資格はASDを専門とする医師や心理士ということで厳しい規定は設けられていないが，研究に使用する場合は，研究用資格を取得することが義務付けられている。診断精度を担保するために研究者資格は厳密に規定されており，資格をもたない者がこれらを使って研究を行うことは許されていない。

文献

1) Rutter M, Le Couteur A, Lord C：Autism diagnostic interview-revised. Los Angeles, CA, Western Psychological Services, 2003
2) Lord C, Rutter M, DiLavore P, et al：Autism Diagnostic Observation Schedule- 2nd Edition. Los Angeles, CA, Western Psychological Services, 2012
3) Rutter M, Bailey A, Lord C：The social communication questionnaire：manual. Los Angeles, CA, Western Psychological Services, 2003
4) 黒田美保, 稲田尚子：自閉症診断検査（ADOS）の信頼性と妥当性の検討. 厚生労働省科学研究費研究報告書, pp20-24, 2013
5) Bastiaansen JA, Meffert H, Hein S, et al：Diagnosing autism spectrum disorders in adults：the use of Autism Diagnostic Observation Schedule（ADOS）module 4. J Autism Dev Disord 41：1256-1266, 2011

（黒田美保）

C CARS-2

1 CARS-2 とは

小児自閉症評定尺度第2版（Childhood Autism Rating Scale-Second Edition：CARS-2）[1]は，米国のShoplerらによって開発された，自閉スペクトラム症（autism spectrum disorder：ASD）の診断・評価尺度である（図2-3）。その前版であるCARS[2]は，比較的古くから日本語版が広く使用されてきており，なじみがある読者も多いことであろう。

CARS-2は，現在日本語版が開発中であり，数年以内には日本で使用可能となるため，ここに紹介する。

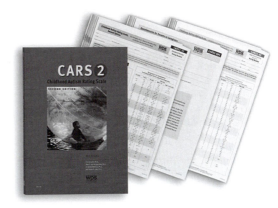

図2-3 CARS-2

2 CARS-2 の概要

CARS-2は，2歳以上のASDが疑われる児者を対象として使用できる。CARSオリジナル版は，1970年代に開発が開始されたため，主に典型的なASD児への使用目的に作成されていた。その後，ASDの診断をめぐる概念はめまぐるしく変遷し，現在では知的障害を伴わないASDが全体の半数以上を占めるとされている[3]。

こうした時代の状況と要請に応じて改訂されたCARS-2の評定用紙は，CARSオリジナル版を踏襲しているCARS-2標準版（CARS-2 Standard Version：CARS-2-ST）と，高機能ASD児者向けに新たに開発されたCARS-2高機能版（CARS-2 High-Functioning Version：CARS-2-HF）の2種類から構成され，対象の年齢と知的水準に応じて選択する。CARS-2-STの対象は，年齢は問わずIQ79以下の者および6歳未満のあらゆる子どもであり，CARS-2-HFの対象は，6歳以上でIQ80以上の者が対象である。

さらに，CARS-2-STおよびCARS-2-HFを評定する際に，対象の過去の症状や生育歴を考慮するために併用するCARS-2保護者用質問紙（CARS-2 Questionnaire for Parents or Caregivers：CARS-2-QPC）が新たに加えられた。

CARS-2は，ASDの症状だけではなく，その重症度を評価することができる数少ない尺度である。また，CARSオリジナル版からの大きな改訂として，CARS-2では，合計得点からT得点およびパーセンタイル値を求めることができるようになっており，ASD児者全体のなかにおける個人の重症度の程度を把握することができる。

3 CARS-2 の構成と評定

CARS-2-STおよびCARS-HFは，いずれも15項目から構成され，重複している項目名もある（表2-5）。評定は7段階で行い，各項目について，1点から4点まで，0.5点刻みで評価する。評定基準は，1点は正常範囲，2点は軽度の異常，3点は中度の異常，4点は重度の異常となっているが，同年齢の定型発達児者と比較して評定を行うため，適切に評定するためには，各年齢の定型

表 2-5　CARS-2-ST と CARS-2-HF の項目名

人との関わり
模倣（ST）；対人的・感情的理解（HF）
情動反応（ST）；感情の表現・制御（HF）
身体の使い方
ものの使い方（ST）；遊びにおけるものの使い方（HF）
変化への適応（ST）；変化への適応・限局的な興味（HF）
視覚反応
聴覚反応
味覚，嗅覚，触覚の反応と使い方
恐れや不安
言語性コミュニケーション
非言語性コミュニケーション
活動水準（ST）；思考・認知の統合スキル（HF）
知的反応の水準とバランス
全体的な印象

表 2-6　CARS-2-QPC の構成

セクション 1．コミュニケーション（10 項目）
セクション 2．他者との関わり，感情の表現（9 項目）
セクション 3．身体の使い方（4 項目）
セクション 4．遊び方（小学生以上の場合は，幼児期の遊び方）（4 項目）
セクション 5．新しい経験や日課の変更への反応（5 項目）
セクション 6．視覚，聴覚，触覚，嗅覚の使い方（4 項目）
セクション 7．その他の行動

　発達のマイルストーンに対する知識や ASD に対応した広範な経験が求められる。

　評定対象となる 15 項目は，ASD に代表的かつ特徴的な項目が選択されているが，DSM-5 で新たに診断基準に加えられた感覚面の問題を評価する項目が 3 項目ある。これら 3 項目は，CARS オリジナル版の時代からすでに評定項目に含められ，以前から ASD 児者の感覚の問題を丁寧に把握することができる尺度であった点は，CARS の臨床的実用性を裏づけるものにもなるだろう。

　CARS-2-QPC は，7 つのセクション 36 項目から成り，①問題ない，②軽度から中度の問題，③重度の問題，④現在は問題ないが過去には問題があった，⑤分からない，の 5 者択一で保護者が回答する。最後のセクション 7 には，質問項目はなく，保護者が専門家に特に伝えたいことを自由に記述できる欄となっている（表 2-6）。

4　CARS-2 の実施方法と結果の解釈

　CARS オリジナル版は，二次スクリーニング目的に開発されており，対象者の現在症の直接行動観察，あるいは，対象の現在の行動や生育歴について保護者からの問診のいずれか一方を情報源としていた。一方，CARS-2 は，診断・評価のための尺度として開発されており，対象の行動観察に加え，質問紙（CARS-2-QPC）を含めた保護者からの問診内容を総合して ASD 症状を評定するよう改訂されている。

　CARS-2 を実施する際には，まず，保護者に CARS-2-QPC への記入を依頼するが，直接面接して詳細を問診して情報収集することが望ましい。次に，対象の年齢および知的水準に応じて，CARS-2-ST あるいは CARS-2-HF の評定用紙プロトコルを選択する。対象の行動観察は，ADOS-2（Autism Diagnostic Observation Schedule-Second Edition：自閉症診断観察検査 第 2 版）[4] や PEP-3（Psychoeducational Profile-Third Edition：自閉症・発達障害児教育診断検査三訂版）[5] など，ほかの検査場面を利用する場合が多い。

　観察中および観察後，評定用紙プロトコルに対象の行動を記録する。各項目の評定は必ず専門家が行い，保護者に CARS-2-ST や CARS-2-HF 評定用紙プロトコルへの記入を依頼してはならない。

　評定後は，各項目の得点を足して，合計得点を求め，カットオフ値によって ASD のリスクを判断する。米国の原版で推奨されている CARS-2-ST のカットオフ値は，2 歳以上 13 歳未満では 30 点，13 歳以上では 28 点である。CARS-2-HF のカットオフ値は，28 点である。また，合計得点から T 得点とパーセンタイル値を求めることができ，ASD 児者全体のなかにおける個人の重症度の程度を把握することができる。日本語版に関しては，カットオフ値の検討および標準化作業中であり，今後の報告が待たれる。

5 使用上の留意点

　CARS-2を使用する前提として，定型発達児者の発達のマイルストーンに精通し，幅広い知的水準および年齢範囲のASDとの対応経験を有している必要がある。CARS-2の評定は，その基準がマニュアルに詳述されているが，「年齢相応の状況に適した」という記述が目立つ。つまり，対象が見せる行動が「年齢相応の状況に適した」ものであるかどうかは，評価者の判断に委ねられており，対象を適切に評定するためには，事前に定型，非定型な発達について十分に精通しておく。

　実際にCARS-2を評定する際には，評定項目は15項目と少ないため，まずは，観察されたASDに特徴的な行動については，1つの行動につき1つの項目に分類し，複数の項目に分類（ダブルコーディング）しないよう留意する。つまり，ASDに見られるさまざまな行動がCARS-2のどの項目に該当するものなのかを確実に理解したうえで使用する必要がある。また，情報が少なすぎると過小評価につながるため，適切な評定をするために，必要十分な対象の情報を集めることはいわずもがなである。さらに，評定は，各項目に記録された複数の行動の異常の程度を総合して行うため，CARS-2に熟練している者と評定の一致度を確認するなどの研修を行い，評定の精度を確保する。

文献

1) Schopler E, Van Bourgondien ME, Wellmann GJ, et al：Child Autism Rating Scale, Second Edition. Los Angeles, CA, Western psychological services, 2010
2) Schopler E, Reichler RJ, Devellis RF, et al：Toward objective classification of childhood autism：childhood autism rating scale (CARS). J Autism Dev Disord 10：91-103, 1980〔佐々木正美（訳）：CARS小児自閉症評定尺度．岩崎学術出版，1989〕
3) Fombonne E：Epidemiology of autistic disorder and other pervasive developmental disorders. J Clin Psychiatry 66：3-8, 2005
4) Lord C, Rutter M, DiLavore PC, et al：Autism Diagnostic Observation Schedule, Second Edition. Los Angeles, CA, Western psychological services, 2012〔黒田美保，稲田尚子（監修・監訳）：ADOS-2日本語版マニュアル．金子書房，2015〕
5) Schopler E, Lansing MD, Reichler RJ, et al：PEP-3：Psychoeducational Profile-Third Edition. Austin, TX：Pro-ed. 2005（茨木俊夫監（訳）：PEP-3自閉児・発達障害児教育診断検査 三訂版．川島書店，2007）

　　　　　　　　（稲田尚子，黒田美保，内山登紀夫）

D PARS-TR の紹介

1 PARS-TR

　PARS-TRは，自閉スペクトラム症（ASD）の診断補助情報および支援関連情報を得ることを目的として，ASDの臨床研究を専門とし10年以上の経験をもつ児童精神科医および発達臨床心理学者8名により我が国で開発された。PARS-TRではASDにかかわる発達・行動症状を評定するが，評定値の総和であるPARS得点をカットオフ値と比較して診断補助情報を得ることができる。また，評定対象児者の行動・発達症状に影響を与えうる環境条件の把握を視野に入れて評定を行うことで，支援関連情報を把握していく。

　PARSのアクロニム（頭字語）は初版以来変わらないが，正式名称は2度変更されており，現在の正式名称はParent-interview ASD Rating Scale-Text Revision（親面接式自閉スペクトラム症評定尺度 テキスト改訂版）である。なお，PARS-TRでは評定の実施条件には厳格な資格制限を設けていないが，「ASDの基本的知識を有するASDにかかわる専門家」でなければならない。またPARS-TRのみでASD診断を得ることはできず，専門医による確定診断に代えることはできない。

2 尺度構成と評定の特徴

　総項目数57項目の中に，就学前（幼児期）34項目，小学生（児童期）33項目，中学生以上（思春期・成人期）33項目という3年齢帯の項目セットがあり，年齢帯相互に共通項目を有しながら幅広い年齢帯をカバーしている。また，各年齢帯とも知的水準が高低両タイプの発達・行動症状を示す項目で構成されており，スペクトラム全体を評定しうる。なお12項目から成る短縮版が各年齢帯に用意されており，短時間での評定が可能である。

　評定は2種類あり，幼児期項目による幼児期ピーク評定（幼児期の症状が最も顕著なときの評定）と当該年齢帯項目による現在評定（評定実施時の症状評定）の両方を行う。例えば児童期評定では，項目1〜20は幼児期ピーク評定，項目21〜34は幼児期ピーク評定と現在評定，項目35〜53は現在評定を行う。

　評定方法は対象児者の養育者への半構造化面接により，その症状の強さを頻度と程度に基づいて，0（なし），1（多少目立つ），2（目立つ）で3段階評定する。評定不能には「インタビュー対象者から情報が得られなかった場合」（評定8），「対象児者が当該項目を評定するだけの条件を満たしていない場合」（評定9）の2種類がある。なお養育者の面接が難しければ，他の主養育者（入所施設の担当職員なども含む）への面接でもよい。

3 評定の留意点と支援関連情報の把握

　評定「0」は，顕著な行動症状が存在しないことの確認であり比較的シンプルであるが，この場合も当該症状の現れ方のバリエーションは理解しておく必要がある。例えば，ぬいぐるみをいつも抱っこしているが，実は特定の感覚を求めている場合がある。

　評定段階の「1」と「2」は存在する症状の程度評定である。評定「2」は多くの場面で当該症状が顕著な場合だが，評定「1」はASD症状の多くが環境条件によって変動するという事実を反映している。「母親とは視線が合うが，父親とは合わない」といった状況はまれではない。そのため症状の程度評定には，環境条件を考慮した症状把握が必要となる。

　具体的には当該症状の強さが変化する場面の有

無を確認する．PARS-TRのいくつかの項目に記載がある評定例が程度評定の参考となる．例えば，項目2「他の子どもに興味がない」では評定「1」の評定例として「一緒に遊んだり活動したりする機会の多い子どもには興味を示すこともあるが，初めての子どもには興味を示さない」がある．こういったエピソードを確認できれば，「他児の様子を十分に観察する機会を持つことが，他児への関心を広げる手がかりになる」という観点で支援方策を検討していける．

参考文献

1) 辻井正次，行廣隆次，安達潤，他：日本自閉症協会広汎性発達障害評価尺度（PARS）幼児期尺度の信頼性・妥当性の検討．臨床精神医学 35：1119-1126，2006
2) 安達潤，行廣隆次，井上雅彦，他：日本自閉症協会広汎性発達障害評価尺度（PARS）・児童期尺度の信頼性と妥当性の検討．臨床精神医学 35：1591-1599，2006
3) 神尾陽子，行廣隆次，安達潤，他：思春期から成人期における広汎性発達障害の行動チェックリスト 日本自閉症協会版広汎性発達障害評定尺度（PARS）の信頼性・妥当性についての検討．精神医学 48：495-505，2006
4) 安達潤，行廣隆次，井上雅彦，他：広汎性発達障害日本自閉症協会評定尺度（PARS）短縮版の信頼性・妥当性についての検討．精神医学 50：431-438，2008

〈安達 潤〉

3 その他の精神疾患の合併・鑑別

自閉症スペクトラム(ASD)とその他の発達障害の合併　70

発達障害とその他の精神・身体疾患との合併　76

3 その他の精神疾患の合併・鑑別

自閉症スペクトラム（ASD）とその他の発達障害の合併

1 はじめに

「自閉症スペクトラム（autism spectrum disorders：ASD）」という概念は，英国の児童精神科医 Wing と臨床心理学者の Gould が疫学調査[1]の結果を踏まえて提唱した概念であり，①社会的交流，②社会的コミュニケーション，③社会的イマジネーションの3領域に質的障害が発達期から存在すること（三つ組の障害）で定義される[2,3]。「精神障害の診断・統計マニュアル第5版」（DSM-5）においても類似のスペクトラム概念が採用されており，DSM-5では，A）複数の状況下における社会的コミュニケーションおよび対人的相互反応における持続的な欠陥，B）行動，興味，または活動の限定された反復的な様式の2つの特徴に定義されている。また，ASDでは発達期から感覚の過敏さ，あるいは鈍感さの存在がみられることが多く，感覚の偏りが新たに診断基準に定められた[4]。

ASDの特性はその人の生活場面の多くに影響を与え，その基本的な特性は生涯にわたって持続するため，特性に応じた支援を継続して行っていくことが重要である。一方，ASDでは，他の神経発達症群や精神障害と併存しやすいことが知られ，おおむね70%の症例で何らかの併存症を有することが指摘されている[5]。併存症はASD特性と複合的に関与しながら，その人のライフスタイルやQOL全体に影響を及ぼす。したがって，ASDの支援プランを考えるうえでは，ASD特性の把握だけでなく，他の状態の併存の有無を確認し，併存症に対する支援も同時に考えることが重要である。

本項では，ASDにみられやすい精神科的併存症について概説する。

2 ASDにおける他の神経発達障害との併存

神経発達症群の併存でいうと，知的能力障害の併存は〜45%，注意欠如・多動症は28〜44%，学習困難群は15〜75%，運動障害は79%以下といわれている[5,6]。以下に，主な併存症について解説する。

1. 注意欠如・多動症/注意欠如・多動性障害

注意欠如・多動症/注意欠如・多動性障害（attention-deficit/hyperactivity disorder：ADHD）は，日常生活に影響を与えるほどの不注意と多動性-衝動性，あるいはいずれかの症状の存在によって定義される神経発達障害である。表3-1にDSM-5による診断基準を示す。

ADHDは高率でASDに併存することが知られており[6-8]，ADHD症状の存在は，学習や仕事な

表 3-1　ADHD の診断基準

A. (1) および/または (2) によって特徴づけられる，不注意および/多動性−衝動性の持続的な様式で，機能または発達の妨げとなっているもの
   (1) 不注意：以下の症状のうち 6 つ（またはそれ以上）が少なくとも 6 カ月持続したことがあり，その程度は発達の水準に不相応で，社会的および学業的/職業的活動に直接，悪影響を及ぼすほどである：
   注：それらの症状は，単なる反抗的行動，挑戦，敵意の表れではなく，課題や指示を理解できないことでもない。青年期後期および成人（17 歳以上）では，少なくとも 5 つ以上の症状が必要である。
   (a) 学業，仕事，または他の活動中に，しばしば綿密に注意することができない。または不注意な間違いをする（例：細部を見過ごしたり，見逃してしまう，作業が不正確である）。
   (b) 課題または遊びの活動中に，しばしば注意を持続することが困難である（例：講義，会話，または長時間の読書に集中し続けることが難しい）。
   (c) 直接話しかけられたときに，しばしば聞いていないように見える（例：明らかな注意を逸らすものがない状況でさえ，心がどこか他所にあるように見える）。
   (d) しばしば指示に従えず，学業，用事，職場での義務をやり遂げることができない（例：課題を始めるが，すぐに集中できなくなる，また容易に脱線する）。
   (e) 課題や活動を順序立てることがしばしば困難である（例：一連の課題を遂行することが難しい，資料や持ち物を整理しておくことが難しい，作業が乱雑でまとまりがない，時間の管理が苦手，締め切りを守れない）。
   (f) 精神的努力の持続を要する課題（例：学業や宿題，青年期後期および成人では報告書の作成，書類に漏れなく記入すること，長い文章を見直すこと）に従事することをしばしば避ける，嫌う，またはいやいや行う。
   (g) 課題や活動に必要なもの（例：学校教材，鉛筆，本，道具，財布，鍵，書類，眼鏡，携帯電話）をなくしてしまう。
   (h) しばしば外的な刺激（青年期後期および成人では無関係な関係も含まれる）によってすぐ気が散ってしまう。
   (i) しばしば日々の活動（例：用事を足すこと，お使いをすること，青年期後期および成人では電話を折り返しかけること，お金の支払い，会合の約束を守ること）で忘れっぽい。
   (2) 多動性および衝動性：以下の症状のうち 6 つ（またはそれ以上）が少なくとも 6 カ月持続したことがあり，その程度は発達の水準に不相応で，社会的および学業的/職業的活動に直接，悪影響を及ぼすほどである：
   注：それらの症状は，単なる反抗的行動，挑戦，敵意の表れではなく，課題や指示を理解できないことでもない。青年期後期および成人（17 歳以上）では，少なくとも 5 つ以上の症状が必要である。
   (a) しばしば手足をそわそわ動かしたりトントン叩いたりする，またはいすの上でもじもじする。
   (b) 席についていることが求められる場面でしばしば席を離れる（例：教室，職場，その他の作業場所で，またはそこにとどまることを要求される他の場面で，自分の場所を離れる）。
   (c) 不適切な状況でしばしば走り回ったり高い所へ登ったりする（注：青年または成人では，落ち着かない感じのみに限られるかもしれない）。
   (d) 静かに遊んだり余暇活動につくことがしばしばできない。
   (e) しばしば"じっとしていない"，またはまるで"エンジンで動かされているように"行動する（例：レストランや会議に長時間とどまることができないかまたは不快に感じる；他の人達には，落ち着きがないとか，一緒にいることが困難と感じられるかもしれない）。
   (f) しばしばしゃべりすぎる。
   (g) しばしば質問が終わる前に出し抜いて答え始めてしまう（例：他の人達の言葉の続きを言ってしまう；会話で自分の番を待つことができない）。
   (h) しばしば自分の順番を待つことが困難である（例：列に並んでいるとき）。
   (i) しばしば他人を妨害し，邪魔する（例：会話，ゲーム，または活動に干渉する；相手に聞かずにまたは許可を得ずに他人の物を使い始めるかもしれない；青年または成人では，他人のしていることに口出ししたり，横取りすることがあるかもしれない）。
B. 不注意または多動性−衝動性の症状のうちいくつかが 12 歳になる前から存在していた。
C. 不注意または多動性−衝動性の症状のうちいくつかが 2 つ以上の状況（例：家庭，学校，職場；友人や親戚といるとき；その他の活動中）において存在する。
D. これらの症状が，社会的，学業的，または職業的機能を損なわせているまたはその質を低下させているという明確な証拠がある．
E. その症状は，統合失調症，または他の精神病性障害の経過中にのみ起こるものではなく，他の精神疾患（例：気分障害，不安症，解離症，パーソナリティ障害，物質中毒または離脱）ではうまく説明されない。

〔日本精神神経学会（日本語版用語監修），髙橋三郎，大野裕（監訳）：DSM-5 精神疾患の診断・統計マニュアル．医学書院，2014 より〕

どの日常生活での困難と，その結果本人が感じる不全感の大きさからQOLの低下につながる可能性があるため，ASDを診断する際には，ADHDの存在の有無についても正確に評価することが重要である。なお，DSM-5では従来の診断基準[9]と比べ，①ADHD症状の出現が「7歳以前」とされていたのが「12歳以前」へと変更，②児童期と成人期は同じ診断基準が用いられていたが，成人期の診断基準の明文化と診断閾値の減少，③ASDとの合併診断が可能になった，などの変更点がある。これにより，ADHDの診断の増加，特に成人期にADHDと診断される事例は増えることが予想される[10]。

診断基準を満たした場合には当てはまる臨床像によって，「不注意と多動性-衝動性が混合して存在」「不注意が優勢して存在」「多動性-衝動性が優勢して存在」のいずれかのタイプに分類される。ただし，表3-1のA.(1)の(d)，(e)，(f)の症状が当てはまる場合には不注意の問題だけではなく，物事のプランを立てて，実行する「実行機能」の能力に偏りがあることが推測される。実行機能に偏りがみられると，適切なプランを立てて取り組むことや，うまく行動を開始できないなど日常生活に与える影響は決して小さくないが，周囲からは「やる気がない」と誤解されてしまいやすい。

したがって，ADHDを評価する場合には，不注意や多動性-衝動性だけではなく，実行機能についても把握すること，実行機能に能力的な障害がみられる場合には，やる気の問題ではなく，認知特性の問題であるため，認知特性に合った具体的な支援プランが必要であることを伝えなければならない。また，DSM-5では，日常生活における困難度や支援の必要性について，「軽度」「中度」「重度」の3段階で示すことが可能となった。

ADHDの診断基準は表3-1に示した通りだが，ADHDの症状は特定の場面だけではなく，複数の状況で確認されることが多いため，本人や家族だけでなく，学校や職場など第三者からの情報も総合して評価することが望ましい。

評価の方法は，診断基準に基づいた聞き取りが基本だが，質問紙を用いてスクリーニング的，補足的に情報収集することも有用である。質問紙としては，ADHDの中核症状を評価する，ADHD Rating Scale-Ⅳ（ADHD-RS-Ⅳ）[11]，Conners 3[12]，Conners' Adult ADHD Rating Scales（CAARS）[13]などがある。

ADHD-RS-Ⅳは，不注意と多動・衝動性に関する全18項目からなり，各項目0～3点で評価される。家庭版と学校版とがあり複数の状況で評価できるほか，比較的簡便で短時間に実施可能である。

Conners 3はADHDに加え，それに関する問題（学習，実行機能，挑戦性/攻撃性，友人/家族関係など）および不安や抑うつなどの精神症状についても評価可能である。保護者用（110項目），教師用（115項目），本人用（99項目）があり，保護者用，教師用は6～18歳，本人用は8～18歳が対象である。関連する精神症状や行動上の問題を評価する尺度がある。

CAARSは18歳以上の成人のADHD症状を評価するためのツールである。66項目からなる質問紙で，「不注意/記憶の問題」「多動性/落ち着きのなさ」「衝動性/情緒不安定」「自己概念の問題」の下位項目から構成される。自記式と観察者用があるが質問項目は同じであり，主観評価と他者評価を行うことが可能である。

しかし，いずれの評価尺度も，評定には評価者の主観が大きく反映されるため，質問紙のスコアのみで診断をつけることはできない点に留意したい。

2. 限局性学習症/限局性学習障害

限局性学習症/限局性学習障害（specific learning disorder：SLD）は，読み・書き・算数においてその習得や使用が知的発達水準に見合わないほどの著しい困難を示す特異的障害である。DSM-5による診断基準を表3-2に示す。診断基準を満たした場合には，重症度について，援助や配慮の必要性のレベルに応じて「軽度」「中等度」

表 3-2 SLD の診断基準

A. 学習や学業的技能の使用に困難があり，その困難を対象とした介入が提供されているにもかかわらず，以下の症状の少なくとも 1 つが存在し，少なくとも 6 カ月間持続していることで明らかになる．
  (1) 不的確または速度が遅く，努力を要する読字（例：単語を間違ってまたはゆっくりとためらいがちに音読する，しばしば言葉を当てずっぽうに言う，言葉を発音することの困難さをもつ）．
  (2) 読んでいるものの意味を理解することの困難さ（例：文章を正確に読む場合があるが，読んでいるもののつながり，関係，意味するもの，またはより深い意味を理解していないかもしれない）．
  (3) 綴字の困難さ（例：母音や子音を付け加えたり，入れ忘れたり，置き換えたりするかもしれない）．
  (4) 書字表出の困難さ（例：文章の中で複数の文法または句読点の間違いをする，段落のまとめ方が下手，思考の書字表出に明確さがない）．
  (5) 数字の概念，数値，または計算を習得することの困難さ（例：数字，その大小，および関係の理解に乏しい，1 桁の足し算を行うのに同級生がやるように数学的事実を思い浮かべるのではなく指を折って数える，算術計算の途中で迷ってしまい方法を変更するかもしれない）．
  (6) 数学的推論の困難さ（例：定量的問題を解くために，数学的概念，数学的事実，または数学的方法を適用することが非常に困難である）．
B. 欠陥のある学業的技能は，その人の暦年齢に期待されるよりも，著明にかつ定量的に低く，学業または職業遂行能力，または日常生活活動に意味のある障害を引き起こしており，個別施行の標準化された到達尺度および総合的な臨床評価で確認されている．17 歳以上の人においては，確認された学習困難の経歴は標準化された評価の代わりにしてよいかもしれない．
C. 学習困難は学齢期に始まるが，欠陥のある学業的技能に対する要求が，その人の限られた能力を超えるまでは完全には明らかにはならないかもしれない（例：時間制限のある試験，厳しい締め切り期限内に長く複雑な報告書を読んだり書いたりすること，過度に重い学業的負荷）．
D. 学習困難は知的能力障害群，非矯正視力または聴力，他の精神または神経疾患，心理社会的逆境，学業的指導に用いる言語の習熟度不足，または不適切な教育的指導によってはうまく説明されない．
注：4 つの診断基準はその人の経歴（発達歴，病歴，家族歴，教育歴），成績表，および心理教育的評価の臨床的総括に基づいて満たされるべきである．

〔日本精神神経学会（日本語版用語監修），髙橋三郎，大野裕（監訳）：DSM-5 精神疾患の診断・統計マニュアル．医学書院，2014 より〕

「重度」を評価することが可能である．

一方，文部科学省では，上記 3 領域に，聞く，話す，推論するといった領域を加え学習障害を定義しており，医学的な定義とは異なる点に注意が必要である．特に，ASD の場合は，聞く，話す，人の考えや気持ちを推し量るといったことは本質的に不得手なために，ASD 特性によるものなのか，それとも学習障害によるものなのかについては，その後の支援プランにかかわってくるため慎重に判断する必要がある．

学習困難については，日々の取り組みの様子からも判断されるが，STRAW（小学生の読み書きスクリーニング検査）[14]，Understanding Reading and Writing Skills of Schoolchildren (URAWSS)[15]，Learning Disabilities Inventory-Revised (LDI-R)[16] などによるスクリーニング検査による評価が有用である．

STRAW は，ひらがな，カタカナ，漢字の各表記について音読と書字を測定できる．小学生を対象とし，約 15 分程度で実施可能である．URAWSS は小学生の読み書き速度を評価し，デジタルカメラやスマートフォンなどのテクノロジーを活用した支援プランを示唆してくれる．集団でも個別でも実施可能で，実施時間は 40 分程度である．LDI-R は，チェック項目式の調査票で，子どもの学習状況を把握している教員などが評定する．基礎的学力（聞く，話す，読む，書く，計算する，推論する，英語，数学）と行動，社会性の計 10 領域で構成されており，領域の各項目について，「ない」「まれにある」「ときどきある」「よくある」の 4 段階評定を用いている．小学校 1 年生から中学校 3 年生まで実施可能で，実施時間 20～40 分程度である．

学習の困難は，自尊心の低下や不適応へとつながるリスクが大きい．特に，通常学級に在籍している場合は，本人のやる気や努力の問題ととらえ

表 3-3 DCD の診断基準

> A. 協調運動技能の獲得や遂行が，その人の生活年齢や技能の学習および使用の機会に応じて期待されるものよりも明らかに劣っている。その困難さは，不器用（例：物を落とす。または物にぶつかる），運動技能（例：物を掴む，はさみや刃物を使う。書字，自転車に乗る，スポーツに参加する）の遂行における遅さと不正確さによって明らかになる。
> B. 診断基準Aにおける運動技能の欠如は，生活年齢にふさわしい日常生活活動（例：自己管理，自己保全）を著明および持続的に妨げており，学業または学校での生産性，就労前および就労後の活動，余暇，および遊びに影響を与えている。
> C. この症状の始まりは発達段階早期である。
> D. この運動技能の欠如は，知的能力障害（知的発達症）や視力障害によってはうまく説明されず，運動に影響を与える神経疾患（例：脳性麻痺，筋ジストロフィー，変性疾患）によるものではない。

〔日本精神神経学会（日本語版用語監修），髙橋三郎，大野裕（監訳）：DSM-5 精神疾患の診断・統計マニュアル．医学書院，2014 より〕

られやすく，本人の自尊心の低下や不適応へとつながるリスクが大きい。能力的困難であることを周囲が理解し，困難に応じた適切な配慮と支援を行うことが非常に重要で，それによってはじめて本人の適切な能力評価が可能となる。

3. 発達性協調運動症/発達性協調運動障害

発達性協調運動症/発達性協調運動障害（developmental coordination disorder：DCD）は，一般的には不器用ととらえられることが多く，粗大運動や微細運動に能力的困難を示す。DSM-5 による診断基準を表 3-3 に示す。

DCD は，学業や就職に至るまでその人の生活の広範囲に影響を与える場合があり，青年期・成人になっても 50～70％の高率で症状は残存し，うつ病や不安障害などの精神障害，肥満や糖尿病，心血管障害につながるなどの報告もある[17]。DCD は，本人の努力不足と思われがちで，周囲からの叱責やからかいの対象となりやすく，結果として自尊心の低下や不適応へとつながる可能性が大きい。DCD と ASD は合併しやすく，DSM-5 では ASD との併存が認められるようになったことから，ASD を診断する際には，DCD の存在の有無についても評価し，適切な支援プランの提供が必要である。

診断には，病歴（発達的，医学的），身体検査，学校または職場からの報告，および文化的に妥当で標準化された個別の評価ツールを用いて，臨床的に総合判断をしなければならない。本邦で評価ツールは存在していなかったが，Developmental Coordination Disorder Questionnaire 2007（DCDQ）日本語版や Movement Assessment Battery for Children 第 2 版（MABC-2）日本語版[18] の開発が整備されている。

文献

1) Wing L, Gould J：Severe impairments of social interaction and associated abnormalities in children：epidemiology and classification. J Autism Dev Disord 9：11-29, 1979
2) Wing L：Autistic spectrum disorders. BMJ 312：327-328, 1996
3) Wing L：The autistic spectrum. Lancet 350：1761-1766, 1997
4) American Psychiatric Association：Diagnostic and Statistical Manual of Mental Disorders, 5th ed.（DSM-5）. American Psychiatric Publishing, Arlington, 2013
5) Lai MC, Lombardo MV, Baron-Cohen S：Autism. Lancet 383：896-910, 2014.
6) Gillberg C, Soderstrom H：Learning disability. Lancet 362：811-821, 2003
7) Yoshida Y, Uchiyama T：The clinical necessity for assessing Attention Deficit/Hyperactivity Disorder（AD/HD）symptoms in children with high-functioning Pervasive Developmental Disorder（PDD）. Eur Child Adolesc Psychiatry 13：307-314, 2004
8) Leyfer OT, Folstein SE, Bacalman S, et al：Comorbid psychiatric disorders in children with autism：

interview development and rates of disorders. J of Autism Dev Disord 36：849-861, 2006

9) American Psychiatric Association：Diagnostic and statistical manual of mental disorders：Fourth edition, text revision. 2000.〔髙橋三郎，大野裕，染矢俊幸（訳）：DSM-Ⅳ-TR　精神疾患の診断・統計マニュアル 新訂版．医学書院，2004〕

10) Vande Voort JL, He JP, Jameson ND, et al：Impact of the DSM-5 attention-deficit/hyperactivity disorder age-of-onset crite rion in the US adolescent population. J Am Acad Child Adolesc Psychiatry 53：736-744, 2014

11) Dupaul GJ, Power TJ, Anastopoulos AD, et al：ADHD Rating Scale-Ⅳ：Checklists, Norms, and Clinical Interpretation. Guilford Press, 1998〔市川宏伸，田中康雄（監修），坂本律（訳）：診断・対応のためのADHD評価スケール ADHD-RS（DSM準拠）．明石書店，2008〕

12) Conners CK：Conners 3rd edition manual. Multi-Health Systems, 2008〔田中康雄（監訳）：Conners 3 日本語版マニュアル．坂本律（訳），金子書房，2011〕

13) Conners CK, Erhardt D, Sparrow MA：Conners' adult ADHD rating scales（CAARS）. Multi-Health Systems, 1999〔中村和彦（監修），染木史緒，大西将史（監訳）：CAARS™日本語版マニュアル．金子書房，2012〕

14) 宇野彰，春原則子，金子真人，他：小学生の読み書きスクリーニング検査(STRAW)：発達性読み書き障害（発達性dyslexia）検出のために．インテルナ出版，2006

15) 河野俊寛，平林ルミ，中邑賢龍：小学生の読み書きの理解 URAWSS．こころリソースブック出版会，2013

16) 上野一彦，篁倫子，海津亜希子：LDI-R：LD判断のための調査票．日本文化科学社，2005

17) Blank R, Smits-Engelsman B, Polatajko H, et al：European Academy for Childhood Disability（EACD）：recommendations on the definition, diagnosis and intervention of developmental coordination disorder（long version）. Dev Med Child Neurol 54：54-93, 2012

18) 中井昭夫：発達障害領域でよく使用されるアセスメントツール：協調運動機能のアセスメント：DCDQ-R，Movement-ABC2．辻井正次（監）：発達障害児者支援とアセスメントのガイドライン．p.257-264，金子書房，2014

（内山登紀夫，宇野洋太，佐々木康栄）

❸ その他の精神疾患の合併・鑑別

発達障害とその他の精神・身体疾患との合併

1 はじめに

前項に述べられている通り，個人に複数の発達障害の特性がみられる例は多く存在する。また発達障害同士のみならず，発達障害と他の精神障害などが併存している例も高率に認められる。実際，幼児期の相談では"言葉の遅れ""こだわり"，"集団行動がとれない"など発達障害の症状と直結する内容が多い。しかし学齢期や青年・成人期になると"不登校・ひきこもり""粗暴な行動"などといった二次的な問題や，"不安""抑うつ"などといった発達障害の特徴とは異なる精神症状が前景・発端となって相談に至る例が多い。

本項では発達障害と，発達障害以外の精神障害との併存に関して述べていく。

2 疫学

発達障害以外の精神障害者における発達障害の有病率に関する報告がいくつかあり，一般の精神科外来を受診している成人患者のなかに，発達障害の特性があるものが多く存在しているということがわかっている[1〜3]。実際，統合失調症や双極性障害，抑うつ障害，パーソナリティ障害などによってメンタルヘルスサービスを利用しているもののなかで，3.4％がASDも併存していると診断され，疑いも含めるとASDは7.8％であったという報告もある[4]。したがって，一般人口での1〜2％程度というASDの有病率と比較して，一般精神科を受診している患者には，これらの特性をもつものは高い割合で存在するとみられている。また重篤気分調節症の児童および青年においては，その多くでADHDの診断基準も満たしていたとの報告もある[5,6]。

他方，発達障害者においても他の精神障害を高率に併存しているという報告もある。ただ多くの発達障害者における他の精神障害の併存に関する研究は，小児期に実施されたものが主である。成人を対象にしたものはきわめて少なく，症例数も少数例のものがほとんどであり，診断に用いられる手法も質問紙法から面接法までさまざまで[7]，併存率は一定の見解に達していないのが現状である。

そのなかで，54例を対象に，ASDの診断を面接法であるDiagnostic Interview for Social and Communication Disorders（DISCO）を用い，精神障害の診断を面接法であるStructured Clinical Interview for DSM-Ⅳ Axis Ⅰ Disorders（SCID-Ⅰ）で行った研究によると，成人ASDにおいて，うつ病の併存は約70％，双極性障害は約10％，不安症は約50％であり，併存の背景因子として性別や雇用状況などは関係しなかったことが報告されている[7]。

その他，16〜60歳のASD者を対象とした検討で53％に気分障害の併存，34％に抗うつ薬での

表3-4 ASDに多くみられる併存状態

精神障害	
不安症	42〜56%
社交不安症	13〜29%
全般不安症	13〜22%
うつ病	12〜70%
強迫症	7〜24%
精神病性障害	12〜17%
成人期発症	（上記のうち52%）
小児期発症	（上記のうち30〜50%）
物質使用症	≦16%
反抗挑発症	16〜28%
摂食障害	4〜5%
パーソナリティ障害	
猜疑性（妄想性）	0〜19%
シゾイド	21〜26%
統合失調症型	2〜13%
境界性	0〜9%
強迫性	19〜32%
回避性	13〜25%

(Lai MC, Lombardo MV, Baron-Cohen S：Autism. Lancet 383：896-910, 2014 より一部改変)

表3-5 ASDに多くみられる医学的問題

てんかん	8〜30%
消化器症状	9〜70%
免疫調節異常	38%以下
遺伝的症候群	〜5% 遺伝的症候群におけるASDの併存割合 　脆弱X症候群：21〜50% 　結節性硬化症：24〜60% 　ダウン症：5〜39% 　フェニルケトン尿症：5〜20% 　CHARGE症候群：15〜50% 　アンジェルマン症候群：50〜81% 　ティモシー症候群：60〜70% 　ジュベール症候群：〜40%
睡眠障害	50〜80%

(Lai MC, Lombardo MV, Baron-Cohen S：Autism. Lancet 383：896-910, 2014 より一部改変)

治療歴があるというもの[8]，6〜20歳のアスペルガー障害者の94%になんらかの精神障害がみられ，29%にうつ病，8%に双極性障害，54%に不安症を認めたもの[9]などがあり，思春期以降のASDの研究において気分障害の併存は40〜65%程度，不安症も30〜60%程度とするものが多い[10〜13]。ASDのものの70%以上は他の発達障害，他の精神障害(表3-4)，あるいは内科など他の医学的問題(表3-5)を併存しているといわれている[14]。

成人ADHDに関するものでは，いずれかの気分障害があるものが約27%，うちうつ病が約17.5%，双極性障害が約8.5%，またいずれかの不安症があるものが約25%との報告がある[15]。さらに米国での大規模な疫学調査においてADHD群は気分障害のオッズ比が2.7〜7.5，不安症のオッズ比が1.5〜5.5であると報告されている。その他，間欠爆発症，物質使用障害といった行動上の問題や反社会性パーソナリティ障害の併存が一般人口と比べるとやや多いと考えられている[16]。

3 高い併存率と遺伝環境相互作用

　発達障害者で精神障害の併存が多い理由の1つとして，遺伝環境相互作用が生じていることが想定される。発達障害の家族歴の研究[17〜20]においても気分障害などの家族歴をもつものが多いことが知られている。またゲノム研究においても，ASD発症に関連することが予測される候補遺伝子が，他の精神障害においてもリスク遺伝子とされるなど，ASDを含め精神障害の連続性も明らかになってきている[21]。したがって，発達障害には他の精神障害の生物学的脆弱性と共通の基盤があることが示唆される。また比較的近い遺伝的基盤を有している同胞との比較研究[20,22]では，発達障害ではない同胞より，発達障害児・者本人のほうが精神障害の併存率が高いことが知られている。したがって，発達障害では生物学的なストレス脆弱性の基盤があるうえに，環境負荷の高いライフサイクルをおくるため，精神障害発症のリスクは一層高まると考えられる。

　Kendlerによるうつ病の病因に関する遺伝環境

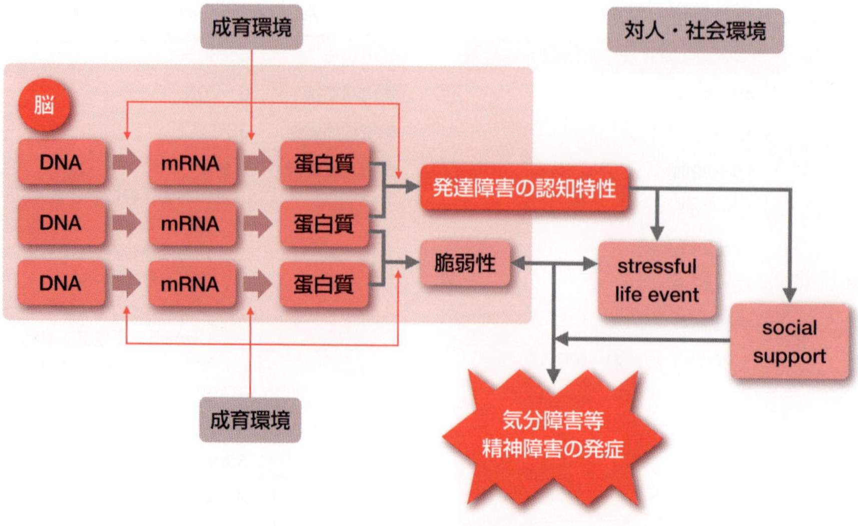

図3-1 ASDにおける他の精神障害発症の遺伝環境相互作用モデル
(宇野洋太,尾崎紀夫:うつ病と発達障害との接点.治療 94:1410-1416, 2012 より)

相互作用仮説[23]を発達障害者に適応し,改変した(図3-1)[24]。発達障害者は非発達障害者(多数派)とは異なる少数派の認知特性をもっているが,特性と不釣り合いな生育環境によって,対人・社会環境から受ける負荷がより高まる方向に向かう場合がある。この高い環境負荷と生物学的なストレス脆弱性との間で相互作用が生じる。また少数派であるがゆえ,周囲からの理解が十分に得られず潜在的にサポート不足となりやすい。さらには周囲に援助を求めるなどの表出性コミュニケーションや感情表出の困難さといった特性から起こるサポート不足が,環境負荷とストレス脆弱性から生じた相互作用を抑止できず,その結果,うつ病などの精神障害の発症を惹起させると考える。

4 併存疾患の診断に際しての注意点

既存の精神障害の診断尺度は定型発達を基本としたものであり,発達障害者でそのまま適用すると適切に判断できない場合も少なくない。例えばASDと強迫症との関係のように,ASDにおけるこだわりやカタトニア症状と強迫症にみられる強迫症状との境界は不鮮明で,2つの疾患の間に,臨床症状としての共通性や類似性がみられるため,ASDに強迫症が併存しているのか否かの判断に難渋する場合がある。またASDの表情変化の乏しさや対人関心の低さ,限局された興味・関心が,抑うつ状態を呈していると誤解させたり,反対に,抑うつ状態の発見を遅らせる場合もある。さらにイマジネーション障害の所見である見通しの立ちにくいことへの不安と不安症による不安症状も臨床的に区別がつきにくいことも多い。あるいは,ASDにおける表出性コミュニケーションや感情表出の困難さといった特徴のために自らの症状を訴えず,あるいは「問題ない」などと答え,症状を過小評価されたりすることもある。

さらに診断基準における問題もある。例えばASDとシゾイドパーソナリティ障害のように,診断基準の共通性から,単純に診断基準を当てはめると,両者が重複して診断される場合がある。そのため Diagnostic and Statistical Manual of Mental Disorders, Fifth Edition (DSM-5) などにおいては,"ASDの経過中にのみ起こるものではなく"と除外規定が設けられている。ただし除外規定に当てはまるかの判断も非常に困難である場合も多く,他のスクリーニング法などを用いた臨床・研究では,単純に重複とみなされている危険性もある。

表 3-6 精神障害での ADHD 様あるいは ADHD に併存する精神症状

疾患	ADHDとの症状の重なり	ADHDでみられない症候	診断上の問題
不安障害，強迫性障害あるいは心的外傷後ストレス障害	注意の欠如 落ち着きのなさ 切り替えの困難 刺激に対する身体の応答	過剰な不安 恐怖 強迫的な観念や行為 悪夢	不安障害では過活動や不注意の要素がみられることもある
うつ病	興奮 衝動的反応 混乱	広汎で持続的な腹立たしさや悲しみの感情	ADHDに関連し起こる度重なる失敗による反応とうつ病との鑑別は困難であることもある
双極性障害	注意の欠如 過活動 衝動性 興奮	誇大感 仰々しさ 躁病性	重度のADHDと双極性障害の早期の状態との鑑別は困難である
適応障害	注意の欠如 過活動 行動のまとまらなさ 衝動性 成績不振	最近の発症 きっかけ	慢性的なストレス因が不安や抑うつ症状を引き起こしていることもある

(宇野洋太，尾崎紀夫：うつ病と発達障害との接点．治療 94：1410-1416，2012 より)

　一方 ADHD においては，ADHD と気分障害などとで，症候に重なり合いがある。そのため ADHD を双極性障害と診断してしまう問題なども指摘されている。また不安焦燥の強い状態においては不注意や衝動性が生じやすいが，それが ADHD と診断されてしまう場合もある。したがってこれらの鑑別には注意が必要であり（**表 3-6**）[24〜26]，不適応が強い状況下での ADHD の判断は慎重に行われるべきである。

　したがって，実際に発達障害者における併存疾患を診断・評価する際は次のような点に注意する必要がある。具体的には，①発達障害と併存疾患の症状の重なりや類似性，②診断基準の共通性，③発達障害の特性による症状のマスク，④コミュニケーションの表出の問題，⑤コミュニケーションの理解の問題，⑥セルフモニタリングの苦手などが注意点として考えられる[27]。これらを考慮し，可能であれば家族など周囲からの客観情報も得て，縦断的かつ横断的，包括的に判断することが求められる。具体的な発達歴の聴取の仕方や行動観察の仕方については第 2 章「診断とその方法」の該当項目を参照されたい（→ 44 頁参照）。

5 精神障害以外の合併症

　ASD，ADHD には他の発達障害や精神障害以外に，さまざまな医学的状態も合併していることが少なくない。例えば，てんかんは ASD の 8〜30％[14]，ADHD でも 20〜30％[28,29] に合併すると報告されている。知的発達の遅れが強いものほど合併率は高くなる。また ASD においては発症時期に，幼児期早期と青年期の二峰性のピークがあると考えられている。

　睡眠障害も ASD では 50〜80％[14]，ADHD でも 50〜75％[30,31] と高率に認められ，併存率の高い疾患・状態の 1 つである。障害のタイプは，不眠となるもの，過眠となるもの，あるいは非 24 時間睡眠-覚醒型の概日リズム障害などを合併しているものなどさまざまである。その程度も重度のものから軽度のものまでいる。

　睡眠障害の原因としては，器質的な問題のあるもの，2 次的な問題の結果生じているもの，発達障害の特性のため睡眠の問題を生じているものなどがある。つまり，潜在的に不眠症や過眠症，あるいは概日リズム睡眠-覚醒障害を併存している場

合や，肥満のあるものなどでは睡眠時無呼吸症候群を認める場合もある．また，いわゆるひきこもりの状態にあるものなどでは，結果として睡眠-覚醒といった生活習慣の問題から睡眠障害を生じている例も多い．さらに聴覚過敏や触覚過敏などといった感覚の偏りが不眠・浅眠などの原因となっていたり，こだわりや過集中といった切り替えの困難さが生活リズムの問題を招き，結果として睡眠の問題を生じさせているような，発達障害の特性が睡眠の問題の要因となっている場合もある．

他方，例えばレストレスレッグス症候群がADHD様の症状を惹起することなど，身体疾患などが発達障害様の症状を引き起こしていることもある．したがって睡眠障害を把握するとともに，そのタイプが器質的なものなのか，2次的に生じているものなのかを見分けることは介入を考えるうえで重要である．

さらにASDのなかには，背景に脆弱X症候群，22q11.2欠失症候群などといった遺伝的症候群が存在するものもいる．これらのものでは身体奇形，免疫異常などの問題も併存していることがある．

6 まとめ

発達障害児・者では，他の発達障害のみならず，他の精神障害や医学的な問題を併存しているものも多く存在する．発達障害の特性のみならず併存疾患が存在することは，発達障害児・者のQOLの向上を一層困難にする可能性が高い．したがって発達障害の診断と併せて併存疾患・状態も把握すること，また定期的にフォローし，予防に努めること，さらにはもし併存する問題が生じたときは，早期に発見・介入することも重要である．その際には，コミュニケーションや感情表出などの発達障害の特性に配慮し，状態を正確に把握したり検討する必要がある．

また他方，精神症状を主訴としてフォローされているもののなかに一定の割合で発達障害者が存在する．したがって特に典型的ではない症状形成や経過，治療反応性を示すものに対しては，一度発達障害の存在を疑うことが必要な場合もある．

生物-心理-社会的な視点から個人の状態を把握し，介入することが本人やその家族の長期予後の改善に寄与すると考える．また，そのためには本人のみならず，家族や関係者の連携・協働が重要な鍵となると考える．

文献

1) Nylander L, Gillberg C：Screening for autism spectrum disorders in adult psychiatric out-patients：a preliminary report. Acta Psychiatrica Scand 103：428-434, 2001
2) Chang HL, Juang YY, Wang WT, et al：Screening for autism spectrum disorder in adult psychiatric outpatients in a clinic in Taiwan. Gen Hosp Psychiatry 25：284-288, 2003
3) 吉田友子，吉田学，内山登紀夫：広汎性発達障害成人例は未診断のまま一般精神科クリニックを初診している．精神神経学雑誌 105：1346, 2003
4) Fraser R, Cotton S, Gentle E, et al：Non-expert clinicians' detection of autistic traits among attenders of a youth mental health service. Early Interv Psychiatry 6：83-86, 2012
5) Mulraney M, Schilpzand EJ, Hazell P, et al：Comorbidity and correlates of disruptive mood dysregulation disorder in 6-8-year-old children with ADHD. Eur Child Adolesc Psychiatry 25：321-330, 2015
6) Mitchell RH, Timmins V, Collins J, et al：Prevalence and correlates of disruptive mood dysregulation disorder among adolescents with bipolar disorder. J Child Adolesc Psychopharmacol 26：147-153, 2016
7) Lugnegård T, Hallerbäck MU, Gillberg C：Psychiatric comorbidity in young adults with a clinical diagnosis of Asperger syndrome. Res Dev Disabil 32：1910-1917, 2011
8) Hofvander B, Delorme R, Chaste P, et al：Psychiatric and psychosocial problems in adults with normal-intelligence autism spectrum disorders. BMC Psychiatry 9：35, 2009
9) Mukaddes NM, Fateh R：High rates of psychiatric co-morbidity in individuals with Asperger's disorder. World J Biol Psychiatry 11：486-492, 2010
10) Shtayermman O：Peer victimization in adolescents and young adults diagnosed with Asperger's Syndrome：a link to depressive symptomatology, anxiety symptomatology and suicidal ideation. Issues Compr Pediatr Nurs 30：87-107, 2007

11) Sterling L, Dawson G, Estes A, et al：Characteristics associated with presence of depressive symptoms in adults with autism spectrum disorder. J Autism Dev Disord 38：1011-1018, 2008
12) LoVullo SV, Matson JL：Comorbid psychopathology in adults with Autism Spectrum Disorders and intellectual disabilities. Res Dev Disabil 30：1288-1296, 2009
13) Green J, Gilchrist A, Burton D, et al：Social and psychiatric functioning in adolescents with Asperger syndrome compared with conduct disorder. Autism Dev Disord 30：279-293, 2000
14) Lai MC, Lombardo MV, Baron-Cohen S：Autism. Lancet 383：896-910, 2014
15) Park S, Cho MJ, Chang SM, et al：Prevalence, correlates, and comorbidities of adult ADHD symptoms in Korea：results of the Korean epidemiologic catchment area study. Psychiatry Res 186：378-383, 2011
16) Kessler RC, Adler L, Barkley R, et al：The prevalence and correlates of adult ADHD in the United States：results from the National Comorbidity Survey Replication. Am J Psychiatry 163：716-723, 2006
17) DeLong GR, Dwyer JT：Correlation of family history with specific autistic subgroups：Asperger's syndrome and bipolar affective disease. J Autism Dev Disord 18：593-600, 1988
18) Piven J, Gayle J, Chase GA, et al：A family history study of neuropsychiatric disorders in the adult siblings of autistic individuals. J Am Acad Child Adolesc Psychiatry 29：177-183, 1990
19) DeLong R：Autism and familial major mood disorder：are they related? J Neuropsychiatry Clin Neurosci 16：199-213, 2004
20) Yang LK, Shang CY, Gau SS：Psychiatric comorbidities in adolescents with attention-deficit hyperactivity disorder and their siblings. Can J Psychiatry 56：281-292, 2011
21) Adam D：Mental health：on the spectrum. Nature 496：416-418, 2013
22) Kanne SM, Abbacchi AM, Constantino JN：Multi-informant ratings of psychiatric symptom severity in children with autism spectrum disorders：the importance of environmental context. J Autism Dev Disord 39：856-864, 2009
23) Kendler KS, Gardner CO, Prescott CA：Toward a comprehensive developmental model for major depression in women. Am J Psychiatry 159：1133-1145, 2002
24) 宇野洋太, 尾崎紀夫：うつ病と発達障害との接点. 治療 94：1410-1416, 2012
25) Leibenluft E：Severe mood dysregulation, irritability, and the diagnostic boundaries of bipolar disorder in youths. Am J Psychiatry 168：129-142, 2011
26) Rappley MD：Clinical practice. Attention deficit-hyperactivity disorder. N Engl J Med 352：165-173, 2005
27) 宇野洋太, 内山登紀夫, 尾崎紀夫：広汎性発達障害者支援における医療機関の役割. 精神科治療学 24：1231-1236, 2009
28) Hermann B, Jones J, Dabbs K, et al：The frequency, complications and aetiology of ADHD in new onset paediatric epilepsy. Brain 130：3135-3148, 2007
29) Russ SA, Larson K, Halfon N：A national profile of childhood epilepsy and seizure disorder. Pediatrics 129：256-264, 2012
30) Konofal E, Lecendreux M, Cortese S：Sleep and ADHD. Sleep Med 11：652-658, 2010
31) Yoon SY, Jain U, Shapiro C：Sleep in attention-deficit/hyperactivity disorder in children and adults：past, present, and future. Sleep Med Rev 16：371-388, 2012

（宇野洋太, 高梨淑子, 内山登紀夫）

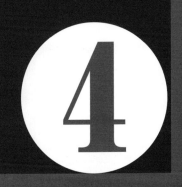

発達障害と問題行動

問題行動総論　84

不登校・ひきこもり，自殺関連行動　87

発達障害と非行　96

発達障害と犯罪　103

問題行動総論

1 問題行動と発達障害特性

　いわゆる「問題行動」の定義はさまざまであり，用語も一定していない。知的障害を伴う自閉症スペクトラム（ASD）については，自傷行為などが極端な場合に「強度行動障害」の用語が用いられ，福祉施設で大きな課題になっている。重度障害者支援加算や都道府県が実施する強度行動障害を支援する職員を養成するための研修事業などの施策がとられている。一方，知的障害を伴わないASDや注意欠如・多動症（ADHD）については，さまざまな課題が指摘されてきたが，このような施策は特にはとられていない。本書で扱う「不登校・引きこもり」「非行」「犯罪」がASD，ADHDの臨床では避けて通れないテーマであるが，いずれも近年まで発達障害との関連で正面から論じられることは少なかったといえよう。

　重度ASDの強度行動障害には時に失明・難聴までに至る自傷，異食などがあり，定型発達者とは無論のこと，知的障害者とも異質であり，その対応には構造化などのASD特性への配慮が必要であることは自明である。

　一方，高機能ASDの「対応困難」な行動も，それが生じるメカニズムにはASD特性が深く関与していることが多いが，ASD特性から支援プランを立てるという視点は乏しい。不登校・引きこもり，自殺関連行動，非行，犯罪と表現は異なっても，個々の事例を丁寧に検討すれば，それらの問題行動が生じた背景に，発達障害特性に無理解から生じる不適切な対応が幼児期より継続してなされてきたという誘因があったとみられることが非常に多いのである。

2 いじめ，虐待の被害と問題行動

　実際，「問題行動」のある発達障害の子どもや成人の多くが虐待やいじめの被害にあった過去をもつ。そのなかには暴力などの明白な虐待を受けた事例ばかりではなく，放置や度重なる叱責やからかい，いじめなどを受けながら親や教師に認識されてこなかった事例も少なくない。犯罪が疑われ裁判になった事例の多くでは，鑑定や裁判の過程で発達障害や虐待が明らかになり，虐待が予防できれば犯罪も予防できたのではないかと思われる事例もある。

　ASDにおける虐待と犯罪の関係はほとんど注目されてこなかったと20年前にHowlinらは嘆いている[1]が，現在も同様の状態が継続している。Howlinらは英国の特別支援学校において教師による虐待・虐待類似行為がASDの子どもに与える影響について調査し，虐待された子どもでは攻撃的行動が増えることを指摘した。

　発達障害の場合には学校のなかで教師が虐待する場合のほか，塾やスポーツクラブなどの指導

者，医療機関の職員なども虐待者になりうる。また，同級生や先輩などから「いじめ」[2~6]やさまざまな形態の虐待[7]を受けていることが非常に多いことは多くの調査から明らかである。

いじめを長期にわたり受けた子どもは不安や多動，自傷行為，常同行動，感覚過敏を示す頻度が高かった[3]。通常学級に在籍する高機能ASDの子どもはいじめの対象になるリスクが高い[6]。

3 性加害と発達障害

多くの性加害者は過去に虐待を受けていることが知られている。Mandellらは地域の精神保健サービス機関を受診した156人の自閉症の子どもについて調査し，18.5％が身体的虐待の，16.6％が性的虐待の被害を受けていたことを見出した。そして身体的・性的虐待を受けていた子どもは，そうでない子どもより性的アクティングアウト，虐待行動を示していた。性的虐待を受けていた子どもは自殺企図，家出，精神科入院の頻度が高かった[7]。Biel Waltersらはともに性加害者として判決を受けたASDの青年とそうでない青年とを比較検討した。ASDと非ASDで過去の虐待の頻度には差がなかった。しかしながらASDのほうが，非ASDよりもより深刻な情緒的虐待を受けており，より強い抑うつ状態を呈していた。抑うつ状態の程度は情緒的ネグレクトや虐待と関連していた[8]。また知的障害のある性加害者（彼らの約8割は同時に性被害者でもあった）の調査では，自分より若年者への性加害行為をした者は過去に受けた身体的・性的虐待と関係していた[9]。

これらの報告からは，虐待やいじめの被害を受けることが，将来の攻撃的行動や犯罪行為のリスクファクターとなるということが示唆される。ASDの犯罪を防止するためには虐待やいじめから彼らを守ることが必要である。

4 ASDと攻撃的行動

ASDの子どもは一般の子どもと比較して攻撃性が高いのだろうか。Farmerらは414人のASDと，クリニックに紹介されてきたASD以外の障害を比較検討したが，ASDの子どものほうが攻撃的行動は少なかった[10]。Långströmらはスウェーデンにおいて422人のASDとアスペルガー症候群を追跡調査し，攻撃的行動や性加害行為をしたASDとそうでないASDの特徴を比較検討した。31人（7％）が犯罪（性犯罪は除く）を行い，2人が性加害行為をした。そのリスクファクターを調査し，精神疾患の合併と薬物乱用が攻撃的行動に関与していたことを明らかにしたが，過去のいじめや虐待については調査しなかった[11]。

最近のHeeramunらの報告では，295,734人のコホートから自閉症と診断された5,739人について暴力犯罪の頻度を調査した。高機能ASDでは一見粗暴犯罪のリスクが高いようにみえるが，合併するADHDや素行障害の因子を除くと，一般人口と比べ特に粗暴犯罪の傾向が強いとはいえず，調整後相対リスク0.85と結論づけた[12]。この調査ではADHDや素行障害の合併を議論しているが，素行障害は問題行動の有無で診断するわけで，素行障害を合併していれば粗暴犯罪のリスクが上がるのは当然ともいえる。

5 おわりに

いずれにしても，発達障害者では犯罪を行うリスクが高いか低いか，あるいは，もっと広義の「問題行動」が多いかどうかを議論をしても，臨床的な有用性は低い。より重要なのは，発達障害者が犯罪を実行したり対応困難な状態に至らないように児童期から配慮することであろう。臨床経験からはASDの人の多くは「反社会的行為」に関心がなく，むしろルールに固執する。しかしながら，「不安」や「恐怖」は強く感じることがあるし，

「非社会的」な面はある。触法行為や問題行動はさまざまな要素が絡み合って生じることが多く，いじめや虐待を減らすことで要素の1つはなくすことができる。さらに発達障害特性に配慮した教育や支援を幼児期から行うことで，多くの問題行動は減らせると思われる。

　本論文の作成には，「厚生労働科学研究費補助金障害者対策総合研究事業（精神神経分野）青年期・成人期発達障がいの対応困難ケースへの危機介入と治療・支援に関する研究」（主任研究者：内山登紀夫）による助成を受けた．

文献

1) Howlin P, Clements J：Is it possible to assess the impact of abuse on children with pervasive developmental disorders? J Autism Dev Disord 25：337-354, 1995
2) van Roekel E, Scholte RH, Didden R：Bullying among adolescents with autism spectrum disorders：prevalence and perception. J Autism Dev Disord 40：63-73, 2010
3) Cappadocia MC, Weiss JA, Pepler D：Bullying experiences among children and youth with autism spectrum disorders. J Autism Dev Disord 42：266-277, 2012
4) Sterzing PR, Shattuck PT, Narendorf SC, et al：Bullying involvement and autism spectrum disorders：prevalence and correlates of bullying involvement among adolescents with an autism spectrum disorder. Arch Pediatr Adolesc Med 166：1058-1064, 2012
5) Schroeder JH, Cappadocia MC, Bebko JM, et al：Shedding light on a pervasive problem：a review of research on bullying experiences among children with autism spectrum disorders. J Autism Dev Disord 44：1520-1534, 2014
6) Zablotsky B, Bradshaw CP, Anderson CM, et al：Risk factors for bullying among children with autism spectrum disorders. Autism 18：419-427, 2014
7) Mandell DS, Walrath CM, Manteuffel B, et al：The prevalence and correlates of abuse among children with autism served in comprehensive community-based mental health settings. Child Abuse Negl 29：1359-1372, 2005
8) BleilWalters J, Hughes TL, Sutton LR, et al：Maltreatment and depression in adolescent sexual offenders with an autism spectrum disorder. J Child Sex Abus 22：72-89, 2013（doi：10.1080/10538712.2013.735357.）
9) Firth H, Balogh R, Berney T, et al：Psychopathology of sexual abuse in young people with intellectual disability. J Intellect Disabil Res 45：244-252, 2001
10) Farmer C, Butter E, Mazurek MO, et al：Aggression in children with autism spectrum disorders and a clinic-referred comparison group. Autism
11) Långström N, Grann M, Ruchkin V, et al：Risk factors for violent offending in autism spectrum disorder：a national study of hospitalized individuals. J Interpers Violence 24：1358-1370, 2009
12) Heeramun R, Magnusson C, Gumpert CH, et al：Autism and convictions for violent crimes：population-based cohort study in Sweden. J Am Acad Child Adolesc Psychiatry 56：491-497.e2, 2017

（内山登紀夫）

不登校・ひきこもり，自殺関連行動

1 発達障害と不登校

1. ASDをもつ子どもたちにとっての学校生活

　学校は集団で行動することや協調性が重視される。同世代との交流では，ある程度共通の感覚や趣味・嗜好をもつ必要があるし，教師や上級生のような立場の異なる人たちがいるときには，状況に沿った態度の使い分けや場に応じた発言が求められる。興味や好み，得意・不得意にかかわらず，一定程度の意欲と動機付けを維持しながら授業や行事に取り組むこと，ときには集団の前でそれらの成果を発表することも必要となる。

　また，小学校高学年から中学生の時期は，多くの子どもたちがそれぞれに情緒的な不安定さを抱えながら，何とか学校生活や友だち関係を乗り切り，他者との関係を通して自分のあり方に気付き，自分に必要なものと不必要なもの，合うものと合わないものを，大事なものとそれほどでもないものを峻別しながらアイデンティティを形成してゆく複雑な心理的作業に取り組むことになる。

　そのように考えると，学校生活においてすべてに満足している子どもは全体の一部にすぎないのかもしれない。むしろ，学校生活を維持するうえで大切なことは，思うようにならない状況に耐え，劣等感，無力感，怒り，妬ましさなどの複雑な感情と折り合いをつけながら，「卒業やクラス替えまでの辛抱」といった消極的な動機付けも含め，とりあえず何らかの希望をもち続けることかもしれない。

　このような学校生活を，自閉スペクトラム症（autism spectrum disorder：ASD）をもつ子どもたちはどのように体験するのだろうか。仲間集団との交流の困難は，常識の獲得が難しいこと，状況判断が苦手であること，共感性の低さ，趣味や嗜好の偏り，独特なコミュニケーション様式などによって生じる。また，ASDをもつ子どもたちは，不完全・不安定な状況を未解決なまま抱えていくことが難しく，「思うようにならないこと」が前提となるような学校生活の維持に困難を伴うことが多いように思われる。

　学業においても，興味・関心の狭さ，抽象的な概念が理解しにくい，同級生から情報を集められない，注意・集中の困難などから，思うような成果が上がらず，意欲やモチベーションを失う場合もあるし，現在の学習や知識の習得が将来・未来につながることがとらえ難いために，「勉強する目的や意味がわからない」と特定の教科を拒否したり，学業全般に対する動機付けや関心をもつことができず，登校すること自体に意味がないと訴えることもある。

　小学校低学年の時期には，自分の思い通りにならないことで激しいかんしゃくを起こす，勝ち負けに対するこだわりから，ゲームや競技に負けそ

うになると勝手にルールを変えてしまうなどのために，周囲から疎んじられ，排除されてしまうこともあるが，こうした場合でも自分の問題としてとらえられず，「みんなが意地悪をする」と訴え，養育者や教師の指導にも耳を貸そうとしないことも少なくない。

また，前思春期（小学校高学年）になると子ども同士の関係が複雑になり，立ち居振る舞いも難しくなるため，この時期に学校不適応や不登校を生じることがある。ASDの子どもたちが素直に表現する損得勘定，知識の披露，自説の主張などは，日頃から集団に適応的であろうと腐心し，自らの欲求や言動を強く抑制している他児にとっては，自分の意識下にある触れたくない部分を刺激される体験になりうるし，極端に目障りな存在として映り，周囲から攻撃・排斥されてしまうこともある。

思春期を迎えると，多くの子どもたちは仲間同士だけで通用するような隠語を使ったり，目配せや身振りなどの非言語的コミュニケーションを意図的に多用するようになる。こうしたコミュニケーション様式はASDをもつ子どもたちにとって理解し難いため，親密な友人関係を体験できず，一般常識や社会性の獲得がさらに困難になるようである。その結果，自我理想の形成や書き換え，建設的・現実的なアイデンティティ形成が進展せず，アニメやインターネット上のヒーローに同一化するような万能的なファンタジーへの没頭が始まり，1日の多くの時間を費やすようになることもある。

また，小学校高学年や中学生になっても，感覚過敏のために騒がしい場所や人数の多い場所に入ることが難しい子どももいる。彼らにとっては，思春期集団のエネルギーは圧倒的なものであろうと想像されるし，授業中の私語や持ち物違反など，他児のルール違反が我慢できず，このことが登校渋りや不登校の一因になっていることもある。多くの場合，これらのいくつかが複合的に関連しているので，登校渋りや不登校の要因を探るためには，さまざまな可能性を考えながら子どもの話をよく聴くこと，あるいは慎重な行動観察が必要である。

2. 感覚過敏と物理的刺激の回避から生じるひきこもり

上記のような背景で登校渋りや不登校が生じたとしても，子どもたちは必ずしも他者との交流のすべてを回避し，長期にわたって自宅に閉じこもり続けるわけではない。登校渋りや不登校に留まらず，外出やあらゆる社会参加を頑なに回避するケースでは，感覚過敏が大きな問題になっていることがある。例えば，虫が顔や身体に接触することを極端に嫌う，他者の体臭やたばこ臭，咳やくしゃみがひどく気になる，などである。また，注意の切り替えがうまくいかないために，人混みの中を歩くことを嫌う人もいる。

感覚過敏と近接する問題としては，不潔恐怖や乗り物酔い，エレベーターのような閉所や高所が怖いといった恐怖症状のほか，紫外線が皮膚によくないという話を聞いてから日光に当たることを避けているなど，物理的な刺激の回避がひきこもりにつながっていることがある。

予想外の出来事に直面することが極端に苦手なために，外出したがらない人もいる。「通行人が急に振り向くだけでも怖い」と語った人もいた。こういったタイプの人たちにとっては，外出は波瀾万丈な出来事の連続なのであろうと推測される。できるだけ不確定要素の少ない場所にいたいと思えば，自宅や自室で過ごすのが最も快適で安心なのであろう。

3. 思春期心性とひきこもり

一般的に，思春期（10〜18歳頃）における心理的発達課題として，両親からの分離と自立，アイデンティティの確立が重視される。思春期の心は，親，学校や仲間，そして自分自身という三者間の微妙な均衡のうえに成り立っている。学業やスポーツなど，学校生活をめぐる失敗や挫折，い

じめ体験や仲間集団をめぐる葛藤，親の不和や離婚，病気，死別など，家族関係をめぐる危機などによって，子どもの心は大きく揺さぶられることになる。

また，子どもの不安が刺激されたときに活性化する防衛・適応の様式として，母親への退行的依存，失敗や挫折体験に関する他罰的な合理化，自己愛の肥大が生じ，それらの心性と比例するように，失敗や挫折に対する恐れ，あるいは他者からの評価や自分に向けられる視線への過敏性，恥の感覚が亢進し，不登校やひきこもりが長期化しやすい[1]。

ASDをもつ子どもにおいては，上記のような思春期心性がさらに先鋭化した形で生じることがある。例えば，現実回避のための防衛的なメカニズムの1つとして自己愛的・万能的なファンタジーへの没入が生じる結果，他者への意識や現実検討がさらに減衰することがある。また，生来的な過敏さやこだわりの強さに，自意識の高まりや自立と分離をめぐる葛藤などの思春期心性が加わることによって，自己臭恐怖や醜貌恐怖，巻き込み型の強迫症状の形成に至るケースもあり，一般的な思春期心性とASDに特有の発達特性の双方，あるいは両者の関連性に注目することが必要である。

4. 環境側の問題

自閉症特性が強い場合でも，受容的な環境で発達特性を踏まえた支援が提供されていれば，多くの場合は不登校に至らないし，自閉症特性がそれほど顕著でない場合でも，環境が受容性を欠き，必要な支援が提供されていなければ不登校が生じることがありうる。したがって，不登校は本人の自閉症的な特性と環境側との相互関係によって生じ，相補性によって防ぎうるという視点が重要である。

小・中学校の不登校とその防止，あるいは，その子なりの社会参加と成長を支えようとする際に，特別支援教育のあり方がきわめて重要であることはいうまでもないが，学校側の理解と支援体制のあり方，特別支援教育の体制整備が自治体ごとに異なることにも目を向ける必要がある。

筆者らが東京都立小児総合医療センター児童・思春期精神科の入院ケースについて検討したところ，知的障害をもつ群は思春期において入院治療の対象となることが多いのに対して，高機能群では，不登校，ゲーム依存，イライラ感や攻撃性の亢進，家族への粗暴行為といった悪循環のために小学校低学年から入院治療の対象となるケースが少なくなかった[2]。このことからも，小学校に高機能群の子どもたちの受け皿が整えられているかどうかが大きな分かれ目になっていることが考えられる。

2 青年期・成人期ひきこもりケースの特徴

発達障害を背景として社会的ひきこもりに陥っている青年期・成人期ケースには，一般的に以下のような特徴がある。

1. 適切な支援を受ける機会のないまま，"二次障害"をきたしている

軽度知的障害や高機能群のケースは，これまでの学校生活において適切な配慮を得られなかったことで多くの傷つき体験を被り，いわゆる"二次障害"として長期不登校やひきこもりに至っていることが少なくない。

一般には些細と思われるような出来事や過去の不快な経験に固執するために，年齢相応の社会的活動に取り組むことができないこともある。こうしたケースでは，抑うつ気分や被害感，新しい場面への強い警戒心のために，登校や就労以前に，自宅から外出することさえ容易ではないこともある。

2. 現状維持を好む傾向

必要最低限の外出と家事を手伝うだけの生活を望んでいる人もいる。想像力の乏しさもあって将来的な自己イメージがもてず，きわめて些細な生活上の変化をも不快に感じることもある。数少ない友人とインターネット・ゲームを楽しんでいるような人もいるが，それ以上に関係が深まったり広がったりすることはなく，何年でも同じような生活が続くことになる。

3. 就労や職場適応の難しさ

これまで何度も離職・転職を繰り返してきた人もいる。「同僚にストーカー行為をしたといわれ，退職を迫られた」「周りの人たちに子どもっぽいと呆れられてしまった」「どういうわけか，私の発言が周りを驚かせてしまったようで，その日のうちに解雇された」など，何が何だかわからないまま告げられる突然の解雇や批判に面食らっていることもある。

さまざまな情報を同時に察知・処理することの困難さ，状況に応じた他者との距離のとり方や親密度，その場の状況に応じてコミュニケーションのレベルを微妙に変化させるような社会技能の問題などは職場不適応に結びつきやすく，何度も不適応を繰り返すうちに，それ以上の転職先が見つからなくなったり，就労意欲を失ってしまうことがある。また，職務には支障がないものの，「客観性」を過剰に重んじるために，周囲の世間話や冗談などの「くだらなさ」に耐えられずに離職する人もいる。

このほかには，読字障害のために作業手順を十分に理解できないまま仕事にとりかかり，高額の作業機器を壊してしまったり，作業のペースに乗れずに深刻なミスを生じ，解雇されるケースなどもある。

表4-1 ひきこもりを伴う青年期PDDケースの特徴

1. PARS（広汎性発達障害日本自閉症協会尺度）の得点が有意に低い。
2. 幼児期ピーク評定では，「何でもないものをひどく怖がる」「普段通りの状況や手順が変わると混乱する」の項目に該当するケースが多い。
3. 不安障害（社交恐怖，強迫性障害）と気分障害の併存が多く，心理的には被害感が強い。
4. 知能検査所見はPDDに典型的なプロフィールを示している。
5. 性格は内向的・受身的（主要5因子性格検査）
6. いじめなどの明らかなライフイベントはそれほど多くはない。
7. DSM-Ⅳ-TRの診断項目のうち，【A(3)(a)】興味の限局，【A(2)(c)】常同的反復的言語の使用または独特な言語，を満たすケースが少ない。
8. 周囲への迷惑行為のエピソードが少ない。
9. 医療・相談機関の利用は家族の勧めによることが多く，教師などの勧めによるものが少ない。

3 ひきこもり親和性の高いケース

Gillberg[3]は，「アスペルガー症候群の人の5人に2人は大人になってもひきこもりがちで孤立している」と述べ，自分が周囲と違っているという気づきによって社交恐怖や無力感が高まりやすいこと，特に積極奇異なタイプにおいてひきこもりが生じやすいことを指摘している。筆者らの経験でも確かにこうしたケースは少なくないが，ひきこもりによって初めて事例化し，支援経過のどこかで発達障害に気づかれるようなケースの場合，受身的・内向的なタイプのほうが多いようである。

筆者らは，山梨県立発達障害者支援センター（現，山梨県立こころの発達総合支援センター）で相談を受け付けた15歳以上の高機能広汎性発達障害ケースの検討結果[4]から，青年期・成人期でひきこもり状態をきたしているケースの特徴についてまとめた（表4-1）。要約すれば，彼らの多くは，「発達・行動症状が乏しいために，発達上の問題に気づかれにくく支援対象にもなりにくいものの，日常生活において多くの困難（わからなさ）を抱えている子どもたち」であったことがわかる。

また，「何でもないものをひどく怖がる」とい

表 4-2 子どもの頃，怖かったこと

1. 新しい場面になかなか馴染めない ・引っ越し ・小学校への就学 ・新しく出会う人 2. 予想外の対人場面が苦手 ・思わぬところに，思わぬ人がいると怖かった ・通行人が急に振り向くだけで怖かった 3. 人前で話すことが苦手 ・自分の思っていることを正確に伝えられない ・話題が切れると困ってしまう 4. 叱責や批判を受けたのが怖かった ・自分以外の人が叱られるのも怖かった

う項目は幼児期ピーク評定において優位であり，将来的なひきこもりを予測させる重要な所見であることが示唆された。養育者がこの項目に対して「多少（時々）そのようなことがあった」「そのようなことがあった」と回答したケース本人に，「子どもの頃，怖かったこと」を尋ねた結果，彼らが恐れを感じていたのは，新奇場面，予想外の出来事，言語表出やコミュニケーションを求められるような状況，叱責などの強い刺激という4点に集約された（表 4-2）。

当初の仮説としては，いじめやからかいなどの明確なライフイベントとひきこもりとの強い関連性も予測されたが，この調査においては，これらの関連は必ずしも明らかではなかったことから，もっと日常的な学校生活や対人関係場面における不安や上記のような恐怖感，伝えたくても伝えられずに追い詰められてしまう状況などに注目する必要があるものと思われた。

4 自殺関連行動

1. はじめに

Wing[5]やGillberg[3]がアスペルガー症候群の自殺について論じた記載を除けば，発達障害児・者の自殺および自殺関連行動は2000年代に入ってから注目され始め，数少ない観察研究を通じて，近年になってその臨床的特徴が明らかにされつつある。

若年者ASDの自殺企図に関する先駆的な研究である三上らの報告では，救命救急センターに搬送された思春期自殺企図例94名のうち，12名（12.8％）にASDを認めたとされる[6]。また，土岐らによると，救命救急センターに搬送された思春期自殺企図例15例のうち2名（13.3％）にASDを認めた[7]。これらから，20歳未満の若年層では，自殺企図例のうち1割以上の割合でASD例が存在すると考えられる。

また，東京都立小児総合医療センター児童・思春期精神科では，自殺関連行動を主訴に緊急入院した112例のうち，広汎性発達障害を認めた例は42％にも及んだ[8]。このデータには，身体的に重篤な転帰に至らなかった致死性の低い自殺関連行動による入院ケースも含まれているが，さらに入院治療を要さない外来症例も加えると，発達障害児・者による自殺関連行動は相当数にのぼるものと考えられ，その臨床的特徴を踏まえた介入方法を検討することは喫緊の課題といえる。

そこで本項では，発達障害児・者の自殺および自殺関連行動の臨床的特徴と，自殺関連行動に至るメカニズムを中心に述べる。

2. 自殺関連行動に関する概念整理

一般に，自殺の意図から致死的な手段を用いて致死性の予測のもとに自らの身体を傷つける行動が「自殺企図」，自殺の意図や手段の致死性，致死性の予測がなく自らの身体を傷つける行動は「自傷」と定義される。こうした古典的かつ簡略な定式化に反して，死の意図のない自傷が嗜癖化して最終的に自殺に至る例も少なからずみられるため，松本らは，当初は希死念慮がなくその瞬間を生き延びるための自傷を反復するうちに自殺の意図が意識化され明確になり，遂に自殺に至る一連のプロセスを「自己破壊行動スペクトラム」として概念化している[9]。

いずれにしても，自らを傷つける行為の動機と

して自らの死の意図があるかないかは，その行為が自殺企図なのか，そうではない自傷なのかを識別するうえで重要である。

しかし，子どもは低年齢であるほど死の概念に対する理解が不十分であるため，いわゆる希死念慮がなくとも「死にたい」と述べる場合があるし，その一方では，希死念慮を抱いていても周囲に援助希求の対象がおらず，誰にも希死念慮を訴えられない場合もある。

特に，発達障害児・者では，希死念慮がなくても衝動的に致死性の高い自殺関連行動に至る例，希死念慮はあるが言語的に意識化・表出されることなく自殺関連行動に至る例，希死念慮はあるが，心理的葛藤が深まらずに死を前にした躊躇のない自殺関連行動に至る例などがあり，事前に希死念慮に気づくことも，自殺企図の危険性を察知することも難しい場合がある。

このように児童・思春期例，発達障害例では，希死念慮や致死性の予測を評価することが困難な場合が少なくないため，本項では致死性の低い自傷や希死念慮が明らかでない場合も含め，自らの身体を傷つける行動を「自殺関連行動」と定義したうえで，自殺関連行動を議論の対象として論を進めたい。

3. 自殺関連行動における一般的な危険因子と保護因子

自殺企図と自殺関連行動では臨床的プロファイルが完全に一致するわけではないが，ある程度類似していると考えられるため，ここでは自殺企図の一般的な危険因子と保護因子を示す。なお，のちに詳述するように，発達障害例に特有の臨床的特徴はみられるものの，危険因子・保護因子は非発達障害例と共通していると考えられるので参考にされたい[10,11]。学校や家族に関する項目は，危険因子にも保護因子にも含まれることに注目してほしい。

A. 危険因子
- 性差（自殺既遂は男性のほうが多く，希死念慮や自殺企図は女性のほうが多い）
- 過去の自殺企図歴
- 精神疾患（代表的疾患として，気分障害，物質乱用，行為障害が挙げられる。そのほかに不安障害，精神病圏，摂食障害なども自殺企図や自殺関連行動のリスクと相関するとの報告がある）
- 衝動性・攻撃性などの性格傾向
- 心理社会的背景（家族の自殺歴，家族の関係性，被虐待歴など）
- ライフイベント（いじめ，学校不適応，喪失体験など）
- 致死的な自殺手段へのアクセスのしやすさ
- メディアからの影響

B. 保護因子
- 家族の凝集性の高さ（家族内での相互的交流や興味の共有，家族からの情緒的支援）
- 学校とのポジティブなつながりや学業面での達成など

4. 自殺関連行動の直接的誘因と自殺準備因子

自殺関連行動に至る直前には，家族や学校・職場，対人関係・恋愛関係などにおけるストレスイベントが直接的誘因として発生していることが多い。しかしその背景には，精神疾患や心理社会的背景などの危険因子のために，家族に援助を求められない，適切な問題解決ができないなど，自殺関連行動に発展しやすい基盤が形成されていることがある。

三上らは，このように直接的誘因を契機に自殺関連行動を促進させる可能性のある内在因子を「自殺準備因子」とし，具体的には精神疾患と心理社会的準備因子が挙げられることを指摘している[12]。さらに，若年 ASD の自殺関連行動の再企図予防においては，自殺準備因子の認識と積極的

な介入を通じて養育者の保護機能を回復し，本人の社会的孤立感の軽減をはかることが重要であるとしている。

5. 発達障害児・者における自殺関連行動の臨床的特徴

過去の研究報告から得られた発達障害児・者における自殺関連行動の臨床的特徴を，要約して以下に示す[11~13]。

A．性差

自殺企図一般では女性の頻度が高いとされているが，ASD例においては男性の頻度が高い。

B．自殺関連行動の直接的誘因

自殺関連行動の直接的誘因は，学校関係（学校不適応，いじめ，試験のストレス，進路の悩みなど），家族関係（親や同胞との関係など），対人関係（友人との関係，恋愛問題）など多岐にわたる。なお，「学校のテストを受けたくなかったから」といった些細で短絡的に見える理由から，自殺関連行動に至る例もしばしば認められる。

C．自殺関連行動の手段

Gilberg[3]はその著書の中で，アスペルガー症候群の男児は，縊首，服毒，飛び降りなどの暴力的な自殺企図手段を選択することが多いことを述べているし，三上らの研究でも，思春期ASDの自殺企図では非ASD例と比較して過量服薬が少なく，飛び降り，一酸化炭素中毒，服毒など，致死性の高い手段を選択する傾向があることが指摘されている[6,12]。

一般に，自傷や過量服薬などの自殺関連行動は徐々にエスカレートしていくことが少なくないが，発達障害例では初回エピソードから致死性の高い手段をとりうることが知られている。そのため，発達障害例では初回の自殺企図で既遂に至る可能性が高いと考えられる。

D．知的水準および発達障害のサブグループ

三上らの報告では，ASDの自殺企図例では知的障害を伴う自閉症例を認めず，いずれも高機能の例であった。また，東京都立小児総合医療センターにおける筆者らの調査では，ASD群は非ASD群と比較してIQが高い傾向があった[10]。

このことから，自閉症例や知的障害併存例では比較的早期から医療や療育・特別支援教育などの支援に結びつきやすいが，高機能例では発達障害特性やそれに伴う2次障害が思春期以降に顕在化し，支援を得る以前に自殺関連行動として事例化することが考えられる。また，IQに比して問題解決能力が乏しく，自殺関連行動に至る可能性にも留意が必要である。

E．併存する精神疾患

一般的に若年者自殺企図において危険因子となる精神疾患は，気分障害，物質乱用，行為障害，不安障害，精神病圏，摂食障害などがあるが，三上らの報告では，併存する精神疾患として適応障害が高率に認められており，ASDにおいては気分障害だけでなく適応障害も自殺企図リスクとなると考えられる[6,12]。

筆者らの調査でも，自殺関連行動による緊急入院例の中にASD以外の精神科診断がつかない例もみられ[10,13]，これらが適応障害と診断される群に相当するものと思われる。

F．過去の自殺関連行動歴，精神科通院歴

複数の研究において，ASDでは過去の自殺企図歴または自殺関連行動歴がない，もしくは自殺企図エピソード以前の精神科通院歴がない傾向があると報告されている。過去の自殺関連行動歴がなく，唐突に自殺関連行動に至る傾向が強いため，事前の予測は困難である。

筆者らの調査では，自殺関連行動後の入院中に発達障害と診断された例において，その後の再企図が少なかったことがわかっている[10]。このことは，その子どもが発達障害をもつという周囲の認識それ自体が再企図予防に有用である可能性を示

唆している。

G. 再企図しやすい例

　発達障害児・者の自殺関連行動全般においては，過去の自殺関連行動歴がなく，突然1回きりの自殺関連行動を起こす例が多いが，その中でも自殺関連行動を何度も繰り返す例が存在する。筆者らの調査においては，PDD再企図群は非再企図群と比して，女性，過去の自殺関連行動歴がある例，境界知能または知的障害を有する例，両親同居でないケース（片親家庭，再婚家庭など）が多かった[10]。

　このことから，自傷や過量服薬などが慢性化しているケースでは，知的水準の低さ，問題解決能力やストレスに対するコーピング・スキルの乏しさ，家族の支持機能の乏しさなどから，子どもが周囲に援助を求められないことが再企図につながりやすいものと推測される。

H. 再企図予防のためのヒント

　先述した発達障害児・者における自殺関連行動の臨床的特徴は，発達障害に由来する社会性の障害，想像力の障害，衝動性などの障害特性と深く関連していると考えられる。例えば，以下のような考察が可能である。

・社会性障害などのために，同世代との適切な交流をもてず対人関係の失敗を繰り返して自己評価や自尊感情が低下し，また家庭内でも家族との間の葛藤が長年にわたって複雑化するため，社会的孤立に陥りやすい。こうした孤立感に加えて，言語表出の苦手さから適切な援助希求や問題解決ができずに行動化する。

・想像力の障害から，自殺関連行動の結果，自分や家族ら周囲の人間にどのような影響が及ぶかなどについて想像が及ばない。また，定型発達者であれば深まるはずの心理的葛藤が深まらないため，自殺関連行動への躊躇や抑止力も生まれず，衝動性も相まって短絡的に自殺関連行動に結びつきやすい。

・致死性の予測ができないため，希死念慮がなく「その場から逃れたい」という目的であっても，目的とは不釣り合いに致死性の高い手段を用いて自殺関連行動に至ることがある。

　上記のような発達障害特性のために，周囲から見ると前ぶれなく突然，致死性の高い手段で自殺関連行動に至るケースが多い可能性があり，家族や周囲の支援者が希死念慮に気づくことや，初回の自殺関連行動を事前に予防することを困難にしているといえる。

　しかし，再企図を予防する際には，発達障害と適切に診断・評価することで発達障害と関連づけて自殺関連行動に至る背景を理解することが可能となり，支援・介入のアプローチが広がりうるともいえる。したがって，若年の自殺関連行動例に遭遇した場合には，常に発達障害の可能性を念頭におき，上述の臨床的特徴をふまえて支援にあたることが望ましい。

文献

1) 齊藤万比古：不登校の児童・思春期精神医学．金剛出版，2006
2) 宮崎健祐，近藤直司，森野百合子，他：児童思春期精神科に緊急入院した広汎性発達障害患者に関する臨床的検討．精神医学 55：157-165，2013
3) Gillberg C：A guide to Asperger syndrome. Cambrige University Press, 2002（クリストファー・ギルバーグ：アスペルガー症候群がわかる本―理解と対応のためのガイドブック．田中康雄（監修），森田由美（訳）明石書店，2003）
4) 近藤直司，小林真理子，宇留賀正二，他：在宅青年・成人の支援に関する研究―ライフステージからみた青年・成人期PDDケースの効果的支援に関する研究．平成20年度厚生労働科学研究（障害保健福祉総合研究事業）「ライフステージに応じた広汎性発達障害者に対する支援のあり方に関する研究」（主任研究者・神尾陽子），2008
5) Wing L：Asperger's syndrome：a clinical account. Psychol Med 11：115-129, 1981
6) 三上克央，猪股誠司，早川典義，他：思春期における自殺企図の臨床的検討―入院を必要とした症例を中心に．精神医学 48：1119-1206，2006
7) 土岐茂，光元麻世，日域広昭，他：救命救急センターより紹介された思春期自殺企図例．精神医学 55：151-156，2013
8) 渡辺由香，尾崎仁，近藤直司：小児・思春期精神医学

(38) 子どもの自殺関連行動. 精神科 24：128-134, 2014
9) 松本俊彦：自傷・自殺する子どもたち. 合同出版, 2014
10) 渡辺由香, 尾崎仁, 近藤直司：子どもの自殺関連行動—東京都立小児総合医療センターの入院症例を中心に. 児童青年精神医学とその近接領域 56：1-18, 2015
11) 科学的根拠に基づく自殺予防総合対策推進コンソーシアム準備会, 若年者の自殺対策のあり方に関するワーキンググループ：若年者の自殺対策のあり方に関する報告書. 国立精神・神経医療研究センター精神保健研究所自殺予防総合対策センター, 2015 http://ikiru.ncnp.go.jp/copes/pdf/wg.pdf
12) Mikami K, Inomata S, Hayakawa N, et al：Frequency and clinical features of pervasive developmental disorder in adolescent suicide attempts. Gen Hosp Psychiatry 31：163-166, 2009
13) 尾崎仁, 渡辺由香：自閉症スペクトラム児の自殺関連行動. 児童青年精神医学とその近接領域 57：489-496, 2016

（近藤直司, 遠藤季哉, 渡辺由香, 尾崎 仁）

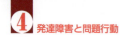

発達障害と非行

1 はじめに

　発達障害と非行，あるいは発達障害と犯罪というテーマを論じることには若干の懸念を感じざるを得ない。万一発達障害そのものが非行や犯罪と直結するというような誤解を生じさせることとなっては，間違いなく発達障害者に対する誤ったスティグマ（偏見）を増大させるためだ。ただでさえ非行という行為は，その触法性の有無にかかわらず，社会規範に反するものと見なされるため，スティグマや非難・排斥の対象にされやすい。もし発達障害がそのような行為に直結するような障害であるとすれば，その要因を有した者へのスティグマや非難・排斥は当然起こりうるものと考えねばならない。したがって，われわれはこの問題を慎重に取り扱わねばならない。隠蔽や誇張，誤解を招く表現を避け，これまで蓄積されてきた信頼度の高い事柄を客観的に論じていく必要がある。

　非行の定義については，統一された見解はなく意味は幅広い。一般的には，違法行為あるいは違法ではなくても慣習的規範に照らして反社会的と見なされる行為とされる。つまり「犯罪」と違って「非行」は触法の有無だけで単純に論じることはできない。例えば，家出を繰り返したり，校則違反を繰り返すだけでは「犯罪」を犯したことにはならないが，「非行」とは見なされる場合が多い。また，少年院では「虞犯」といって，触法行為はしていないものの「将来的に犯罪を犯すリスクが高い」という理由で送致されてくる少年も多数存在する。つまり，「非行」は法律だけでなく，国や地域，宗教や道徳，社会通念や社会情勢など，さまざまな要因から規定されるものであるため，ある程度の絞り込みをせねば検討に混乱を生ずる。そこで本項では「非行」を少年（本項で「少年」と述べた場合，男子少年と女子少年の両方を指す）が行う，攻撃的行動や反社会的行動として論じていきたい。

2 我が国における非行の動向

　まず発達障害のある少年に限らず，我が国において非行がどのように変遷してきたのかを概説したい。統計的に少年人口比から青少年犯罪を検討すると，戦後から現在に至るまで，青少年犯罪が増加した3つの大きな波（ピーク）があったとされてきた（図4-1）。年代でいえば，それぞれ昭和26（1951）年付近（第1の波），昭和39（1964）年付近（第2の波），昭和58（1983）年付近（第3の波）である。これらはその時代時代の社会や家族の構造変化・矛盾・歪みなど（終戦後の混乱，高度成長，核家族化など）を反映したものとされている。そしてその3つの波に続く第4の波が平成10～15（1998～2003）年をピークとして出現した。こ

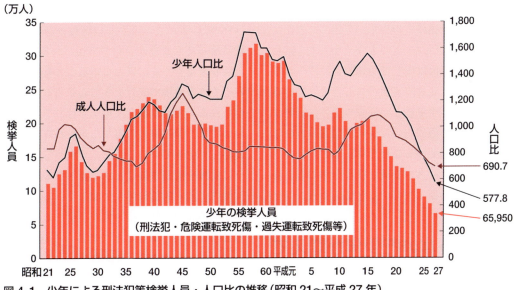

図 4-1　少年による刑法犯等検挙人員・人口比の推移（昭和 21～平成 27 年）
〔平成 28 年度版犯罪白書より〕

の第 4 の波における非行の特徴とされたのは，「チーマー」など小集団による非行，ホームレス襲撃など弱者への非行，そしてもう 1 つが「いきなり型非行」であった。この第 4 の波以降，現在に至るまで刑法犯少年は，少子化の影響を加味したとしても，おおむね減り続けている。刑法犯少年は戦後のピークであった昭和 58（1983）年に比べると現在は数としては約 1/3，少年人口比でも約 1/2 となっている。

　それでは少年非行は終息化や解決方向に向かっているのであろうか？　現在も散発する重大な少年犯罪の報道に接しているだけでも，そうではないということは想像に難くない。これは数字では単純に表せない問題で，例えば少年院は少子化の影響もあって，被収容少年数は数年来の減少を続けている。では被収容少年が減った少年院職員はそのぶん仕事が楽になったであろうか？　現実は全く逆であり，被収容少年数の減少による影響を大きく上回るほど，処遇の難しくなった少年が増え，職員数の少ない現場は疲弊してきているのである。つまり非行少年の質的な変化が大きく起こっている。前述した第 4 の波は終息したものの，特徴の 1 つとされた「いきなり型非行」につ

いては現在も散発しており，これも質的な変化の一端といえよう。「いきなり型非行」とは「それまでどちらかといえば問題がないと見なされてきた青少年が，いきなり重大な非行を行うこと」とされる。もちろん個々のケースを詳細に検討すると重大非行に至る前に何らかのシグナルは出されており，真の意味での「いきなり」な重大非行などは存在しない。しかし，周囲の人間が気づきにくい，小さなシグナルしか発しないままに重大非行に至るケースは確かに存在する。歴史的にみれば，「いきなり型非行」のような突発的・衝動的で了解困難な青少年犯罪は明治期より起こっているが，現在ほどそのような事件がマスコミを頻繁に騒がせたことはなかった。しかし今日では，少年非行全体の件数が減るなかで，「いきなり型非行」のような了解困難な重大非行の件数は増えてきている。そして重大な少年非行が起こるたびにマスコミや世間では「青少年非行が凶悪化している」といった論調が起き，それが少年法厳罰化への圧力となり，実際に刑事責任年齢の引き下げや少年院入院適用年齢の引き下げなどに結実化してきている。これらの少年法の厳罰化につながる改正の契機となった非行事件はいずれも加害少年の

精神障害の存在が報道されている。そしてそのなかに少なからず発達障害の少年が惹起した事件が含まれているのである。「いきなり型非行」にしてもその背景や原因は決して発達障害に限られるものではないが、発達障害ケースも含まれているのが現実である。少年法という少年全体に影響する基幹的な法律の厳罰化の背景に、発達障害少年のケースが影響していることを考えると、社会内での対応困難なケースの支援を社会全体で考えなければならない時期に来ているといえよう。

3 どのような非行少年が増えているのか

　筆者は長年にわたって少年院で非行少年に接してきたが、そのなかで強く感じてきたことの1つは、彼らの自分自身や他者や社会に対する強烈な信頼感のなさであった。自分が信頼できないということは自己肯定感や自尊心の毀損を意味するし、他者や社会が信頼できないということはいかに彼らが安心して成育できる環境にいなかったかを意味する。Balintの提唱した基底欠損[1]ともいえる基本的信頼感の毀損が生じているのである。人は安心できる環境で成育してこそ基本的信頼感を得ることができることから考えると、彼らが基本的信頼感を毀損した背景には、彼らが安心できる環境で成育できなかった状況が存在している。虐待、いじめ、暴力被害、家庭内の不和……さまざまな被害的体験の積み重ねが確認されることが多い。つまり彼らは加害者であると同時に被害者でもあることが多いのである。この認識を支援者がもつことは非常に重要である。この認識を正しくもてないと支援者は適切な支援が提供できない。つまり加害に対するケアと被害に対するケアの両立が求められるのである。

　そして基本的信頼感の著明な低下の結果として彼らは複雑な人間関係が構築できないことが多い。対人回避を起こして引きこもる者もいれば、孤独と不信に強い不安を覚えて無理に集団に入ろうとする者も出てくる。例えば一見したところ非行集団に問題なく属している少年でも、内面では「いつ除け者にされるか」「いつ自分がいじめの対象になってしまうか」「いつ裏切られるか」といった疑心暗鬼や不安に悩んでいることも多い。人は安心できる環境で成育できてこそ基本的信頼感を得られるのであるから、少年非行の予防や更生においては、発達障害の有無にかかわらず、彼らが安心して生きていける、そして成長していけるように支援を構築することが重要となる。

　他方、基本的信頼感が欠如している状態が生み出す別の問題としては、何かを信じるためのよりどころがないということである。これは「何を信じてよいかわからない」状態ともいえ、このために一部の少年は「間違った情報でも信じこんでしまう」という自ら抱える不信感と一見したところ矛盾した状態に陥る。インターネット上の偽情報を鵜呑みにしての非行、アダルトビデオの内容を鵜呑みにしての性非行——そのようなケースは後を絶たない。このような状況にまた発達障害の少年は陥りやすい傾向をもっている。さまざまなマイナス体験で基本的信頼感を喪失した発達障害少年が、インターネット上の偽情報やアダルトビデオの内容などを、いわば「字義通り」に解釈して鵜呑みにし、その行為をしたらどのような結果をもたらすかを「想像できない」まま実行に移してしまうことが実際に起こっている。

4 発達障害者が非行化する機序

1. 一次障害と二次障害

　発達障害についての定義を考えたとき、現時点での共通する概念を抽出すると「何らかの生来の脳機能の障害のために、認知・知能・運動・言語・社会的行動などの諸分野の一部において、年齢に期待される発達課題が達成できない」ということになろう。この概念から考えると、発達障害そのものは本来、社会的な評価とは無関係なはずである。しかし残念なことに往々にしてこれらは

社会的な評価に結びついてしまう。例えば「あいつは出来が悪い」「粗暴だ」「育てにくい」「みんなの輪を乱す」などの評価が生じやすい。この際に基盤の発達障害の存在に周囲が気づいていない場合はなおさらであろう。そしてこういった評価は往々にして，周囲の不適切な対応を生んでいく。例えば，本人にとって理不尽な叱責，いじめ，虐待，疎外と孤立などである。このような対応を周囲に続けられると，当然，人は傷ついていくが，当初は何とか状況を改善しようと努力をする。しかし，発達障害を抱える人々にとって不当な社会的評価を生み出す原因となっている行動や思考は，発達障害自体の障害特性から生じていることが多い。そのため，本人が努力して解決できる問題は限られてくる。解決しようと本人がもがいても解決はできず，障害を抱える本人にとっては自身でどうしようもない問題で周囲から傷つけられる対応を繰り返されることになる。そしてこの状況が続けば続くほど，不適切な対応をされる当事者は，傷つき，自信をなくし，周囲や社会への不信感を募らせ，結果的に自尊感情は低下し，基本的信頼感は損なわれていく……。

このような状態に陥ると人はさまざまな反応を呈する。この反応が外在化と内在化である。抑うつ気分や不安などの精神面の反応を内在化とよぶ。これに対して不登校や引きこもり，食行動異常，暴力，非行など行動面での反応を外在化とよぶ。齊藤は内在化を「内的な怒りや葛藤などを不安，抑うつ，強迫，対人恐怖，ひきこもりなどの自己の内的苦痛を伴う情緒的問題に託して表現すること」，外在化を「内的な怒りや葛藤などを極端な反抗，暴力，家出，放浪，反社会的犯罪行為といった行動上の問題に託し，自己以外の対象に向けて表現すること」と定義している[2]。非行と直結しているのは外在化であるが，外在化と内在化は内的な怒りや葛藤などを起源としていることは共通しているため，しばしば同じ少年の中で併存・混合・移行を起こす。そういった場合，往々にして事例性のより高い外在化に周囲は注目しがちとなるが，支援者は内在化にも十分に注意を払わなければならない。内在化と外在化の混在については国際的操作の診断基準であるICD-10に「行為および情緒の混合性障害」として「抑うつ性素行障害」が採用されていることからも見てとれる。また外在化と内在化が複雑に混合した場合，不機嫌や抵抗，拒絶，敵意，後悔などが入り混じった非暴力的な攻撃性を基盤とする受動-攻撃型の機制をとることもあり，注意を要する。

この内在化や外在化が目立ってくると厄介なことが起こりがちとなる。つまり周囲には，その症状ばかりが目立ってくるのである。こうなると基盤に存在している発達障害はますます気づかれにくくなり，場合によっては周囲は一層不適切な対応を強化させてしまう。「やっぱりあいつは，出来が悪いやつだ」「やっぱりあいつは，乱暴なやつだ」「やっぱりあいつは和を乱すやつだ」などである。こうなると，反応的に内在化や外在化はますます深刻化してしまうという悪循環を起こす。その行きつく先の1つが非行や犯罪ということになる。では非行や犯罪に行きつかなければよいのであろうか？ その場合，重度の抑うつや不安を生じてしまったり，重度の依存症や強迫症状，重度の摂食障害などが生じることもありうる。場合によっては深刻な自傷行為や自殺も起こってしまうのである。「自分に自信なんかないし，他人も社会も信じられない」――表現は違えど発達障害を抱えながら深刻な非行を起こした少年からこのような訴えを聞くことは多い。そして往々にしてその訴えには諦めと絶望と怒りといった複雑な想いが満ちている。発達障害を抱えながら大きな非行や犯罪を犯してしまう人々の背景には，このような状況が存在していることが多い。自閉スペクトラム症（ASD）を抱える少年の非行や犯罪のなかには，確かに「こんなことをしてみたい」「こんなことをしたらどうなるかを知りたい」といった強い興味や関心のこだわりが衝動統制力の脆弱性と結びつき，起こってしまった事件もある。その場合，障害特性のみから事件を起こしたように見えなくもないが，そのような非行・犯罪を起こした人々の場合でも，本人から丁寧に話を聞いていく

と，やはり社会内での孤立や自分を理解してもらえない違和感が存在していることが多い。前述したように基本的信頼感は安心のできる環境で生育してこそ育つ。つまり彼らは安心できない環境のなかで生きてきたといえよう。安心して生育していける環境を提供する重要性はいうまでもないが，それを提供するためには何が必要か——それはやはり早期に障害の存在を発見し，早期に正しい知識を周囲にもってもらい，早期に正しい療育を行っていくこと，この基本に尽きると考えられる。

先ほど挙げた発達障害の共通概念，つまり「年齢に期待される発達課題が達成できない」という症状を一次症状あるいは一次障害とよぶのに対して，不適切な対応（例えば理不尽な叱責，いじめ，虐待など）を繰り返されるなど，境遇や環境が影響して起こってくる内在化や外在化といった症状のことを，二次症状あるいは二次障害とよぶ。つまり，発達障害を抱える人が犯罪や非行を起こしてしまう場合，この二次障害であることが非常に多い。二次障害である以上，その根底にはさまざまな不適切な傷つき体験を有していることが多く，その視点を忘れてはいけない。精神障害を基盤として不適切な行動が出現することを行動障害とよぶが，この観点でいえば，二次障害として起こってくる非行や犯罪も行動障害であり，そして非行が繰り返されたり非行が重大化するのであれば一種の強度行動障害といえよう。生来の強度行動障害という人はいないか，ごくわずかのはずで，強度行動障害というのは，あくまでその当事者の特異な行動や障害特性を理解していない周囲の人々が不適切な対応（この対応は善意の場合も悪意の場合もありうる）を繰り返してしまった結果，形成されてしまった二次的・三次的な障害だと考えるべきであろう。少数例においてはそうでない場合もあろうが，実際に当事者を前にして支援を考え，実行する際には二次的・三次的障害と考えるほうが，そう考えない場合よりもはるかによい支援を考案し実践することができる。

こういった二次障害を起こす不適切なかかわりや支援こそ「適切な支援を受けていない」ということになるが，もう一点忘れてはならないのは，たとえ理不尽な叱責や虐待やいじめがなくとも，「彼らが社会的に不適切な興味やこだわりや関心をたまたまもってしまったときに，それを放置される」ことも「適切な支援を受けていない」ことになる。例えば「この薬品を飲ませたら人はどうなってしまうのだろう」と興味をもつことはセーフだが，実際に人に飲ませることはNGである。その境界を意識させ，社会的にセーフな範囲に修正していくかかわりや支援をしていく必要があろう。こういった明確な理不尽な叱責やいじめや虐待などが存在しないケースを二次障害とよぶことには議論があろうが，適切な支援が行われてこなかったことには違いはない。

こういった社会的にはNGな興味・関心の実行を抑制できない原因としては，ASDの場合なら，興味・関心があまりにも狭く，限局しているために，その結果を知ることだけで頭の中がいっぱいになってしまうイマジネーションの問題が一因となろうし，その行動の結果，どのような結果が起こり周囲がどのような感情をもつのかが想像できないイマジネーションやコミュニケーションの問題が一因となることもある。またADHDで特に問題となるが，目標に向けて注意や行動を制御する実行機能（executive function：EF）あるいは実行制御機能（executive control function：ECF）の障害が衝動的な行動を抑制できず，攻撃的行動や反社会的行動のような外在化症状を引き起こす場合もありうる。ECF異常はADHDにおいては報酬系異常とともに中核症状とされるが，ADHDの併存の有無にかかわらず，ECF異常は素行障害のリスク因子ともなっており，重篤な素行障害になるほど，ECF異常がより顕著となっているとの報告がある[3,4]。ADHDは実行機能や報酬系の異常のために，多動，注意欠如が起こってくるが，それらとともに衝動性も重要な障害特性となる。その衝動性が反社会的行動と不幸にして結びつく可能性は排除できない。こういったECF異常は，ADHDのみならずASD単独ケー

スやASDとADHDの併存ケースにも生じうる。こういった要因が強い場合，場合によっては薬物療法などの導入も検討課題となる。

2. 二次障害としてのDBDマーチ

　複数の疫学研究によるとADHDの罹患者の30～45％には反抗挑戦性障害が併存し，反抗挑戦性障害の罹患者の25～47％は素行障害に進展し，素行障害の罹患者の約1/3は反社会性パーソナリティ障害に進展する。また，反抗挑戦性障害の罹患者の65％がADHDも併存しているという報告もある。これらの疫学調査結果はADHD，反抗挑戦性障害，素行障害，反社会性パーソナリティ障害の4者に強い相関があることを示唆している。反抗挑戦性障害の罹患者は非罹患者の約4倍，素行障害に罹患しやすいという報告もあるし，反抗挑戦性障害の一部は素行障害の前駆状態であると結論する研究者も存在する。

　齊藤らはこれらの疫学知見や仮説を，子どもの成長・加齢という観点からとらえなおし，成長・加齢とともにADHD罹患者の一部が反抗挑戦性障害に進展し，そのまた一部が素行障害に進展し，最終的にその一部が成人以降に予後不良な反社会性パーソナリティ障害に進展するという「DBD(disruptive behavior disorder：破壊的行動障害)マーチ」を提唱した[5]。このような進展現象がなぜ生じるかについては，ADHDにおいてはECF障害という生物学的要因が存在していることと，ADHDに罹患していることによって周囲の不適切な対応を招き二次障害が生じるという心理社会学的要因が存在していること，という複合的な要因があるのではないかと推測されている。齊藤はADHDの破壊的行動のリスクよりも，いかにADHD者が適切な支援を受けられていないか，適切な支援を受けられればDBDへの進展がなかったはずのADHD者が不適切な対応を取られることで二次的に破壊的行動を呈さざるを得なかったという事象に注目すべきことも主張していて，やはりDBDマーチも二次障害の一環とと

らえることもできよう。

5 おわりに

　以上のように，発達障害少年の非行化の機序には一次障害と二次障害が複雑に混じり合っていることが多い。そしてこれらの要因を見誤ると適切な介入・支援につながらない可能性が高まる。非行や犯罪といった観点から考えると適切な介入や支援につながらないということは，場合によっては新たな犯罪や犯罪被害者を生んでしまう可能性すらあるということで，われわれはそれをできうる限り避けねばならない。WHOは疾患のあるべき治療モデルとして「バイオ・サイコ・ソーシャルモデル」を提唱しているが，非行臨床においても本モデルは当てはまる。非行や犯罪の場合，どうしてもサイコロジカルな視点やソーシャルな視点で事例を見てしまいがちになるが，非行少年支援や発達障害支援に携わる人間は，バイオロジカルな視点も含めた公平な視点をもたなければならない。そしてその公平な視点のうえで正しくアセスメントを行い，正しくケースを把握することが適切な支援の第一歩となる。支援については次章以降を参照いただきたい。

参考文献

1) 内山登紀夫（研究代表者）：青年期・成人期発達障がいの対応困難ケースへの危機介入と治療・支援に関する研究．厚生労働科学研究費補助金障害者対策総合事業精神神経分野．平成25～27年度総括研究報告書，2016
2) 法務省法務総合研究所：平成28年版犯罪白書：再犯の現状と対策のいま，日経印刷，2016
3) 桝屋二郎：発達障害へのアプローチ：最新の知見から 第10回 発達障害と司法．精神療法 41：95-102，2015
4) 桝屋二郎：非行臨床と発達臨床病理学．こころの科学 181：49-53，2015
5) 桝屋二郎：非行とそだち．非行のバイオロジー．そだちの科学 23：2-7，2014

引用文献

1) Balint M：The Basic Fault：Therapeutic Aspects of Regression. Northwestern University Press, 1969〔マイクル・バリント，中井久夫（訳）：治療論からみた退行：基底欠損の精神分析．金剛出版，1978〕
2) 齊藤万比古：発達障害が引き起こす二次障害へのケアとサポート．学習研究社，2009
3) Seguin JR, Boulerice B, Harden PW, et al：Executive functions and physical aggression after controlling for attention deficit hyperactivity disorder, general memory, and IQ. J Child Psychol Psychiatry 40：1197-1208, 1999
4) Toupin J, Dery M, Pauze R, et al：Cognitive and familial contributions to conduct disorder in children. J Child Psychol Psychiatry 41：333-344, 2000
5) 齊藤万比古，原田謙：反抗挑戦性障害．精神科治療学 14：153-159, 1999

（桝屋二郎）

発達障害と犯罪

1 はじめに

　発達障害（例えばDSM-5にいう神経発達症/障害群）は、きわめて幅広いものを含む概念である。そしてその障害特性についても、たとえ同一の診断名であっても個々のケースごとに異なった現れ方をする。それは、障害特性自体の多様性に加えて、本人がおかれている環境との相互作用も多分にかかわっているからである。

　同じ理由で、発達障害と犯罪や触法行為との関係も複雑である。同一の診断名であっても事件に至る動機や、障害特性が事件に結びつくまでの機序には、個別のストーリーがある。そこで本項では、発達障害のなかでも特に注目されている自閉スペクトラム症/自閉症スペクトラムに焦点をあて、触法行為との関係について論じることとする。

2 自閉スペクトラム症/自閉症スペクトラム障害と触法行為

　「発達障害」のなかでも特に自閉スペクトラム症/自閉症スペクトラム（ASD）をもつ者は、実直で、相手の言葉を字義通りにとらえやすく、現実的な想像をする力が弱いといった特性がある。そうした特性は、時に悪い方向に利用されて詐欺行為の被害にあったり、女性の場合には、本人もほとんど自覚のないまま、わいせつ行為の被害者となっているようなケースも少なくない。

　また、発達障害をもつ人と触法行為の関係については、実際に一般人口と比較しても、他害行為に至る頻度が高いといったデータはなく、これらを考え合わせると、「発達障害」と触法行為との関係は、加害者というよりも、むしろ被害者としてのかかわりのほうが圧倒的に多いようにも思われる。

　しかし一方で、その頻度は低いながらも、ASDをもつ人のなかにはさまざまな理由を背景に他害行為の加害者となってしまう者も存在する。そして、いったん事件が起こると、動機が不可解であることなどからマスメディアに大きく取り上げられたり、犯行態様の特殊さや、事件後に反省の様子が窺われないことなどを指摘され、ASDをもつ人は皆、冷酷で予測不能な存在であるかのような社会の誤解を招くような報道がなされてきた。

　そして、そうした事件がきっかけとなって、発達障害やASDという診断名が社会に広く認識されるようになったというのも事実である。しかし、ここで重要なことは、触法行為の頻度や理解しがたい行動を指摘することではなく、ASDのどのような特性がどのような経緯で触法行為につながってしまったのかを明らかにし、そうした情報を家族や支援者らが共有しておくことにより、新たな触法行為を未然に防ぐことであろう。

そこで，次項では発達障害の特性がどのような経緯で触法行為に結びついてしまうのかについて概説する。

3 障害と触法行為の関係

障害特性と触法行為の関係を整理していくと，障害特性がさまざまな形で事件の動機に影響していることがわかる。例えば，①直接の動機としてかかわっている場合，②犯行の手口，様式，スタイルとしてかかわっている場合，③間接的な動機や背景としてかかわっている場合といった3つのパターンに分けられる。それぞれのパターンについて，具体的な例を挙げながら説明する。

1．障害が直接の動機としてかかわっているケース

ASDには，Wingの三つ組といわれる代表的な3領域にわたる障害特性がある。すなわち，①社会性の障害，②コミュニケーションの障害，③想像力の障害である。このうち触法行為の直接的な動機となっていることが最もわかりやすいのは，③の想像力の障害に含まれる興味・関心の偏りが関係しているケースであろう。

人が何かに興味をもったり，それに高じたりすることは特別なことではない。しかし，興味の対象によっては，それ自体が犯罪につながってしまうような場合もある。

例えば，高校生のAさんは，戦闘ゲームをきっかけに武器に興味をもつようになり，インターネットを利用して，サバイバルナイフや日本刀，モデルガンなどを100点以上も収集していた。Aさんによれば，「ナイフやガンを持っていることが違法だとは知らなかった。銃刀法（銃砲刀剣類所持等取締法）という法律があることを，誰かがもっと早く教えてくれていれば集めなかったのに」と述べていた。

また，興味の対象自体は犯罪に直接つながらないものであっても，「集めたい」という欲求が強くなりすぎると，極端な手段を使ってもそれを手に入れようとして触法行為につながってしまうような場合もある。

大学生のBさんは真面目で評判の青年であった。あるとき，カラフルで同じフォーマットで数字や記号が並んでいるクレジットカードに強く興味をもち，はじめは自分が会員になるなどしてカードを収集していたが，次第にそれでは満足できなくなり，大学の食堂などで計画的に待ち伏せして，置き引きを繰り返すようになっていった。なお，集めたクレジットカードは不正に使用することはなく，自室に独特の整理方法でコレクションしていたという。

そのほかにも，科学薬品に興味をもった少年が，その薬理作用を間近で観察するため，近所の野良ネコなどを実験台として薬物投与を繰り返し，その症状の変化を観察していたというケースもある。もちろん，こういったケースについては想像力の障害も大きく関与しているであろう。

このようにASDをもつ人の場合には，いったん，興味・関心が高まると，本人は意図的な悪意をもっていなかったとしても，社会的なモラルを度外視してのめり込んでしまい，結果として触法行為につながってしまうことも十分にありうるのである。

2．障害特性が犯行の手口やスタイルとしてかかわっているケース

先に示したWingの三つ組のうち，①社会性の障害は，その対人関係のあり方から孤立群，受動群，積極・奇異群，形式ばった大仰な群（尊大型）の4群に分けて説明されている[1]。なかでも積極・奇異型の人は，相手のニーズにかかわらず自分の要求や関心事を一方的に話したり働きかけたりするため，対人面でのトラブルが生じやすく，そうした障害特性が触法行為の手口やスタイルに影響を与えているようなケースも存在する。

例えばCさんは会社の同僚に好意を抱き，相

手の反応にかかわらずしつこく交際を申し込んだり，さらには相手の自宅の住所を調べて，夜間に突然押しかけて花束を渡そうとしたために，ストーカー行為として訴えられてしまった。

Cさんのケースをみると，行動化のきっかけは積極・奇異型の特性からはじまっているが，触法行為へと事態が進んでいく背景には，社会性の障害，コミュニケーションの障害，想像力の障害というASDの三つ組の障害のいずれもが関与していることがわかる。そのため，触法行為にいたる過程のどの部分で問題が生じているのかを丁寧にみていく必要がある。

例えば，夜間に花束を持って自宅に押しかけるという行動をとってみても，当人は，相手が不快な思いをするかもしれないといった考えには到底及ばず，むしろ喜ばれると思って行動していたということはまれではない。

そのため，特に，異性との対人トラブルの場合には，個人的な感情の問題も複雑にかかわってくるため，まずは本人の感情を整理したうえで，次に，相手はそのときにどのように感じていたのか，どんな行動が相手に恐怖感を抱かせるのかといった話を，本人の理解度に合わせて丁寧に説明していくといった作業も必要となってくる。

3. 障害特性が間接的な動機や背景としてかかわっているケース

障害特性が間接的に触法行為の動機や背景にかかわっているパターンとしては，②コミュニケーションの障害が強く影響していることが多い。コミュニケーション障害とは，具体的には，何でも字義通りにとらえたり，ユーモアやメタファーの理解が不得手といった特性などを指す。そして，そうした特性のために周囲の状況を正しく認識できなかったり，相手の言葉や意図を誤って受け取り，被害的に解釈してしまったり，そうした誤解に基づいて一方的に敵意を抱き，攻撃的な行動に至るようなケースが典型といえる[2]。

会社員のDさんは，職場でのプレゼンテーションの際に上司から「方向性をもう一度検討したほうがいい」と言われたことを，会社を辞めたほうがいいと宣告されたと誤解して，落ち込んで1人で考えているうちに，いくら上司でも大勢の前でそのようなことを言うのは失礼だという怒りが募り，会社で上司を中傷する内容のビラを配ったというケースがある。

また，彼らにはいったん思い込むと修正されにくいという特性がある。そのため，当初は単純な勘違いからはじまったことであっても，次第に思い込みを強くして妄想といってもよいレベルにまで思い込みを発展させてしまうこともある。さらには，実行機能に障害[3]があるために，問題に直面しても現実に即した解決方法を見出せず，自暴自棄になって自殺や反社会的行動といった極端なかたちで行動化することもある。

ASDにはWingの三つ組以外にも，感覚過敏の問題や，運動機能の障害，パニックなどの情動のコントロールの問題など，DSMなどの診断基準では必須とはされていないさまざまな障害特性がある。こうした特性のいずれも直接的に触法行為に結びつくものではないが，例えば，感覚過敏の症状により，突然後ろから大きな声で話しかけられるなどすると驚愕して，容易にパニック状態に陥りやすく，混乱して咄嗟に暴力的な行動に出てしまうようなこともある[4]。

こうしたタイプの他害行為については，相手に対する敵意や攻撃性は認められず，あくまでも自己防御的な意味合いが大きいという点が特徴である。

4 触法行為を回避する

ここまでにASDの障害特性がどのようなかたちで触法行為に結びつくのかについて，事件との関係性に着目した3つの軸を基準に概観したが，ほとんどのケースで共通しているのは，本人なりの非常に論理的な動機に基づいて行動していることである。そして，事件よりもかなり前の段階か

ら抑うつや不安，あるいは引きこもりなどのさまざまな主訴で医療機関にヘルプサインを発信しているケースも少なくない。こうしたケースについては，彼らのヘルプサインに，より早い段階で周囲が気づいていれば，深刻な事態に至ることを未然に防ぐことは十分に可能であると考える。

ただし，彼らはそもそも自分の悩みを他人に相談すること自体が非常に苦手であるし，たとえ相談の場をもてたとしても，物事の要点をうまく説明することも不得手である。加えて，思春期以降にいじめなどを受けた経験があるケースでは，対人不信感が強く孤立しがちであるかもしれない。

したがって，そうしたケースの場合には，例えばインターネットなどを活用して，直接来訪しなくても，日常の生活場面で直面する素朴な疑問やちょっとした困りごとを相談できるような機会を設定したりすることが有効であると思われる。また，身近に支援者がいる場合には，日頃から彼らの現在の"マイブーム"が何であるのかについてよく観察しておくことは，関心がエスカレートして二次的に事件につながるような事態を防止するうえで役立つであろう。

こうして学校，職場，医療機関，家庭などが連携し，多方面から彼らのヘルプサインを見逃さないためのセーフティネットを構築すること，そして常にお互いの情報を共有できるような支援体制を整えておくことは，触法行為へのつながりを回避するためには最も有効な手段であると思われる。

（本項は安藤久美子，岡田幸之：大人の発達障害と犯罪，触法問題．精神科臨床サービス 14：366-371，2014を改編したものである）

文献

1) Wing L：The autistic spectrum：a guide for patients and professionals. Constable and company, London, 1996〔ローナ・ウィング：自閉症スペクトル―親と専門家のためのガイドブック（久保紘章，清水康夫，佐々木正美 監訳）．東京書籍，pp42-47, 1998〕
2) 岡田幸之，安藤久美子：自閉症スペクトラム障害にみられる特徴と反社会的行動．精神科治療学 25：1653-1660, 2010
3) Ozonoff S：Executive functions in autism. In：Learning and cognition in autism (schopler E, Mesibov GB, eds.). pp199-219, Springer, 1995
4) 安藤久美子：発達障害と司法との接点．治療 94：1424-1428, 2012

〈安藤久美子〉

5 発達障害の支援の原則

TEACCH と SPELL の原則 108

非行からの復帰支援 114

TEACCHとSPELLの原則

1 はじめに

本項では，発達障害の方々への支援の取り組みの原則を述べる。特にその取り組みが成功していると国際的に認められている，米国ノースカロライナ州における TEACCH Autism Program の基本理念と，英国自閉症協会（National Autistic Society：NAS）の提唱しているフレームワーク SPELL[1] とを紹介する。

2 TEACCH Autism Program

1. TEACCH Autism Program とは

TEACCH Autism Program とは米国のノースカロライナ大学の一部門の名称で，同部が中心となり，ノースカロライナ州で実践している全州規模での自閉症スペクトラム（ASD）のある人のための支援システムのことを一般的には指す。1972年，Eric Schopler によって同大学精神科にTEACCH（Treatment and Education of Autistic and Related Communication Handicapped Children）部が設立され，そのプログラムが展開されてきた。2011年からは名称が TEACCH Autism Program に変更されている。現在，チャペルヒル校を中心に9つのセンターがあり，州全域をカバーしている。

サービスとして，早期の診断・評価，親や教師に TEACCH センターのスタッフが子どもを指導する場面を見てもらい，指導の方法を学んでもらうための個別セッション，ソーシャルグループ，学校などの教育現場へのコンサルテーション，居住の支援，就労支援，余暇支援，トレーニングを受けた保護者がサービスにつながる前の保護者を支えるメンタープログラム，また診断・評価のためのツールの開発をしたり，ワークショップやセミナーを通して専門家などの養成を行うなど多岐にわたり展開されており，幼児期から生涯にわたる一貫した包括的な支援プログラムである。

したがって○○療法というようなものではなく，新しい医学的・心理学的な知見を取り入れ，ノースカロライナ自閉症協会や学校・地域生活を支援している組織などとも連携をとりながら，その時期のさまざまな要望に応じて，必要なサービスを柔軟に展開している。また，その支援の原則や取り組みのためのアイディアは世界中でモデルにされている[2,3]。

2. 時代背景と TEACCH Autism Program の目指すこと

TEACCH 部が設立された1960〜70年代の自閉症へのアプローチは，Bruno Bettelheim らに代表されるような精神分析的アプローチが主流で

あった．自閉症は情緒障害であり，"冷蔵庫のような母"が自閉症を作ると考えられていた．そのため母子を分離し，親への精神分析的介入，また子どもへはフロイト理論に基づいた教育や遊戯療法，絶対受容などが行われていた．Schoplerは自閉症は情緒障害ではなく，知覚などの認知特性に偏りがある脳障害であること[4]，親を治療の対象とするのではなく，親と専門家が協働することが有効であること[5]，おかれている環境の意味を明確にすること（構造化）が有効であること[6]を研究から明らかにし，これらが基礎となってTEACCHプログラムへと発展した．

それまでの情緒障害ととらえ，治癒を目指したアプローチから，認知の問題ととらえ，ASDの認知特性に合わせた環境を作ることで，ASDの人が自立して生活し，そのことを通して自尊心や自己肯定感を育みながら，地域社会のなかで周囲の必要な他者と共生（協同と協働）していくことを目指したアプローチへと転換された[2,3]．

3. TEACCHの理念

上記の歴史的背景のなか，TEACCHプログラムは誕生し発展してきた．以下は，Schoplerによる TEACCH の9つの基本理念を要約した（表5-1）[1,7,8]．

A. 理論ではなく実際の子どもの観察からASDの特性を理解する

理論や方略があり，それにASDを合わせさせて介入するのではなく，直接子どもを観察し，どのようにASDの行動や認知の特性があるかを認識し，理解してからその人に応じて支援を考えるということである．

B. 保護者と専門家の協力

専門家はASDに関することに詳しいが，保護者は本人のことを誰よりも詳しく，また実際，日常生活における多くの支援を提供する立場にある．したがって単に専門家が保護者を指導すると

表5-1　TEACCH Autism Programの基本理念

A. 理論ではなく実際の子どもの観察からASDの特性を理解する
B. 保護者と専門家の協力
C. 治癒ではなく，子どもの適応性を高めることがゴールである
D. 個別の正確なアセスメント（評価）に基づいて支援方法を考える
E. 構造化された指導法の利用
F. 認知理論と行動理論を重視する
G. スキルを伸ばすと同時に弱点を受け入れる
H. ホーリスティックアプローチ
I. 生涯にわたるコミュニティーに基礎を置いたサービス

いう関係だけでなく，両者が対等で密に協働することが重要と考える．また保護者は，本人たちの権利擁護という観点から専門家と協力して行政などへ働きかける必要性があることなどを重視している[5]．

C. 治癒ではなく，子どもの適応性を高めることがゴールである

TEACCH Autism Programが目指す支援は，医学・心理学的にASDを治癒させることではなく，ASDの人の認知特性（ものの感じ方や見え方・とらえ方，学習スタイルなど）をASDの人の文化として尊重し，ASDの視点から困難を理解し，困難を補うよう環境を整えることで，社会のなかで自立し，共生していけるようにすることである．

D. 個別の正確なアセスメント（評価）に基づいて支援方法を考える

ひとくちにASDといっても1人ひとり認知特性が異なる．したがって，個々の認知特性を知ることは重要で，それがアセスメント（評価）である．今持っている能力や強み，苦手，学習スタイルなどを把握し，今何をどのように教えるべきか，どの部分は環境を工夫することで補うべきかの方略を検討することができる．

フォーマルな評価としてはPEP-3（Psychoeducational Profile, Third Edition）やTTAP（TEACCH

Transition Assessment Profile）などが考えだされた。これらは ASD を対象として開発されたために，ASD の特性を把握するのに有用である。また CARS-2, Second Edition（Childhood Autism Rating Scale, Second Edition）などといった診断・評価のための補助ツールも開発されており，ADOS-2（Autism Diagnostic Observation Schedule, Second Edition）などとともに用いられる。これらや Wechsler 式知能検査，Vineland 適応行動尺度などの定型発達でも一般的に用いられているツールなどを組み合わせ，さらにインフォーマルな評価も加え，アセスメントを行っている。

E. 構造化された指導法の利用

構造化とはその人の認知特性に応じた環境を設定することで，今そこでは何が期待されているのかなど，その環境のもつ意味を理解し，自立して行動できるようにするための支援手段である。例えば子どもによっては，1つの場所を多目的に使うと今は何をする時間なのかわからなくなり，期待されている行動とは別の行動をとってしまう場合がある。そのような場合には，この場所に来たらこの活動をするなどと場所と活動を一致させることで，その場所にいったら大人の指示を待つことなく，やるべきことを理解でき，活動に自立的・自発的に参加できるようになる。こうした理解しやすい環境を設定することが ASD の人の支援では重要である[6]。

F. 認知理論と行動理論を重視する

支援プログラムを考えるときに認知理論と行動理論を重視する。かつては行動理論・行動療法が全盛の時代もあった。一般的に伝統的な行動療法においては，表出された行動のみに焦点をあて，人間の行動を決定する因子として報酬が重要視された。報酬を得るために行動すると考え，その認知的プロセスは考慮されなかった。

一方，Albert Bandura による社会的学習理論ではヒトを認知的存在ととらえ，ヒトは周囲の状況や行動の結果などの先の予測を認知する（理解する）ことに基づいて能動的に行動を決定するという視点にたち，認知過程を重要視する。TEACCH Autism Program ではこの Bandura の考えの影響も受けており，ASD の子どもや成人が予期できる環境，意味が理解できる環境を設定することを目標にしている。

G. スキルを伸ばすと同時に弱点を受け入れる

ASD の人々のあり方は多様であり，認知発達のあり方や学習スタイルは人それぞれに異なっている。しかも，ASD の子どもは柔軟性に乏しく，興味や関心のあり方が偏っていることが多い。したがって支援する際に現在の子どもの能力や興味・関心のあり方を認識し，そこから出発する姿勢が必要である。そのためには適切に評価し，子どもの長所や興味のあり方に注目するとともに，弱点を正確に把握する。子どもの評価に基づき達成可能な課題設定をし，成功体験や自立的経験のなかから自己肯定感を育むことが重要で，達成不可能な課題設定を継続し失敗体験を繰り返すことは避けるべきである。

ここでいう課題とは，いわゆる学習課題や身辺自立の課題にとどまらず，他児と交流したり遊ぶこと，仕事をしたり社交の場で振る舞う活動なども含む。このような，定型発達の子どもや成人の場合には無意識にできるような活動も，ASD の場合には達成に努力や工夫が必要な「課題」になるからである。

H. ホーリスティックアプローチ

ASD の認知特性は生涯続くものであることはいうまでもなく，したがって支援も縦断的かつ横断的で包括的である必要がある。それぞれの場面で小児科医，精神科医，心理士，言語聴覚士，作業療法士，教師，生活や就労支援の専門家，運動や余暇の専門家などさまざまな専門家がかかわる。専門家がそれぞれの専門知識をもってアプローチすることは当然のことであるが，それだけでは一貫した支援を提供することは困難である。つまり全体を見渡す視点が必要で，それに欠ける

と課題の優先順位や現在の到達目標の設定ができない。したがって TEACCH Autism Program では，専門家は全体的（ホーリスティック）な視点をもつジェネラリストであることが必要とされている。

I. 生涯にわたるコミュニティーに基礎をおいたサービス

現在のところ ASD を治癒させる治療法はなく，その認知特性は生涯にわたる。したがって支援も生涯にわたる前提で，生活のコミュニティーに基盤をおく必要がある。

3 SPELL

NAS もまた TEACCH 部と同時期に発足した。ASD やその保護者への誤った解釈や偏見のなか，Lorna Wing や他のロンドン北部に住む ASD の子どもをもつ保護者らによって，1962 年 Autistic Children's Aid Society of North London として設立された。その活動はのちに他の地域にも広がり，現在，英国全土に 100 以上のブランチをもち，さまざまなサービスを展開している。

NAS の行っているサービス・活動としては，本人への診断・評価，療育，教育（自閉症学校の運営やアウトリーチサービス），就労，生活（入居やアウトリーチサービス）および余暇（放課後サービス，ソーシャルグループ）支援などがある。また保護者に対しては，情報の提供や，助言・援助，あるいはトレーニング，さらに教育・就労支援・生活支援などの専門家に対しても情報の提供やトレーニングなどを実施している。その他，キャンペーンほか機関誌の発刊や学会の開催などを通じた啓発活動，権利擁護活動，あるいは研究活動などがある。

NAS はさまざまなサービスを展開するなかで，SPELL（表 5-2）といわれるフレームワークを提唱している。これらは長年の NAS の学校や成人向けサービスのなかで培われた知見であり，

表 5-2　SPELL

- Structure：環境設定（環境構造）
- Positive (approaches and expectations)：肯定的なアプローチと期待感
- Empathy：共感
- Low arousal：穏やか
- Links：つながり

NAS としては特定の介入を推奨しているわけではないが，いずれの支援や介入あるいは専門家研修を行ううえでの基礎・土台となると考えられている。"SPELL" は 5 つの基本原則 Structure, Positive (approaches and expectations), Empathy, Low arousal, Links の頭文字をとっている[1,9]。

1. Structure：環境設定（環境構造）

ASD の支援において，環境設定の工夫が有用・効果的であることが知られている。環境設定のアイディアを用いることで，ASD の人たちにとって，おかれている環境や状況の意味が，時間的（今は何をし，次は何をするのか，やりたいことはいつできるのかなど），空間的（ここは何をする場所なのかなど）により予測可能で理解しやすいものとなり，また安心・安全な場であるということを示すことができる。

したがって他者からの手がかりに依存した行動を減らし，より自立的で，自分で判断して生活を送ることができるようになる。何が起こるのか，何を期待されているのかなどを，個々の理解する力やニーズ，認知特性に応じて工夫・調整して伝えることで，環境の構造を示すことができる。

またその結果，ルーチンへの頑なな依存を減らし，柔軟性を引き出すことにもつながる。一般的に ASD では視覚的に組織化されたことへの反応性や理解がよく，環境設定を工夫する際には，この強みを活用することが有効である場合が多い。

2. Positive approaches and expectations：肯定的なアプローチと期待感

　潜在的な力を発見・発達させ，しかし不利益を最小限にするため，注意深く，しかし積極的に，粘り強く介入することが重要である。また介入に際しては，高い，かつ現実的な期待感をもたせることが大切であり，その目標や支援内容などの設定は，注意深い評価に基づいて行われる必要がある。彼らの強みやニーズ，機能レベル，そして支援の必要性を勘案する必要がある。本質的な彼らの強み，興味や能力に基づき，自尊心や自己肯定感を育めるよう取り組む必要がある。

3. Empathy：共感

　共感とは，ASD特性の視点から，彼ら・彼女らの世界を理解することである。このことはASDの方々への支援をする者にとって，最も重要な要素となる。支援者は個に応じて，彼ら・彼女らがどのように世の中を見たり，とらえたりするのか，何に動機付けされたり興味をもつのか，あるいは何に恐怖や不安，苦痛を感じるのかを注意深く評価する必要がある。

　ASDの方の視点を理解し，敬意を払い，共感することに尽力することは，彼ら・彼女らとのコミュニケーションを発展させることに寄与するであろう。つまり，このことは彼ら・彼女らとの質の高い関係を構築するうえで，最も重要なことである。

4. Low arousal：穏やか

　ASDの方の不安を減らし，集中を高めるためには，落ち着いた環境を設定し，かかわり方も穏やかである必要がある。またASDにおいては，非ASDとは異なった感覚情報の処理が行われ，感覚の偏りがみられる場合がある。とりわけ言語での指示など聴覚的な情報が提供される場合，その処理・理解に一層の時間を必要とすることがある。したがって，例えば音量や配色，香り，光，雑音など，彼ら・彼女らにとって嫌悪となるような刺激，あるいは注意を妨げてしまうような刺激には十分注意を払う必要がある。

　穏やかに低刺激で，とはいっても全く何もしないということではない。当然，幅広い経験を積むことは有益なことである。ただし，その際もよく計画し，刺激の少ない方法で取り組むべきである。多くのASDの人たちは，感覚刺激などを減らしたり統制した状況下のほうが，より物事が順調に遂行しやすいということがわかっている。

　さらにリラクゼーションやスヌーズレン（感覚刺激空間），音楽，マッサージ，その他好む感覚刺激での活動をうまく活用することで，落ち着きやすくなったり，不安を低減させることができたり，あるいはより健康的な生活を送れるようになるかもしれない。

5. Links：つながり

　関係する種々の機関が連携することは支援の一貫性を築くうえで重要である。本人・家族を含めた関係者・関係機関が連携することで，縦断的にも横断的にも総合的で一貫した支援を実現することができる。またASDにおいて，保護者や支援者と強いつながりをもって取り組むことも重要であるが，一方で教育，その他の事柄において，地域社会とのつながりをもち，経験を重ねることは，地域生活に参加するうえで有意義である場合もある。

4 まとめ

　以上，TEACCH Autism Programの基本理念とNASのSPELLを述べてきた。両者を概観すると共通点が多いことに気が付くであろう。例えば，ASD者に対して，いわゆる治そうとするような治療対象としてではなく，認知の違いを認め

たうえで支援の対象としてとらえている点，保護者に対しても同様で，治療の対象ではなく，共同治療者であると位置づけている点，コミュニティーに基盤をおき，包括的な支援体制を構築することを推奨している点，またその支援には本人たちの認知特性に合わせた構造化のアイディアを活用することが重要としている点，支援のアイディアは個々の評価に基づき個別化して行われるべきとしている点，そして，その支援のアイディアを活用することでより自立的な生活が送れるようにすることを目指している点などである。

　各国で当然医療，教育，福祉その他の制度や事情は異なり，文化も違う。ただ上記は，いずれの環境においても実施可能な内容ではないだろうか。日本国内においてもASDを取り巻く地域や立場による事情はそれぞれ異なる。それぞれの地域や環境で，そこに合った形で，これらを参考に取り組むことが必要であると考える。

文献

1) 佐々木康栄，宇野洋太，内山登紀夫：おとなの発達障害―障害の特徴と対応．デイケア実践研究 17：178-185, 2013

2) 宇野洋太，内山登紀夫：TEACCHによる療育．専門医のための精神科臨床リュミエール19 広汎性発達障害―自閉症へのアプローチ（市川宏伸編），pp141-148, 中山書店, 2010

3) Mesibov GB, Shea V：The TEACCH program in the era of evidence-based practice. J Autism Dev Disord 40：570-579, 2010

4) Schopler E：Early infantile autism and receptor processes. Arch Gen Psychiatry 13：327-335, 1965

5) Schopler E, Reichler RJ：Parents as cotherapists in the treatment of psychotic children. J Autism Child Schizophr 1：87-102, 1971

6) Schopler E, Brehm SS, Kinsbourne M, et al：Effect of treatment structure on development in autistic children. Arch Gen Psychiatry 24：415-421, 1971

7) Schopler E：Implementation of TEACCH Philosophy. In：Handbook of Autism and Pervasive Developmental Disorders 2nd ed (Cohen D, Volkmar F, Eds.), pp767-795, John Wiley & Sons, 1997

8) Schopler E, Mesibov G：International Priorities for Developing Autism Services Via the TEACCH Model--1-Guest Editor's Introduction-Cross-Cultural Priorities in Developing Autism Services. Int J Ment Health 29：3-21, 2000

9) Siddles R, Mills R, Collins M：SPELL-the National Autistic Society Approach to Education. Communication Spring：8-9, 1997

（宇野洋太，高梨淑子，内山登紀夫）

5 発達障害の支援の原則

非行からの復帰支援

1 はじめに

　発達障害を抱えながら触法行為に至ってしまった場合，どのような具体的支援を展開すべきなのであろうか？　それらを考える際に，改めて確認しておきたい知見や事実は，まず発達障害の存在と反社会的行為を加害や被害の視点でとらえなおすと実は発達障害者は，その障害特性ゆえに加害者となるより，しばしば被害者になりやすいということである[1]。そして，「発達障害を抱える人々は発達障害であるがゆえに犯罪や非行を犯しやすい」といった情報は明らかに誤った情報であるということ，また発達障害を抱えているにもかかわらず不適切な支援や対応を受けてしまった場合は犯罪や非行を引き起こすリスクファクターとなりうることである。これらについて認識を正しくもたないと誤った評価や偏見が生まれ，結果として適切な支援には結びつかない。

2 アセスメントの重要性

　アセスメント（査定）とは診断のためにのみ行うものではない。触法の問題にかかわらず支援を考えるときにケースを正しく理解していくことは必須であり，正しく理解をしてこそ適切な支援を展開できる。つまり「障害を抱えているならば，どのような障害でどのような特性があるのか」「その障害と触法行為の発生に関連はあるのか」「背景に抱えている問題は何なのか」といった理解を深め，最終的に「なぜそのような触法行為を起こしたのか」という正しい理解を得たうえで「どのような支援や対応をしていくのがベストなのか」という正しい支援や対応を考えていくことになる。

　心理学や精神医学とは違う犯罪学における研究，しかも発達障害を対象とはしていない研究になるが，AndrewsとBontaは再犯防止介入においては対象者のリスク（言い換えれば支援ニーズ）に見合った処遇を実施せねばならないことを指摘している[2]。複数の研究でも，手厚い介入をすればそれだけ効果が上がるというものではなく，過剰な介入は逆に再犯率を上昇させてしまう，つまり逆効果となりうることがあるという調査結果が判明しているのである。これらの調査結果は対象者のリスク（これはつまり介入が必要な支援ニーズということになる）を正確にアセスメントすることがいかに重要な問題であるかを示している。特に対象者が発達障害を抱えている場合，その障害特性にも配慮したアセスメントを行って，リスクと支援ニーズを正しく明らかにして支援方法を決定しないと，熱心に行った支援が実は逆効果であったという結果になりかねないのである。例えば社会のなかで「何を聞いても反抗的に『別に！』とか『知らねーよ！』としか言わない」ために反抗的とレッテルを貼られている少年が，実は基盤に

発達障害を抱えており自分の思いや質問への返答をうまく言語化できないことを隠したくて反抗的に『別に！』とか『知らねーよ！』と言っていたということもありうる。この少年に対して「反抗的な少年」というだけの視点でかかわるのと「言語化にハンディを抱えており，そのことで傷ついてきたせいで反抗的になっている少年」という視点でかかわるのでは，当たり前だがかかわり方が変わってくる。どちらが有効な支援になるか？……もちろん後者であろう。ほかにも，少年院や刑務所では「すぐにキレてしまう」人もたくさんいる。そういった人々のなかには発達障害を抱える人もいて，しかも発達障害の存在が見逃されてきたケースも多い。その一方，幼少時からの虐待やいじめ，暴力被害のために一種のトラウマ反応としての過覚醒を起こしており，ビクビクとした過緊張のなかで「誰かに何かひどいことをやられて自分が傷つくことから自分を守るための一種の防御反応」として，「先に自分がキレてしまう」ケースの人もいる。こういった「キレやすい」人たちに出会ったときに「キレやすい性格なんだ」という視点だけでかかわるのと，発達障害を意識して「衝動コントロールが効きにくいからキレやすくなっているのだ」という視点でかかわるのと，「小さな頃から酷い思いをたくさんしてきてトラウマを抱えており，過覚醒を起こしてキレやすくなっているのだ」という視点でかかわるのでは，かかわりが全く違ってくる。人間関係のなかで容易にキレてしまう人には「性格の問題」「発達の問題」「トラウマの問題」の三者のうち，一者のみもつ人，二者が併存している人，三者とも抱えている人，そのどの場合もありうるのである。この見極めを誤ると支援も誤ったものとなる。この見極めを正しくつけていくためにも正しいアセスメントが必要になってくる。

英国自閉症協会でリサーチディレクターをしていたMillsは自閉スペクトラム症（ASD）者による反社会的行動を含む問題行動を3つの因子から論じている[3]。その3因子とは準備因子，誘発因子，永続因子である。

準備因子とは，その因子自体は問題行動に直結しているわけではなく，その因子のみで問題行動が起きるわけではないものの，問題行動につながりうる可能性をもった因子のことである。準備因子に含まれるのは，例えばASDを抱えている場合，「行動に伴う結果を予測できない」「他者の感情や反応を予測できない」「社会規範を誤解していたり，捉われすぎたりしている」「衝動統制不良」「感覚過敏」などのこととなり，つまりその人の障害特性を中心とした因子といえよう。

そして準備因子が基盤として存在するなかで，次の誘発因子が生じてくると反社会的行動を含む問題行動が惹起されると考えられている。誘発因子として挙げられている因子は，「社会的な孤立や情緒的なつながりの欠如」「家族からの虐待や過度の叱責」「いじめ」などのまさしく前章までに述べられてきた二次障害を惹起すると考えられている因子が中心となるが，「ルーチンの破壊や感覚過敏などから生じる強い不安やパニック」「犯罪やその効果への興味関心の発生」「本人の障害特性を利用して悪事を企む他者の存在」などの偶発的要素も誘発因子には含まれてくる。ASD患者の惹起した犯罪や非行のなかには，このような偶発的な要因が重なって生じたと考えられるケースも実は多い。誘発因子が異なれば，当然その介入方法も異なる。この誘発因子のアセスメントは特に重要となろう。

最後の永続因子とは反社会的行動を含む問題行動が繰り返されるようになるための因子とされている。これには「計画的で正しい介入がなされない」「誘発因子が継続している」「併存する精神障害の治療がなされない」などに加えて「誤ったスキーマの確立」が挙げられている。この誤ったスキーマとは，準備因子にある種の誘発因子が加わると生じる間違った考え方のパターンのことで，例えば「（触法行為をしても）ばれなければペナルティを受けることはない。発覚しなければ事件にもならない。つまり事件がない。だから発覚しなければ（触法行為を）してもよい」とか「社会から疎まれている人は社会的に重要な人ではないから（触

法行為を）してもよい」「社会に迷惑をかけている人に（触法行為を）しても社会の人は感謝するはずだ」などといったものである。こういったスキーマが生じるケースは少ないものの，生じてしまった際には，早期に発見して早期に修正をしていく支援がとても重要となる。間違えたスキーマが確立・固定化すると反社会的行動は繰り返されることとなるからである。Mills は永続因子について，「反社会的行動に対して単に罰するだけの対応をとることは最も強い永続因子になりうる」と指摘している[3]。これは単に厳罰化しても意味がないばかりが逆効果になることもありうることを意味している。

これら3因子でのアセスメントが重要なのは，実行することで，介入のポイントを明確化し正しい介入をより選択しやすくなるためだ。発達障害は生来の脳機能の障害であるために，準備因子として挙げられている発達障害の障害特性は，変化させることが容易ではないのも現実である。しかし，誘発因子や永続因子は後天的で介入可能な因子が多く，これら介入可能な因子を明らかにすることは正しい支援や介入を選択することにつながる。もちろん，この3因子の観点から正しくアセスメントを行うためには，障害の有無や障害特性を正しく知ることも大切となる。よって，前章までに触れられてきた発達障害用の種々のアセスメントツールを適切に使用していくことも重要である。すなわち，種々のアセスメントツールを適正に使用していくためのトレーニングを受けた支援者が，たとえ常在しないにしても支援チームに加わっていることが望ましいということになる。

3 どのように支援していくのか

残念ながら，発達障害を抱えた触法者の改善や更生に特化したエビデンスのある矯正方法やプログラムは世界的にみてもまだ存在していない。したがって現状でできる最善の支援や介入は，障害特性へ最大限の配慮をした形で，今現在エビデンスの得られている既存の支援や介入方法を応用していくことと考えられる。また，前章においても触れたが触法行為は行動障害の一種ともとらえることができ，重大非行や犯罪に至ったり，例え軽微であっても触法行為が何度も繰り返されたりする場合，一種の強度行動障害とも見なせる。これは私見であるが「生まれもっての強度行動障害者」などという人はいないと考えたほうがよい。つまり行動障害が強度化する場合，その背景に対象者の基盤障害の特性や対象者の特異な行動の意味が理解できない周囲の人間の不適切な対応が繰り返された結果として生じていることが多く，いわば二次的・三次的障害ととらえることができる。ケースによってはその障害特性そのものから生じる一次的障害の度合いが高い場合もあろうが，その場合でも二次的・三次的障害としてケースをとらえ直して対応を考えるほうが，よりベターな対応を生み出せる。そして触法行為はまた社会的行動障害の一種ととらえることもできる。そのため，その対応に際しては高度に社会的な対応が必要となってくる場合が多い。つまり福祉のみ，教育のみ，心理のみ，行政のみ，医療のみ，といった単独分野で解決しうるケースは少数であり，多分野の支援者が連携・協力しながら支援チームを構築し，社会のなかで支援に活かせる資源をフル活用しながら支援を展開していく必要がある。そのような認識のなかで重要な支援法や支援理念をいくつか挙げたい。

1. COMPAS（コンパス）

長澤らが提唱した COMPAS (Collaboration Model with Teachers and Parents for Support to Children with Disabilities)[4] は障害のある子どもとかかわる教師や親への支援を目的とした協働モデルで，本来は教育モデルである。しかし問題行動を抱える発達障害者への社会内支援においてはきわめて有用なエッセンスが詰まったモデルであり，教育以外のさまざまな社会内支援の場面で本モデルは活用可能と考えられる。COMPAS に

おける理念の一部を抜粋すると「子どもにかかわる可能な限りすべての人で，指導チームを」「教育や心理などの専門家もチームに」「チームメンバーは互いを尊重」「子どもの問題行動が改善することにより，子どものよりよい生活を保障し，メンバー全員の生活の質の向上を目指す」「指導に関する教育のビジョンを共有」「メンバーの専門性や特性を尊重」「指導とその指導による結果について責任を共有」「子どもの生活の場で指導」などであり，これらの理念の「子ども」を「対象者」と置き換えると，どの分野における行動障害を抱える対象者への支援としても重要な理念が並んでいる。また問題解決の実践方法として挙げられている方法の一部を抜粋すると，「子どもの悩みを聞くこと」「子どもの利益となる目標設定をすること」「複数のアセスメントを実施」「個別の指導計画を作成し，共有」「有効だと考えられる指導方法を積極的に導入」「子どもが生活する場面で指導する」「問題行動に代わる行動を伸ばす」「指導結果を客観的に記録する」などであり，これも同じく「子ども」を「対象者」と置き換えると，やはりどの分野における行動障害を抱える対象者への支援としても大切な実践方法であろう。支援においては，1つの機関や部門で抱え込まず，幅広くチームを編成し，対象者とよく話し合い，対象者の利益になる（つまり対象者がモチベーションをもって取り組める）目標や計画を個々に設定し，結果として対象者と支援者がともに Good Lives を享受できるような支援を実現していくべきなのである。また，上記に挙げられている客観的な記録も重要である。成功した支援情報も失敗した支援情報も今後の支援にとっては大切な財産であり，その蓄積は当該対象者のみならず他の対象者への支援にとっても有用なデータベースとなりうる。支援者が諸事情で変更する事態となっても，そういったデータベースが利用しやすい形で存在すれば，円滑な交代が可能となる。シンプルで負担の少ない，統一されたフォーマットで情報を記録し，残していくべきなのである。

2. SPELL

英国自閉症協会は ASD 者への支援の基本理念として SPELL（Structure：構造化，Positive：肯定，Empathy：共感，Low arousal：興奮させない，Links：連携）を挙げている。この理念はASD 以外の発達障害を抱える人々への支援にも十分に適用できるし，触法発達障害者への支援にも適用されるべきものである。発達障害者はその障害特性ゆえに定型発達者と認知のずれが生じており，それが時として周囲の誤解を生んで状況を悪化させてしまうことがある。例えば加害行動について彼らは「悪いと思わない」「反省していない」「謝るつもりはない」などと発言して批判を受けることがあるが，これを定型発達的な視点で字義通りにとらえれば，確かに批判されてもやむなしであろうが，彼らの話をよく聞いていくと実は彼らなりに「反省」していたり，「謝意」をもっていることも多い。ところが彼らの認知や言語処理のなかではそれらが「ごめんなさい」という謝罪の言葉にはつながらないのである。こういった発達障害者独特の認知のずれを理解し，共感する力を支援者が身につけなければ，彼らを正しく理解し，正しく支援することはできない。

3. リラプス・プリベンション・モデル

では COMPAS や SPELL を念頭におきながら，具体的に再犯防止に向けた支援はどのように実施すべきであろうか。現在，世界的に犯罪矯正の技法として矯正施設において認知行動療法が採用されている。認知行動療法は，限られた時間のなかで複数の実施施設が成果のバラつきを抑えてできるだけ大きな矯正効果を出さなければならない矯正施設においては非常に有効な技法といえ，その有効性・妥当性も検証されている。この認知行動療法を基盤とした矯正技法の1つに1980年代に性加害者矯正に導入されたリラプス・プリベンション・モデルがある[5]。リラプス・プリベンション・モデルはもともとは物質依存の治療技法

であったが性加害者矯正に応用され、その有効性から性加害矯正のみならず繰り返される犯罪や非行の矯正に広く採用されるようになった。リラプス・プリベンションでは繰り返される問題行動のなかで加害者のリスク要因を徹底的に分析し、そのリスクへのコーピングスキルを学び、再犯防止をはかる。例えば、幼児わいせつの加害者が「再度の性加害を決意するより以前から、小学校周辺を徘徊してしまう」といった高リスク状況を無意識に選択してしまうことはよく認められる。そのような状況を起こさぬよう、起こしても再度の性加害に至らぬよう、コーピングスキルを身につけていく、これがリラプス・プリベンションの基本となる。繰り返される問題行動には一定のパターンやサイクルが存在することが多いが、これは定型発達の犯罪者でも発達障害を抱える犯罪者でも同様で、発達障害者の犯罪・非行の場合、障害特性などが反映されながらのパターンやサイクルが存在する。したがって、そのパターンやサイクルの解釈とそこにあるリスクへのコーピングスキル習得において発達障害特性を配慮すれば、この技法は発達障害者への矯正にも十分に活用できる。

4. ポスト・リラプス・プリベンション・モデル

リラプス・プリベンション・モデルは犯罪矯正において大きな成果を挙げ、再犯率の低下に貢献したが、徐々に「実施しても十分に効果の上がらない者もいる」との指摘が起こるようになった。これはリラプス・プリベンション・モデルが多様な加害者に対応しきれていないことや、禁止事項が多いリスクマネジメント偏重で性加害者の更生意欲（モチベーション）を保ちにくいといったことが原因と考察された。それらの問題点への回答の1つとして提案されたものをポスト・リラプス・プリベンション・モデルとよび、その1つがセルフ・レギュレーション・モデルである[6]。セルフ・レギュレーション・モデルでは加害に至るパターンやサイクルを類型化し、より詳細にアセスメントを行って、より効果的なコーピングスキルを身につけるように矯正が実施される。このセルフ・レギュレーション・モデルはリラプス・プリベンション・モデルの直接的な進化型であり、したがって発達障害者への矯正にもリラプス・プリベンション・モデル同様に応用できる。

一方、リラプス・プリベンション・モデルの限界に対して提案された、もう1つの重要な加害矯正モデルがGood Lives Model（グッド・ライブス・モデルとも）である[7]。本モデルでは、加害者を含めてすべての人間は幸福を得るために行動していると仮定し、加害者は自ら求める幸福を社会的に認められない手段（犯罪や非行）で得ようとしていると考える。そこで、社会的に認められる手段で対象者の幸福を自己実現させていく支援を行うことが結果的に再犯や再非行を予防することになるという視点で支援を行っていくことがGood Lives Modelの基本となる。この考え方は一見すると当たり前のことのように感じることがあろうが、しかし現実にこういったアプローチや支援ができているのかを考えたとき、意外にそれができていないことを実感する。それは例えば知的障害者で犯罪に至ってしまい刑務所に服役した場合、知的障害以外の人々より再入所が多いことにも表れている。「刑務所のほうがましだった」「刑務所に戻りたかった」と言って軽微な再犯を繰り返すケースも多い。

「幸福」の内容は人によってさまざまであるし、本人がモチベーションをもって取り組める目標、しかもそれが社会的に容認される目標、そういった目標設定にしないとこのモデルは意味をなさない。発達障害者はその障害特性ゆえに定型発達者と価値観や幸福の基準が違っていることがある。しかし、違っていても社会的に容認される幸福追求や自己実現であるならば、それは尊重されるべきで、本モデルも発達障害者の矯正にはきわめて有効と考えられる。発達障害者はその障害特性や二次障害ゆえに多大な生きづらさ（一種の不幸感や不遇感）を感じていることが多く、その生きづらさを解消し、社会的に容認される幸福を感じら

れるようになることは強力な再犯防止策となりえよう。これらリラプス・プリベンション・モデルとポスト・リラプス・プリベンション・モデルは互いが矛盾するものでなく，併用することも十分に可能であり，支援対象者に対して十分なアセスメントを実施したうえで，どの技法を導入していくのが最も効果的であるのかを支援チーム内で検討していくことが大切であろう．

4 おわりに

　非行や犯罪といった観点から考えると適切な介入や支援につながらず，その結果として再犯や再非行に至ってしまうということは，場合によっては新たな犯罪や犯罪被害者を生んでしまうということにつながる．支援者はそれを心して，できる限り再犯や再非行を防ぐ支援を展開する必要がある．WHOは疾患のあるべき治療モデルとして「バイオ・サイコ・ソーシャルモデル」を提唱しているが，触法者の支援においても本モデルはそのまま活用することができる．触法行為を目の当たりにすると，どうしてもわれわれはサイコロジカルな視点やソーシャルな視点で事例を見てしまいがちになるが，脳機能障害としての発達障害も含むバイオロジカルな視点も忘れてはならない．場合によっては薬物療法が必要になることもある．そのためにはやはり多職種の介入チームを作るべきであろう．非行や犯罪のような一種の強度行動障害の場合，1つの分野の職種あるいは機関のみで解決できることは少なく，あるべき「バイオ・サイコ・ソーシャルモデル」の介入も難しいことが多い．常勤として常にチーム内で行動しなくてもさまざまな職種がチームに入り，互いのチームメンバーの意見を尊重しながら，責任も分担し，対象者の真の支援ニーズに応えられる支援を実現していくことが何より重要といえよう．そして対象者の障害特性や背景，生きづらさなどを正しく理解し，彼らや彼らの家族からの要望や希望をよく聞き，彼らの今後のGood Livesの実現のために必要なスキルや支援が何かをチームでよく検討し，正しい支援を地道に提供していくしかない．失敗をしてしまった支援を再検討すると，支援者側が「この対象者にはこのような障害があって，このような経済状況で，このような家族背景だから，この支援が最善である」と勝手に決めつけて対象者や対象者家族がモチベーションをもてない支援を無理に展開しようとして，結果として支援から脱落していくケースが多い．例え客観的にはベストの支援でも対象者や家族がモチベーションをもてないような支援は絵に描いた餅であり，対象者や家族が「そういう支援をしてくれるなら自分も頑張ってみよう」と思ってくれる支援こそがベストな支援なのであるということを支援に携わる者は肝に銘じるべきである．触法障害者の支援は，往々にして長期にわたって本人と家族への多様な支援が必要なことが多い．焦らず時間をかける必要があることも留意しておくべきであろう[8〜10]．

参考文献

1) パトリシア・ハウリン：自閉症 成人期にむけての準備―能力の高い自閉症の人を中心に（久保紘章，谷口政隆，鈴木正子訳），ぶどう社，2000
2) Andrews DA, Bonta J：The Psychology of criminal conduct (5th edition), Elsevier, Amsterdam, 2010
3) Mills R：ASD and offending. 発達障害セミナー イギリスとわが国の発達障害者と触法を考える，PandA-J 13，2011
4) 長澤正樹，関戸英紀，松岡勝彦：こうすればできる：問題行動対応マニュアル― ADHD・LD・高機能自閉症・アスペルガー障害の理解と支援．川島書店，2005
5) Pithers WD, Marques JK, Gibat CC, et al：Relapse prevention；A self-control model of treatment and maintenance of charges for sexual aggressives. In Greer JG, Stuart IR (eds.)：The Sexual Aggressor；Current perspective on treatment, pp.214-239, Van Nostrand Reinhold, New York, 1983
6) Ward T, Hudson SM：A self-regulation model of relapse prevention. In Laws DR, Hudson SM, Ward T (eds.)：Remaking Relapse Prevention with Sex Offenders：A source book, pp.79-101, Sage, Newbury Park, CA, 2000
7) Ward T, Stewart C：The treatment of sex offenders：Risk management and good lives.

Professional Psychology : Research and Practice 34 : 353-360, 2003
8) 桝屋二郎：発達障害へのアプローチ：最新の知見から 第10回 発達障害と司法．精神療法 41：95-102, 2015
9) 桝屋二郎：非行臨床と発達臨床病理学．こころの科学 181：49-53, 2015
10) 桝屋二郎：非行とそだち：非行のバイオロジー．そだちの科学 23：2-7, 2014

（桝屋二郎）

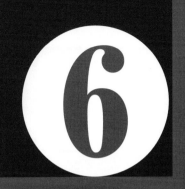

発達障害の支援方法

支援方法総論　122

領域別の支援のあり方　124

支援技法　168

支援方法総論

1 はじめに

　発達障害，特に自閉スペクトラム症（ASD）の支援方法についての議論は最近10年間で格段に深まった。その変化と，それに伴って生じた問題点について以下に要約する。

2 年代

　従来は幼児期，児童期を対象にした議論が中心であったが，青年期は無論のこと成人期や老年期までも対象にした議論が必要になった。

3 支援の場

　これまでは，児童精神科病院を中心に療育センター，特別支援教育，知的障害を対象にした福祉施設が支援の場として議論されてきたが，本書でも記載されているように，養護施設などの児童福祉施設，通常の学級，大学，成人の精神科クリニックや精神科病院，精神保健分野，就労支援機関，発達障害者支援センターなどにその場が拡大されてきた。さらに本書で触れるような少年院や刑務所での支援プログラムも必要になり，実際に英国の司法精神病棟ではさまざまな支援がなされている。荒木らが本書で指摘しているように，支援システムの確立は重要な課題である。

4 支援方法

　支援方法については，従来の行動療法か遊戯療法かといった議論は終結し，第5章で述べたTEACCHやSPELLのような認知障害特性を意識した構造化の手法が大幅に導入された。さらにCRAFTやDBTのような，もとは発達障害を主たる対象にしていなかった認知行動療法を発達障害に応用する動きが飛躍的に広がりつつある。

　また，狭義の心理療法的アプローチや薬物療法で対応するのは実際的ではなく，精神科デイケアのような社会療法に加えて，地域若者サポートステーション，就労支援機関などと連携した生活面の支援も必要になる。

5 支援者の拡大

　従来，発達障害の支援は，児童精神科医と発達障害に関心のある臨床心理士を中心に保育士，教師，看護師がチームを組んで行ってきた。現在は，児童福祉施設や少年院，成人の精神科病院や精神保健分野のスタッフまで含むことになる。したがって，支援者のトレーニングも重要な課題に

なる。

Shattuckらは2000〜2010年の英語論文をレビューし，ASDの成人に対してのサービスは乏しく，現存する研究報告はASD成人の多様性を反映していないことを指摘している[1]。米国においても同様の指摘があり，成人のASDについて雇用や住居，社会生活，孤立などの問題に関する調査がほとんどされていないことが問題視されている[2]。

6 サービスの質や有効性の検討

成人期のASDへのサービスは精神医療，精神保健，就労支援などさまざまな分野で行われてきたが，その有効性の検討はほとんどなされていない。成人期支援の先進国である英国においても，コストや有効性，サービスへのアクセス可能性についての検討がなされていないことを国立監査局が指摘している[3]。

7 我が国の現状

我が国においても発達障害を対象にした多様な支援策がとられるようになった。成人発達障害者に対するサービスは，きわめて多岐にわたる。例えば，東京都の「発達障害者支援ハンドブック」[4]には，障害者総合支援法に基づく，就労移行支援などの訓練等給付，精神科通院のための自立支援医療，東京都療育手帳・精神障害者保健福祉手帳など，障害年金などの枠組みのもとで数十ものサービスが列挙されているが，そのなかでどのサービスがその当事者に適用されるのか，サービス提供者間の情報交換や協力はどのようになされるのかは不明確であり，実際に多くの事例で当事者は，自分がどのサービスを使えるのか，どの窓口に行けばよいのか迷うことになり，全体のコーディネートをする役割をどの支援者が担うのかも不明確である。

8 おわりに

障害者権利条約の発効や障害者差別解消法の制定を受け，障害を理由とする差別は禁止された。発達障害児・者にも福祉，教育，医療や司法の場で障害のない人と同様にサービスにアクセスし，障害特性に配慮した福祉・教育・医療・司法サービスや公正・平等な裁判を受ける権利があるはずであるが，我が国の現状では発達障害児・者へのサービスやその必要性への理解は乏しい。児童福祉・少年矯正の分野では，少なからず存在する発達障害児に対しての障害特性に基づいた支援がなされるべきである。また成人期の精神保健・医療，司法の分野では発達障害に配慮した支援はようやく開始されたばかりであり，今後支援体制を強化するとともにエビデンスに基づいたサービスがなされることが必要である。

文献

1) Shattuck PT, Roux AM, Hudson LE, et al：Services for adults with an autism spectrum disorder. Can J Psychiatry 57：284-291, 2012
2) Interagency Autism Coordinating Committee (IACC)：IACC Strategic Plan for Autism Spectrum Disorder Research-2013 Update. 2014
https://iacc.hhs.gov/publications/strategic plan/2013/
3) National Audit Office：Supporting people with autism through adulthood：Report by the Comptroller and Auditor General. The Stationery Office, London, 2009
4) 東京都社会福祉協議会（編）：発達障害者支援ハンドブック 2015．東京都福祉保健局, 2015

（内山登紀夫）

領域別の支援のあり方

A 児童・思春期精神科

1 はじめに

　自閉スペクトラム症（ASD）をもつ子どもや大人はさまざまな理由，目的をもって医療機関を受診する。低年齢の場合には，言語発達の遅れや社会性の問題など，発達にかかわる相談・受診が多い。小・中学生年代になると，多動，衝動性，暴力，登校渋りや不登校など，学校生活への適応の問題や行動上の問題，抑うつ，不安，強迫症状などの精神症状などが多くなる。

　本項では，主に児童・思春期のASDケースに対する一般的な診療の要点について，さらに不登校，暴力，自殺関連行動を生じている児童・思春期のASDケースに対する診療の進め方について述べる。

2 一般的な診察の進め方

1. 子どもとの関係づくり

　一般的に，初診の際には今日の受診についてどのように説明されていたのかを子どもに尋ねることが多い。この質問によって本人の問題意識や受診動機を確認し，不本意な受診であれば，まずは受診してくれたことを労う。同時に，子どもに生じた問題や家族全体にとっての懸案について両親がどのように話し合い，子どもに説明するのか，あるいは，脅しや嘘などの手段を用いず，適切な方法で子どもに受診を促すことができたのかどうかを把握することは，家族機能や家族の問題解決能力をアセスメントすることに役立つ。

　診察においては，主訴のみに焦点を当てず，子どもの趣味や得意なことを尋ねるようにすると，「それはすごいね」「頑張り屋だね」など，自然に肯定的な相槌が多くなる。医師は自分を否定する存在でないことが子どもに伝われば，それが治療関係を形成する第1歩になるし，そのほうが本来の発達・行動特性を把握しやすくなる。

2. ASD特性と生じている問題のメカニズムを把握する

　乳幼児期からの神経・精神発達歴を聴取する。また，診察場面におけるコミュニケーションや行動の観察，生じている問題の内容や性質などからASDの特性を把握する。初回診察では詳細な発達特性の把握に至らないことも多い。確定診断には標準化された評価尺度や知能検査所見なども必

要であり，慎重な姿勢が求められる。虐待や養育の不備が想定されるケースでは，反応性の情緒・行動障害との鑑別も不可欠である。

ASD特性と環境との不調和の様相と，その狭間で子どもがどのような心境にあるのかを把握する。主訴に関連した，あるいは直接的には関連がないと思われることまで含めて，家庭や学校生活の様子やストレスを感じている事柄について想起してみるように促す。教師や友人関係，家族関係などが話題になり始めたら相槌を打ちながら傾聴し，できるだけ自由に話してもらう。

ただし，自分の気持ちや感情に目を向け，気づき，言語化することは，ASDをもつ子どもたちにとっては簡単ではないので，オープン・クエスチョンや抽象度の高い質問に答えることが難しいと思われるときには，できるだけ具体的に言い換えてみること，あるいは図や絵などを用いた視覚的な提示など，発達特性に応じたはたらきかけを工夫したい。

また，診断の確定を優先してチェックリストの項目を機械的に問うような診療よりは，子どもが困っていることや，生じている問題の生物-心理-社会的なメカニズムを把握し，解決に向けた手立てを話し合うことが優先される。

3. 今後の方針を共有する

初診や初期診察の段階から，その後の治療につながるような目的と課題を共有することが必要になる。例えば，「困っていることやうまくいかないと感じていることを教えてもらって，どんなふうに対応すれば少しでも楽しく過ごすことができるか相談していこう」などと伝えることが多い。

4. 説明・告知について

治療者と養育者が，子どもの示す症状と問題について共通理解を得ることが，共同作業としての治療の始まりである。その一環として，早い時期に養育者に対して診断名を伝えることもあるが，告知の仕方が養育者と子どものその後の人生を大きく左右することもある。治療者は，診断の告知が養育者にとってどのような体験になるのかを十分に勘案する必要がある。また，いずれは子ども自身に対しても告知の時期が来るかもしれない。その際に，さらに慎重な準備と配慮が求められることはいうまでもない。

3 不登校・ひきこもりケースの治療

1. 子どもへの支援

まずは登校に対する抵抗感や拒否感，登校がつらくなった経緯と事情を尋ね，比較的簡単な助言や環境調整で再登校を促すことができるかどうかを考える。すぐに再登校できそうもなければ，自宅学習の習慣化，行事への参加，別室への登校，放課後や短時間の登校など，頑張ればできそうなことに少しずつ取り組んでみることを勧め，その後の診察では，子どもが取り組んでみたこと，取り組もうとしたことを積極的に評価する。

登校を試みる段階においては，学校で予測される困難やトラブルへの対処法を話し合う。コミュニケーションの苦手さによって適応が困難となっている場合は，診察にソーシャルスキル・トレーニングを取り入れることもあるし，困った問題に直面したときにどのように対処するか，あるいは，これまでにうまく対処できた方法があれば，今後も活用できそうかどうかを具体的に話し合う。

児童期のケースでは，トークン・エコノミー法が用いられることもある。これは，適切な反応・行動に対してトークン（代用貨幣）を報酬として与え，目的行動の生起頻度を高める行動療法の1技法である。興味・関心の狭さが影響し，課題に取り組む意味が見いだせない子どもや再登校への動機付けをもちにくい場合に活用しやすいが，この際のトークンは年齢相応で，発達促進的なものを選択する必要がある。

頭痛や腹痛などの身体症状を生じているケース

の場合には，関連する身体疾患を鑑別するために必要な検査を行い，診断を進める必要がある。これまでに，「精査結果は異常なし」「精神的なもの」と説明されたことのある子どもに対しては，「精神的なもの」といわれてどのように感じているかを質問してみることで，子どもの心理状態を窺い知ることができることがある。

また，身体疾患が除外されたとしても，心因性の身体機能の低下が生じ，症状形成に至っている可能性があるし，身体的な機能障害がないとしても，本人が感じている苦痛は事実であるということを明確に認めることも重要である。家族に心身相関や心因性疾患について説明し，理解を促すことは，「仮病」という解釈や一方的な登校刺激によって生じている家族内の緊張を軽減させる機会になる。

ただし，身体症状の存在を認めつつも，過剰に強化しないような姿勢も必要であり，家族や子どもが身体疾患に固執する場合にも検査を追及し過ぎず，それ以上の検査は不要であること，身体症状が改善しないままでも，できることを考えていく必要があることを伝えることもある。

2. 家族ガイダンス

A. 家族が試みてきた問題解決の方法を聞く

子どもが登校できなくなったときに家族は戸惑いを感じたであろうし，何らかの問題解決を試みたものと思われる。これまで家族が子どもの不登校をどのようにとらえ，どのような解決を試みてきたのか聴取すること，あるいは，診察場面でこれらが話題になったときの家族と子どもの反応をみることによって，子どもの支えになった家族の対応，あるいは，問題解決を遅らせたり，かえって問題を複雑化させてきたような対応を把握できることがある。

専門職にとっては不適切と思われるようなはたらきかけであっても頭から否定することはせず，まずはこれまでの家族の苦労を労う。家族の不安が問題を複雑化させている場合には，話をしっかり聴くことで不安が軽減し，それだけで子どもの症状の軽減につながることもある。また，これまでの家族の試みが裏目に出ていたことが共有できれば，今後はこれまでとは違う方法を話し合うことができる。

B. 子どものASD特性とかかわり方について共有する

診察において明らかになった発達特性とその対応を共有する。急な予定の変更に対応できない，指示されている内容が理解できないといった問題は多くのASDケースに共通してみられるので，こうした場合には，予定の変更は早めに予定を伝えることや具体的な指示，視覚的な提示が有効かどうかを試してみる。段階的に登校を試みる場合は，登校する時間や日程，次の段階に進む時期などを具体的に決めることで，子どもが見通しを立てやすくなることもある。

C. 回復過程と治療目標を共有する

再登校を目指す前の段階として，生活リズムを安定させる，穏やかに落ち着いて過ごすことができる，自宅で学習することができるなど，家族と子どもが達成可能な目標を共有できるように仲介する。身体症状の訴えが強い時期は，子どものつらさを受容し，一定の休息時間を認めるなど，臨機応変な対応を心がけたい。

ASDの子どもたちの多くは見通しを立てることが苦手なため，子どもの自主性に期待するだけでなく，具体的な次の目標を家族，子どもと相談しながら決めることも必要である。最初の目標は達成可能なものであることが特に重要であり，小さな成功体験を積み上げていくことに留意する。例えば，「1日に10分だけ勉強することから始めて2分ずつ増やしていくと，10日で30分も勉強できるようになる」といった計画は，家族や子どもと共有しやすい。

3. 環境調整

再登校や仲間集団と再会しやすい環境を整えるために，担任や養護教諭，スクールカウンセラーなどとの連携が必要になる。学校にどのような協力を依頼するのかを子ども自身，家族と共有しておくことが原則である。普通学級にこだわり過ぎず，特別支援学級や教育支援センター（適応指導教室）の活用を検討することが必要な場合もある。

4. 義務教育年齢以降の自立に向けた支援について

高機能ケースの場合，特別支援学校高等部や高等特別支援学校を利用できないケースも多く，全日制高校のほか，定時制，通信制，チャレンジ校，専修学校，フリースクールなど，さまざまな選択肢を検討することが多い。子ども自身が事前に学校を見学したり，特徴を理解したうえで，希望を抱いて志望できれば理想的である。

そのようなはたらきかけによっても，最終的に不登校のまま中学校を卒業せざるを得ないケースもある。そのままひきこもり状態に移行するような場合は，地域の福祉・保健システムにすみやかにつながるようなネットワーク支援が必要である。

5. 入院治療について

不登校・ひきこもりケースの多くは，丁寧な心理療法的アプローチや環境調整などによって外来で対応できるが，例えば，ゲームやインターネットへの依存状態，家族に向けられるイライラや暴力がエスカレートしているような状況を，いったんリセットするための強力な介入方法として入院治療が選択されることもある。

また，社交不安障害や場面緘黙が長期化しており，外来通院を維持できないと思われる子どもが入院の対象となることもある。こうしたケースでは，個室の利用から入院治療をスタートし，最初は限られたスタッフとの関係づくり，次いで個室からホールで過ごす時間を増やし，ほかの患児との関係を体験すること，その後は病棟日課への参加，作業療法や院内学級への参加など，少しずつ対人関係や社会的場面の範囲を拡大し，外泊や在籍校への試験登校などを経て退院，社会参加に至ることが多いが，退院後，再び不登校が生じるケースが少なくないこともわかっており，精神科医療だけでは解決が難しい問題である[1]。

4 攻撃性や暴力の問題を生じているケースの入院治療

次に，ASDをもつ子どもの攻撃性や暴力などの問題行動に対する治療，特に入院治療について述べる。暴力や行動上の問題を呈するケースでは，心理教育，薬物療法，環境調整などの初期介入によって比較的すみやかに改善することもあるが，通常の外来治療で反応が得られないケースもあり，その場合入院治療の対象になる。

入院治療の最大のメリットは，保護的な環境のもとで子どもと生活をともにしながら，発達特性や心理状態を観察・評価することが可能となり，多職種のスタッフによる濃厚な治療的関与を提供しやすいことである。また，養育者や家族，学校や地域の関係者が時間的・心理的猶予を得ることで，それぞれの支援体制や協働関係を整理・再構築しやすくなる。

1. 治療関係の構築と治療構造の設定

攻撃性や暴力の問題を抱えているケースでは，子どもが自ら治療を希望することは少ないし，周囲から入院が必要と判断され，意に反して本人が治療場面に登場することが多い。入院してきた理由を尋ねると，「ぼくは悪くない」「わかりません」などと答えたり，「どうせぼくが悪いんだろう」と投げやりな態度を示すこともある。子どもとの治療関係を構築することが，その後の治療的介入を行ううえでもきわめて重要な課題であり，まずは子ども自身の言葉で思っていることや感じてい

ることを語ってもらい，それをじっくりと傾聴することから始まる。

この段階では，子どもの語りに性急な意味づけをしたり，道徳的な説教をすることよりも，子どもの立場に立って聴く姿勢が重要である。意思伝達や表出・表現が苦手な子どもに対しては，本当に訴えたいことはどのようなことなのかを推し量りながら，彼らの言葉を翻訳したり，確認することも必要である。

また，子どもの傷つき体験に対する配慮も重要である。暴力や衝動行為を繰り返してきたケースでは，子どもは周囲から繰り返し強い叱責を受けていたり，年長児や家族から暴力を振るわれた経験をもつこともあるため，治療者に対しても迫害的な不安を抱きやすい。治療者は，面接場面が子どもにとって安全で安心なものになるように配慮する必要があり，面接の構造を安定させること，面接をする目的や意図をわかりやすく伝えること，治療者の言葉や態度を子どもがどのように体験しているかに，気を配ることが重要である。

入院後，病棟内でも暴力や衝動行為を繰り返すケースでは，隔離や短時間の拘束などの行動制限が必要となることもある。行動制限の際には，子どもにとって懲罰的な体験にならないように最大限の配慮が必要である。行動制限は子どもを保護する手段であり，病棟における対人関係が安定し，開放的に処遇できるようになるまでにやむを得ず講ずる対応であることを，治療スタッフが明確に理解・共有しておく必要があるし，子どもにもそのことを明確に示し，希望をもって入院治療に取り組めるように励ますことが何よりも重要である。

2. 問題行動のメカニズムを把握する

攻撃性や暴力などの問題行動のメカニズムは多様であり，治療に当たっては，個々のケースについて，あるいは個々の状況における問題行動の背景や誘因を把握する必要がある。

同年代の仲間集団において，自分の思い通りにならなかったときに不安や不満が高じて衝動的に暴力に至ることもあるし，環境変化をめぐる不安や葛藤を適切に処理できずに衝動的な暴力に至るケースもある。非虐待的な養育環境のなかで，大人に対する被害感や被差別感を募らせており，些細な指導や指摘を被害的に曲解する子どももいるし，特定の人物だけでなく，世の中全体に対して強い恨みの感情を抱いているようなケースもある。全か無か，快か不快か，敵か味方か，といった極端な思考・感情パターンや，否定的な感情を保持しておくことが困難で，衝動的に他者への攻撃性や暴力として表現されるケースもある。

いずれの場合も，暴力に至るパターンを子どもとの間でも共有し，より適切な対処方法を身につけていけるように根気強く指導し，励まし，褒めることが重要である。

3. 本人との治療

上記のような評価を基盤として，治療・支援方針を検討する。多くの場合，衝動コントロールの能力を身につけること，問題行動と結果の因果関係について考え，理解できるようになること，対人関係のスキルを身につけること，という3点が共通する課題となる。

衝動のコントロールは優先順位の高い課題である。リスペリドン，アリピプラゾール，オランザピンなどの非定型抗精神病薬や，気分安定薬を中心とする薬物療法によって一定の効果が得られることもあるが，特に適応外使用である場合には，本人・養育者に対する十分な説明と同意が必要である。また，安易な増量によって生じた副作用のために，子どもが服薬を拒否するようになったり，かえって易刺激性を高めて不穏を惹起したりすることがあるので注意が必要である。

薬物療法に加えて，病棟生活のなかで暴力や行動上の問題が起きないような環境調整や，欲求不満耐性を高めるような取り組みが必要である。

例えば入院初期においては，子どもが対処できる範囲を超えるような状況に遭遇し，他児とのト

ラブルから暴力や問題行動に至ることがあり，こうした出来事が自信喪失や入院治療に対する動機付けを低下させることにもつながる。そのため，現時点における衝動コントロール能力で適応できる日課への参加を促したり，行動制限と開放処遇を組み合わせて，スタッフの目が届きやすい時間帯に他児と交流する機会をもたせ，適応的に過ごせるように指導する。衝動をコントロールできたとき，適応的に過ごせたときには積極的に褒め，少しずつ行動範囲を拡大する。

　問題行動とその結果について考え，理解できるようになるためには，道徳的な説明よりも，自分の行動が周囲に及ぼしている影響，他者の考えや感情について説明しながら，最終的には問題行動が自分の立場や周囲からの評価に与える影響について考え，理解できるようにはたらきかける。

　こうした過程において，例えば物事を"善悪"という視点でのみとらえやすい傾向や，暴力を振るうことが"男らしいこと"ととらえていること，自分と相手のどちらが正しく，どちらが悪いか，という視点でとらえやすいこと，自分の理屈がそのまま世の中全体のルールであると認識していたりすることなどがわかってくれば，こうした認知の特性や考え方，信念について丁寧に話し合う。不適切な行動を禁止するだけでなく，より好ましい行動について，一緒に考えていくことができるよう援助していくことが必要である。

　有意義で充実した対人交流をもてるようになってほしいし，できるはずであるというスタッフの希望や信念を伝え続けることが大切である。そのために，グループや個別面接の機会に社会技能訓練（social skill training：SST）などのトレーニングを反復することもあるし，心理療法的アプローチとして，他者の視点や感情，意図に思いを巡らせるようにはたらきかけるアプローチ[2]やアンガー・マネジメントの手法を取り入れることもある。

4. 養育者・家族の評価と支援

　攻撃性や暴力の問題が持続しているケースでは，養育者や家族は本人の問題行動への対応に追われて疲労困憊しているケースが少なくない。また，親子関係の悪化や複雑な家族背景など，さまざまな問題を抱えていることもある。

　養育者への介入の基本は心理教育である。伝えるべき内容としては，発達障害の特性に加えて年齢に応じた心理的な発達，特に思春期に特有の心性について理解を助ける必要がある。

　また，不適切な養育やかかわり方，無意識的に子どもの問題行動を煽っているような場合にも積極的なはたらきかけが必須である。例えば，子どもと家族の面会場面に同席して交流の様子を観察し，面会の終了後に適切であった言動を支持し，より好ましいかかわり方をアドバイスする。両親の間に未解決で深刻な葛藤が生じている場合には，積極的な家族療法的アプローチによって，初めて退院と家庭復帰に向かうことができる。

5. 入院治療における精神力動的な観点

　病棟内での他児交流が増えてくると，さまざまな問題行動が顕在化してくることがある。頻回にトラブルが生じ，病棟スタッフがその対処に追われるようになると，問題行動の負の側面のみに注目が集まり，子どもへの陰性感情が高まりやすい。その結果，問題行動への対処として行動制限が多用されたり，無意識的に懲罰的な対応が増えることにつながりやすいし，病棟スタッフの間に顕在的あるいは潜在的な対立や分裂が生じ，治療チームが機能不全に陥ることもある。

　このような状況は，入院前に子どもが経験してきた対人関係や家族関係の再現・反復であり，入院治療場面における転移−逆転移関係として理解できることがある[3]。例えば，被差別体験の多かった子どもがスタッフの些細な言動を差別的に体験し，不満を募らせてさらに反抗的になるため，スタッフは懲罰的に対応せざるを得なくな

り，その結果として，これまで子どもが体験してきた虐待的な状況が病棟で再現されてしまう。

こうした状況では，スタッフミーティングを開催し，病棟内で起きている現象と治療目標の再検討などを通して治療チームの機能を取り戻すことが必要である。スタッフミーティングによって，「この子には，これ以上は何もできない」といった無力感がスタッフの間に潜在的に広がっていること，その無力感は子どもが大人との間で長く体験してきた感情であり，それがスタッフに投影されているものであるという気づきに至ることもあるし，大人に援助を求めることを諦めている子どもと，積極的な支援の必要性を感じていないスタッフという相互関係に気づくこともある。

6. 入院治療の問題点と限界

入院治療の問題点としては，まず，医療経済的な制約から入院期間を短縮せざるを得ない状況がある。また，入院治療で身につけたことが学校や家庭での生活に応用できず，結果として，入院環境での適切な振る舞い方を習得するにとどまってしまうこともありうる。そのため，入院中から退院後の生活を見据えておく必要があり，自宅への試験外泊を重ねたり，退院後の生活環境を整えるための訪問看護やデイケアの利用，学校や地域で利用できる資源の活用など，退院後につながるようなケースワークとマネジメントが必要である。

しかし，一部には入退院を繰り返さざるを得ないケースがあるし，退院後の生活が展望できないまま，入院が長期間に及んでしまうこともある。

5 自殺関連行動に対する治療

1. はじめに

発達障害児・者の自殺関連行動の再企図予防において，精神疾患・障害の可能性を見逃さず，適切な評価・診断と治療を行うこと，本人の援助希求のスキルを伸ばすこと，家族や学校などの本人に対する支持機能を高めることの3点がきわめて重要である。渡辺らの研究[4,5)]では，特に家族や学校など環境要因に対する介入を行った例では，自殺再企図率が低かったことがわかっており，学校・家族などの本人に対する支持機能を高めることは必須である。

上記を踏まえ，自殺関連行動が生じた際の具体的な治療・支援内容について，初期対応，精神医学的評価・診断，本人および家族・学校などへの社会的介入の順に述べる。

2. 初期対応

自殺関連行動後の初期対応として，最も重要なことは身体的安全の確保である。適切な身体的治療に加えて，自殺関連行動の手段の致死性が高い場合や希死念慮がみられる場合には，再企図を回避するための安全確保も重要である。小児科医や救命救急センターでは，必要に応じて精神科の受診につなげることを考慮すべきである。

A. 身体的治療

自殺関連行動後の初期対応として，最優先すべきは救急受診を含めた身体的治療である。なお，自殺関連行動をする子どもたちは適切な援助希求ができずに行動化していることが多いため，支援者や治療者は，批判や叱責，あるいは「自傷はいけない」などの説教ではなく，子どもの訴えを傾聴しながら，心配しているとのメッセージを伝えるべきである。丁寧な身体的ケアは，それ自体が「あなたのことを心配している」という重要なメッセージになる。

致死性の高い手段による自殺企図だけでなく，自傷や過量服薬など，致死性の低い手段による自殺関連行動であっても，放置せずに傷ついた身体をケアすることが重要である。

B. 再企図回避のための安全確保

希死念慮の有無，衝動性，計画性，自殺関連行

動の手段の致死性といった観点から，再び自殺関連行動を繰り返すリスクを評価する。希死念慮が強い/衝動性が高い/計画の具体性が高い/致死性が高い手段で自殺関連行動に至っている場合などは，再企図のリスクが切迫していると考えられる。安全確保が必要な場合は，身体的治療の終了後すぐに帰宅させるのではなく，入院管理も選択肢として考慮すべきである。

C．精神科受診の推奨

小児科や救命救急センターでは，身体的治療が終了し，再企図リスクが切迫していない場合でも，自殺関連行動を本人からの何らかのSOSのサインととらえ，精神科や児童思春期精神科などの専門的な治療につなげることを考慮する必要がある。

3．精神医学的評価・診断

自殺企図者では約8割に何らかの精神病理学的状態が見られ，精神疾患・精神障害があると自殺リスクが9倍になるという報告もあることから，自殺関連行動があった際に精神医学的評価を行うことは必須である。さらに，自殺関連行動に対する心理社会的背景の影響を把握し，介入の要否を判断するためにも，家族や学校などの心理社会的背景を適切に評価することも必要である。

A．本人の精神医学的評価・診断

気分障害や統合失調症などの精神疾患のほか，発達障害の可能性を念頭におく必要がある。過去の研究報告では，自殺関連行動によって初めて医療機関を受診し，発達障害の診断がなされたケースが少なくないことが指摘されている。低年齢から診断・支援を受けやすい自閉症例と異なり，高機能の発達障害例では，思春期年齢になって学校不適応が顕在化したり，長年にわたる家族内葛藤が徐々に複雑化した末に，突発的な自殺関連行動によって，ようやく医療機関につながり，初めて発達障害の診断を受ける例もある。

また，自殺関連行動後に発達障害と診断された例で再企図率が低いこともわかっている。発達障害の診断・告知によって，本人・家族の肩の荷が下りることは臨床でしばしば経験されることだが，自殺関連行動に対する支援においても診断自体が治療的にはたらき，再企図予防の端緒となりうる。

B．心理社会的背景の評価

家族関係（養育者や同胞との葛藤的関係），家族機能（養育機能を含めた家族としての支持機能），学校の適応状況（学力・進路の問題，いじめ，対人関係の問題），虐待の有無といった心理社会的背景についても慎重な評価が必要である。家族内の葛藤が強く，子どもが家族に援助を求められない場合，学校不適応など本人の社会的孤立感が強い場合などは，これらの心理社会的背景が，何らかの直接的誘因を契機に自殺関連行動へと促進させる自殺準備因子となることがある。

4．本人への介入

発達障害や併存する精神疾患に対する適切な薬物療法を行うだけでなく，精神療法のなかで援助希求のスキルやストレスコーピングを育てることが，本人への支援においてとりわけ重要である。

A．生物学的治療

抑うつや幻覚・妄想などの症状が把握されれば，抗うつ薬や抗精神病薬，気分安定薬などの薬物療法を検討する。なお，発達障害例では衝動性の高さから自殺関連行動に至る場合も少なからずあるため，衝動コントロールを標的とした薬物療法についても考慮する。

B．精神療法

評価・診断の過程で自殺関連行動に至った経緯を聴取することになるが，ここで本人の心の動きを聴き，理解することがすでに治療的な営みであり，この時点で治療は始まっている。自殺関連行

動に至る発達障害の子どもたちは，適切な援助要求ができずに行動化することが多いため，本人が適切に援助を希求できるようになることは重要な治療課題の1つとなる。そのうえで，援助要求スキルやストレスコーピングスキル（クールダウン，リラクゼーション，自傷の置換スキル）を伸ばすようなはたらきかけを行う。

　保護者や学校関係者などの支援者に援助要求できるようになることが当面の目標であるが，まずは治療者自身が本人にとって援助を求められる対象となる必要がある。援助希求のスキルを伸ばすための具体的なアプローチとしては，自殺関連行動について正直に話してくれることに感謝の意を表し，援助希求行動を積極的に評価すること，行動化がエスカレートすることへの懸念を伝えること，再び自殺関連行動を起こしたくなった際には必ず相談するよう伝えることなどが考えられる。

　また，再企図のリスクが高いと考えられる場合には，治療者は子どもの希死念慮や再企図を具体的に考えているかどうかを率直に尋ね，安全策を講じることが必要である。

5. 家族への介入

A. 家族への心理教育

　発達特性と生育歴を家族と摺り合わせ，子どもにとっての生きづらさと，養育者にとっての育てにくさ，かかわりにくさの背景に発達障害・特性があったことを共有する。子どもの発達特性に合わせたかかわり方を身につけてもらうために，ペアレント・トレーニングが有効なこともある。

　また，発達障害児を養育する家族においては，幼少期から存在する家族内の葛藤が長い年月を経て複雑化している例があり，こうした家族内葛藤に，子ども・家族双方の発達障害に対する理解の乏しさが関係していることがある。家族に対して発達障害の心理教育を行うこと，複雑化した家族内葛藤を解きほぐすこと，必要に応じて家庭外の資源を用いた家族支援などによって，養育・支援機能の回復・向上をはかる。

B. 家族療法的アプローチ

　自殺関連行動に至る契機となった直接的誘因へのはたらきかけのみならず，自殺準備因子となった心理社会的因子への介入が重要である。Mikamiら[6]は，本人，家族など「治療当事者同士で生育歴を丹念に整理し直すこと」が必要であり，治療者の役割は「家族力動を丁寧に扱い，両親の養育史と本人の主観的家族体験を調整し，両者に腑に落ちた感覚を橋渡しすること」を通じて，「家族の保護機能を強化し，本人の社会的孤立感の軽減を図ることが重要である」と指摘している。

C. 地域資源の導入による家族支援

　さまざまな事情で保護者の養育機能が乏しく，家族機能の強化が困難な場合もある。その場合には，市町村児童家庭相談援助機関（名称は「子ども家庭支援センター」など）や児童相談所などの関係機関と連携して，家族全体を支援するためのネットワークを構築する。現在の治療・支援体制と家族だけで再企図を防止できないと判断されれば，児童相談所の一時保護や精神科医療機関への一時保護委託，児童養護施設措置など，社会的養護の可能性も考慮する必要がある。

6. 学校などその他の社会的環境への介入

A. 学校関係者との情報共有と連携

　学校での学習面や対人関係面での不適応もまた，自殺関連行動の直接的誘因や自殺準備因子となりうる。そのため，養育者の了承を得たうえで担任など学校関係者との間で本人の発達・障害特性，これまでの学校適応状況について情報共有し，本人に合わせた支援方法について検討することも必要である。

　具体的に検討すべき事項としては，学校内での頓用薬の使用方法，ストレスコーピングのための方法やルールを決めること，学校内でクールダウンできる場所の確保（例えば保健室など），困ったときに相談する相手や相談方法の設定（例えば

養護教諭やスクールカウンセラー），本人の心的負荷になりそうな場面・状況での教師からの声かけや配慮の要請，不登校を伴う場合の別室登校や登校の促し方など，多岐にわたる。

こうした場合でも，子どもと養育者の意向を踏まえた支援・指導と，養育者を含めた情報共有を心がけることが必要である。

B．通学・進学先の相談

発達障害特性や知的能力の評価を踏まえ，必要に応じて特別支援学級への転籍や特別支援学校への転校といった特別支援教育の活用，教育支援センター（適応指導教室）の利用などを考える。

C．居場所の提供

通常の教育資源のなかで利用可能な選択肢が見いだせない場合，学校と家庭以外の居場所を用意したほうがよい場合などには，デイケアなどの通所先についても検討することがある。

文献

1) 上薗礼，宮崎健祐，近藤直司，他：東京都立小児総合医療センターで入院治療を行った引きこもり症例の検討．日本児童青年精神医学会総会抄録集 53：292, 2012
2) 近藤直司，小林真理子，宮沢久江：ひきこもりを伴う自閉症スペクトラム障害とメンタライゼーションに焦点を当てた精神療法．精分析研 57：22-29, 2013
3) 近藤直司：医薬・保険・福祉・心理専門職のためのアセスメント技術を高めるハンドブック第2版．明石書店，2015
4) 科学的根拠に基づく自殺予防総合対策推進コンソーシアム準備会，若年者の自殺対策のあり方に関するワーキンググループ：若年者の自殺対策のあり方に関する報告書．2015 http://ikiru.ncnp.go.jp/copes/pdf/wg.pdf
5) 尾崎仁，渡辺由香：自閉症スペクトラム児の自殺関連行動．児童青年精医と近接領域 57：489-496, 2016
6) Mikami K Inomata S, Hayakawa N, et al：Frequency and clinical features of pervasive developmental disorder in adolescent suicide attempts. Gen Hosp Psychiatry 31：163-166, 2009

（近藤直司，宮崎健祐，尾崎 仁，公家里依，渡辺由香，宇佐美政英）

B 成人精神科支援

1 はじめに

　成人期発達障害の事例の様態は多様であり，その機能水準や，併存障害によって支援の仕方には多様性が求められる。

　一般精神科臨床では，大きく分けて2群の異なるプロセスで受診に至る。第1に，気分障害や不安障害などを前景として来院する症例の背後に発達障害を見いだされ，成人期になって初めて発達障害が明確化してくる事例群である。第2は，児童期から診断され，成人期になって発達障害による不適応状況から適応障害として受診に至る事例群である。本来，機能水準や経過の異なるこの2群を分けて処遇するシステムは我が国にはまだ存在しないが，その病態には相違があると考えられる。

　現状では，成人期発達障害にすでに我が国でも従来の統合失調症や大うつ病の支援方法が援用されており，それはデイケアや認知行動療法プログラム，リワークプログラムが代表的なものである。こうしたプログラムはまだ発展段階であり，主に知的な障害のない自閉スペクトラム症（ASD）を対象にしている。

　英国では，前述の機能水準の適合した，異なる構造の短期滞在型（3か月程度）ケアが行われ，きわめて構造化されたシステムが構築されている。ケアシステムも資格制度がとられ，システム全体の機能水準が一定に保たれている。

　我が国でもショートステイによる緊急避難型のケアはすでに行われているが，個々の地域や施設の特性により機能はさまざまであり，発達障害に特化した構造や機能水準の統一されたケアシステムは今後の課題であろう。

　成人ADHDに対するプログラムは，我が国ではまだきわめて少ない。現在，境界パーソナリティ障害の治療法として知られる弁証法的行動療法のADHDへの応用が欧米で開始されており，現在我が国では筆者らが開発中である。成人ADHD症例には，実際にはASDが高率に併存し，両者に配慮する必要があることはいうまでもないが，その障害の程度に応じた適切な個人プログラムの設定も今後の課題である。

　成人ASDに関するプログラムについては，前述のように認知行動療法を主とした構造化プログラムが一般には使用される。このプログラムは継続的参加が得やすいものの，指導したスキルが有効に定着，活用できるかは，患者のASD特性や環境により差がある。つまり健常人のようにはスキルは容易には汎化されない。そこで集団療法のほかに，個人精神療法が併用されることが望ましい。本項では，筆者らが行動上の種々の課題を抱える患者に，その個人のスキルに合わせた個人精神療法として開発している日記療法を概説したい。

2 成人ASDに関する特殊治療技法の必要性と日記療法

　従来，高機能自閉症やアスペルガー症候群とよばれてきたが，実際には機能水準は多様な，知的障害のないASDの障害を，本項ではautism spectrum disorder without intellectual disability（ASD without ID）とよぶが，この病態は，きわめて多様な障害である。

　思春期以降になって，精神科臨床の現場に立ち現れる姿は，併存障害例や，それと厳密な意味では区別がつかないが，発達障害を基盤としてその後の広義の環境的要因によって出現してくる2次的障害を呈する例など，適応障害レベルのものから，パーソナリティ障害，気分障害，統合失調症，などの併存をみるものまでさまざまである。また症候学的側面から，発達的問題と精神障害の混在した病態は，きわめて多様であるうえに，医

療的ケアの閾値下にあり，障害化していないASDの併存まで視野に入れると，さらに複雑な問題を呈してくる。

しかし，最近の精神科臨床例では，従来のⅠ軸診断の治療的キーポイントが，発達障害への着眼とそれに適合した環境調整であると気づかされる症例に遭遇することが少なくない。そこで，ASD without IDと考えられるものに，継続的な精神療法的接近を施行する方法が求められるところであろう[1〜4]。

ASD成人例の治療においては，環境の調整のほかに，主に外来治療に付属したグループプログラム[5,6]や，患者教育を行っての自己認知特性の認識に基づいて，状況に適合した行動の選択を可能にするソーシャルスキルトレーニングなどの精神療法的アプローチが試みられてきた[7,8]。

また最近では，UCLAのPEERS（Program for the Education and Enrichment of Relational Skills）のような対人関係機能に焦点を当てたソーシャルスキルトレーニングが知られている[9]。PEERSでは，興味深いことに，基本的な2者関係の構築が，自己評価を高め，社会関係のなかでの不安を低減することを指摘している。このような基礎的対人関係の構築は，ASD without IDにおいてはきわめて重要な課題であり，成人期の症例では，コミュニケーション能力の改善を目的として，我が国でもグループワーク[4,10,11]，絵カード交換式コミュニケーション・システム（Picture Exchange Communication System：PECS）[12]，心理劇[13]など多様な試みが始まっている。

しかし，実際の臨床現場では，思春期以降の症例で，併存障害や2次的障害の多様性から，前述のように臨床の病態は複雑化している。さらにASDとして3つの障害特性である，社会性の質的障害，コミュニュケーションの障害，こだわりなどは，その特性の組み合わせや個々の障害の重篤度に個人差が著しい。自閉症の機能水準によってもアプローチは異なり，我が国では，横井ら[14]が，ASDに対して施行しているデイケアによる集団療法的アプローチはあるが，ASD without IDというやや広範な臨床群を対象とすると集団形成の困難さもあり，集団療法的アプローチは，まだ普及していないのが現状である。特に問題行動をもつような患者の場合には個別特性が高い。

このため，臨床現場で求められるのは，実際の外来治療における患者の個別性に留意した認知行動療法的アプローチであるが，現在まで我が国において，確立した簡便なプログラムは存在しない。そこで筆者らは簡易に外来にて施行可能な，ASD without IDの思春期以降の患者への治療的接近として，日記療法（慈恵医大式自閉スペクトラム症日記療法：Jikei diary training for ASD：JDTFA）を開発し，施行している[15]。この方法は，我が国独自の精神療法である森田療法において用いられてきた日記指導技法を基礎に，ASD without IDに特化した様式を，臨床実践のなかで種々の工夫を加えて開発してきたものである。

そこで，その技法の実際とその意義について概説したい。

1. 治療対象症例の選択

日記療法は，その導入にあたり症例の適応を判断する必要がある。その導入基準は以下の5つの項目である。①基本的にASDを基礎にもつと考えられること，②知的障害と書字障害のないこと，③併存障害あるいは2次的障害の病態が，安定もしくは寛解状態であること，④患者が定期に通院し，指導を受けることの可能な環境にあること，⑤患者自身に治療のモチベーションがあること。

このような基本条件を満たし，日記療法へ導入する場合，通常のプロセスは次の通りとなる。まず初診で生育歴を詳細に問う診断面接を行う。次に，知能検査や自閉スペクトラム症評価（AQ），生化学検査，脳波検査，MRIもしくはCTを施行する。最後に自閉的認知特性の評価と他の基質要因の除外を行い，日記療法の適応となる。

2. 日記療法の基本構成

　日記療法の主眼は，まず簡易に患者の状況をモニタリングし，そこで生起する認知特性による課題の発生状況を抽出し，その課題処理を援助することで，認知特性に適合した対処スキルを習得させていくことにある。もう1つには，本障害の患者では，そのコミュニケーション能力の低さから，限られた外来時間に，治療者との一定の深まりある関係を築くことは容易ではない。そこで，日記を媒介とした関係は，患者とのコミュニケーションを深めていくツールとしても意味をもっていると考えている。

　そこで日記指導の導入時には，最初は以下のような簡単な原則を話して，A4程度の大きさのノートに記載をするように指示する。ここで重要なのは，最初はできる限り非指示的に行い，患者の反応のパターンを把握することである。原則は①記載はノートに，横書きで日付を最初にして記載する，②日々の体験を毎日記載する，③自分のありのままの状態を記載する，の3点である。

3. 日常診療時の日記活用の仕方

　診察の開始時に，患者に日記の提示を促して，日記の記載を見ながら面接を進める。

　まず，体験内容を確認する。患者にとって意味のある体験と思われる事象を抽出し，その具体的内容について問い，さらに患者にとってどのような体験であったか尋ねて，表情や態度を観察しながら，その体験のプロセスと情緒的反応を確認する。その際に重要なのは，体験に応じた共感を，言葉のみならず，身振りや態度を交えて示し，さらに，赤字で日記内に書き込みをする。ここでは，素晴らしい，良かった，大変でした，などのコメントも入れ込むのである。これは，言語的な応答のみであると患者がその意味を十分解さない場合があるからである。

　次に，患者の遭遇するさまざまな事態から，背後にある認知パターンを抽出し，具体的なスキルを説明し，それを患者が実際に使用しやすい形で日記に記載する。この場合，簡単なロールプレイを加えてみると効果的である。例えば，お金が足りないときに，他人からお金を盗んで見つかってしまった患者に，お金を貸してもらうお願いの仕方のスキルを練習する。このような指導は1回の面接でできるだけ1課題に絞ることも重要である。それは，患者は，このような状況を1つずつ体得していくのであって，感覚刺激量の増加は混乱を引き起こし，スキルの定着を妨げるからである。

　日記活用の要点をまとめると，①患者の日常を把握し，気分，不安，睡眠などの基本状態像を理解すること，②情緒的体験に共感を与えること，③患者の認知・行動のパターンを明確化すること，④適応的認知・行動を評価し強化すること，⑤非適応的行動・認知を抽出し，対処スキルを明示すること，の5点である。

4. 日記という技法の意義

　ASD without ID の患者では，一般に自己認識と，状況認識においての客観性が低いので，現実とのずれが生じやすい。日記はあくまで，状況の主観的描写であり，患者の独自の表現パターンもあり，現実ではない。ただ，患者の主観的体験は，この場合ありのままに表現されているともいえるだろう。

　すなわち，日記療法は次のような意義を有している。①患者の認知・行動特性に適応した指導を行うための基本情報を集積できること，②日記のなかで時間と場の構造化がはかれること，③視覚的に対応スキルを提示できること，④面接で得にくい種々の情緒反応を取り出し，共感を与えられること，⑤基本的信頼を築くための治療者‒患者関係を作り出せること，の5点である。

3 まとめ

　成人期発達障害の病態は，併存する障害や，パーソナリティの課題もあり複雑であるため，その支援方法は画一的・統一的な方法は見いだしにくい。併存する精神障害が重篤であれば，当然その治療が優先されなければならない。患者の個別性に留意した，治療方法の選択が望ましい。その意味で薬物療法，精神療法，ケースマネージメントがオーダーメードに設定されることが重要である。

　今回提示した ASD without ID に対する JDTFA は，患者の ASD 的認知特性に留意した個人精神療法であり，患者の自己肯定感を損なわずに，変化を促し，スキルを定着させて安定した自己感を醸成していく技法としても有用であると考えられる。

文献

1) Gawronski A, Kuzmanovic B, Georgescu A, et al：Expectations concerning psychotherapy of high-functioning adults with autism spectrum disorders. Fortschr Neurol Psychiatr 79：647-654, 2011
2) 渡部京太：発達障害/発達特性から見えてくる臨床の工夫 第4章 併存する精神症状や精神科的な状態像に応じた治療・支援 反応性の不安や抑うつ．精神臨サービス 11：234-237, 2011
3) 松田光一郎：行動障害を示す自閉症者へのPECSによるコミュニケーション・スキルの獲得．自閉症スペクトラム研 8：97-103, 2010
4) 井上宜子，井上芳子：グループワークによる感情のコントロールの取り組み：自閉症スペクトラムの青年たちとともに．大阪市立心身障害者リハビリテーションセンター研究紀要 25：45-50, 2011
5) DeRosier ME, Swick DC, Davis NO, et al：The efficacy of a social skills group intervention for improving social behaviors in children with high functioning autism spectrum disorders. J Autism Dev Disord 41：1033-1043, 2011
6) Palmen A, Didden R, Korzilius H：An outpatient group training programme for improving leisure lifestyle in high-functioning young adults with ASD：a pilot study. Dev Neurorehabil 14：297-309, 2011
7) Gantman A, Kapp SK, Orenski K, et al：Social skills training for young adults with high-functioning autism spectrum disorders：a randomized controlled pilot study. J Autism Dev Discord 42：1094-1103, 2012
8) 太田昌孝：発達障害/発達特性から見えてくる臨床の工夫 第2章 発達障害/発達特性を支援するための技術 精神療法・心理療法のコツ．精神臨サービス 11：184-187, 2011
9) Laugeson EA, Frankel F, Gantman A, et al：Evidence-based social skills training for adolescents with autism spectrum disorders：the UCLA PEERS program. J Autism Dev Discord 42：1025-1036, 2012
10) 井上貴雄，傳田健三，中野育子，他：青年期広汎性発達障害者に対する精神科リハビリテーションの実践：札幌市精神保健福祉センターにおける取り組み．作業療法，30：107-112, 2011
11) 屋宮公子：福岡大学における自閉症スペクトラム障害の学生相談―グループを活用した発達支援―．精神療法 37：194-198, 2011
12) 門眞一郎，村松陽子，幸田有史，他：視覚的コミュニケーション・スキルの発達により強度行動障害から脱した自閉症スペクトラム障害の1成人例：絵カード交換式コミュニケーション・システム（PECS）による取り組み．自閉症スペクトラム研究 6：39-47, 2007
13) 高原朗子，池田顕吾，渡邊須美子，他：青年期の高機能広汎性発達障害者に対する心理劇：セミ-オープン・グループでの適用．心理劇 14：47-59, 2009
14) 横井英樹，五十嵐美紀，岩波明，他：成人の自閉症スペクトラム障害（ASD）の支援と治療 成人ASDのデイケア．精神科 21：692-698, 2012
15) 小野和哉，沖野慎治，中村晃士，他：思春期以降の知的障害のない自閉スペクトラム症（ASD without intellectual disability）の人たちに対する日記療法的接近：日記療法併用症例の経過検討から．精神療法 40：869-880, 2014

〈小野和哉〉

C 精神保健福祉分野における発達障害者支援と困難事例への対応

　我が国の現状では，自閉スペクトラム症（ASD）や注意欠如・多動症（ADHD）などの発達特性をもち，かつ，暴力や触法行為などの社会行動面での課題を有する事例に対して，地域精神保健福祉領域において取り組むためのシステムが確立しているとはいい難く，現場での手探りの部分も多い。支援にかかわる機関についても地域における相談機関相互の関係や，かかわるスタッフの連携に依存しているといわざるを得ない場合もあり，第1章でもふれたが，地域の実情に応じて対応している相談支援機関もさまざまのようである。

　そのため，このような事例へのケースマネジメントを誰がどのように行うのがよいのか，医療機関を含め関係機関との連携・協働のあり方はどのようであるべきなのかなど，支援システムの確立は今後の重要な課題となっている。

　精神保健福祉分野において特に他の領域と異なる原則があるわけではないが，成人期に事例化してくる場合は，本人の特性だけではなく，家庭や学校その他社会のさまざまな要因が絡まっていることが多く，それらを整理していくことが最初の重要な作業になる。また，困難化した事例では，本人自身の社会的対処法を向上させる取り組みや，本人のいわゆる「2次障害」へのケアなども必要となる。さらには，問題行動は必ずしも本人だけの要因によるものではなく，環境との相互作用も重要なため，周囲の対応への介入や家族を含めた関係者のケアも必要とされる場合が多い。

　現時点で，発達特性と社会行動面での課題を併せもつ事例に対して，包括的な対応のガイドラインを示すことはなかなか難しいが，本項では対応方法の実際を，地域の実践家たちの工夫によりつくられたツールとともに紹介することとする。なお，一部事例も含まれているが，あくまで実在の事例のエッセンスを組み合わせた架空のものであり特定の個人を示すものではないことを，あらかじめおことわりしておく。

1 ケース全体のアセスメント（徳島県発達障がい者総合支援センターの「発達障がい者の相談支援アセスメントシート」）

　実際の相談場面の多くでは，本人の発達特性や環境への適応状況，さらには2次障害の問題が，混然一体となって事例化することが多く，また，本人や家族が求めているニーズと，現実的に支援機関で提供可能なサービスとの間にさまざまなギャップが感じられることもよく経験される。うつ状態や強い不安，睡眠障害，幻覚や妄想などの精神症状については，精神科医療の対象となると考えられるが，ここでは，医療以外の支援について，地域で実現可能な方法について検討することとする。

　現在の状況を整理し，本人と周囲とで今何から取り組むとよいのか，その展望を確認する方法として，徳島県発達障がい者総合支援センターが作成した，「発達障がい者の相談支援アセスメントシート」（図6-1）を紹介する。

　青年期・成人期で発達特性があり，現状で適切な支援や治療をほとんど受けていない場合，結果的に本人は家庭内で「ひきこもり」の状態になっていることが多い。このシートでは，厚生労働省が作成した「ひきこもりの評価・支援に関するガイドライン」[1]の「ひきこもりの諸段階」を参考に，発達障害者への段階的な支援モデルを提示している。

　具体的には，ひきこもり状態における「危機介入（精神的な不安定さや家庭内暴力などに対する介入が必要な段階）」を支援の起点とし，最終的

領域別の支援のあり方

発達障がい者の相談支援アセスメントシート（青年期・成人期）

支援段階	危機介入と家族支援段階			本人への個別支援段階				集団移行の段階		就労支援段階		
テーマ	① 危機介入	② 冷戦状態	③ 家族関係の再構築	④ 障がいの自己認知	⑤ 二次障がいのケア	⑥ 生活の立て直し	⑦ 福祉サービスの利用	⑧ 日中活動への参加	⑨ 福祉的就労	⑩ 就労準備・求職活動	⑪ 就職	⑫ 就労定着
本人の状況	暴力・触法行為等社会問題行動の問題	閉じこもり	ひきこもり	支援を受け入れる	治療を受け入れる	生活を安定する	サービスを申請する	家庭外活動をする	作業を行う	仕事を探す	仕事をする	仕事が続く
	家族との対立、触法行為等への反発のため支援が拒否的であり、触法地害の恐れがある	落ち着いているが、家族等周囲とのコミュニケーションにより、支援に結びつきにくい	家族が本人の特性を理解し、本人とのコミュニケーション回復により、支援を示す動機づけを高める	家族からの勧めもしくは自分の意思により相談・支援機関につながり、継続的な支援が始まる	二次的な精神症状について自覚し、通院や支援により治療を続ける	気持ちが安定し生活リズムが整ってくる	手帳や年金の申請をしたうえで、医療や福祉の継続的な支援のため福祉サービスを利用する	家庭と職場の中間的な居場所で日中活動に参加し人間関係をつくる	福祉的な就労支援事業を利用し、作業や就労に向けた練習を行う	企業就労へ向けた準備や求職活動を行う	就職し、働き始める	就労定着のための支援を活用し、就業生活に定着する
課題	○危機的状態であり、速やかな危機介入が必要○精神科・警察・司法との連携○精神科医療機関との連携	○本人の問題意識に対する理解に乏しく、支援に対して無理解もしくは拒否的である○家族への支援	○家族との良好なコミュニケーションの回復○支援を受け、支援することに対する動機づけを高める	○支援が継続的な支援を求める○治療や診断を受けている○発達検査等のアセスメントを通じて自分の障がい特性を理解する	○二次障がいに対する治療の必要性を理解する○服薬を続ける○感覚過敏等への対応○気分・感情のコントロール	○規則正しい生活リズムの確立○散髪、整容などセルフケアができる○ひきこもりから脱し、日中活動の場を見つけ動機づけを高める	○福祉制度やサービスを理解し、支援を受け入れる○障がい基礎年金の手帳取得について相談する	○挨拶など日常的なスキルの習得○シャルスキルの習得○穏やかな居場所への適応○断続的な参加から継続的参加へ	○相談支援事業サービスを利用し計画を作成する○自分の障がい特性について、支援センターにオープンに相談できる	○就労支援機関を利用する○適職について理解する○一般就労もしくは障がい者雇用による求職活動	○職場で必要なソーシャルスキルの習得○上司・同僚への特性理解○特性に配慮した業務調整	○仕事に対する意欲や責任感○体調の管理○余暇の過ごし方○上司・同僚とのコミュニケーション

二次障がいに対する本人・周囲への支援　　適応障がいに対する調整と地域支援体制の構築

支援方法	危機介入を通じた本人・家族支援		主に本人への相談・訪問支援				支援計画に基づくサービスの調整と地域支援体制の構築					
	○精神科への受診支援○障がい特性（生活・安全課題等）の相談○警察等との相談○保健所通報、医療保護入院、措置入院	○まずは家族から障がい特性の理解を促し、支援に関する情報提供を行う○家族会等の利用	○本人受診・来談に向けた話しかけ○CRAFTの活用（家族とのコミュニケーションを通じて支援機関への訪問等を高める）	○発達検査等による障がい特性の把握○通院可能な医療機関の紹介○支援者による継続的な相談やカウンセリング	○医療機関・心理士等との連携○定期通院、不安定時の入院の調整○訪問看護○心理療法	○市役所・役場等への支援○申請・診断書作成支援○ホームヘルプや行動援助など、介護者による訪問サービスの利用	○いろいろな日中活動支援・体験の情報提供○判定・診断書の作成支援○見学・体験の場の調整	○SST・当事者の会などグループへの参加○放課後等デイサービス○精神科デイケア○若者サポートステーションの利用	○自立訓練・就労継続支援事業所による事業所の見学・体験○若者サポートステーション	○障害者職業センターによる職業評価等の支援○ハローワークや就労支援センターでのジョブマッチング○職場実習	○ジョブコーチ支援・トライアル雇用等の活用支援○就労支援センターによる生活・情報交換の場○特性に応じた業務調整	○職場適応・定着支援○余暇支援○職場適応のためのSST等

主な支援機関	危機介入機関（警察、精神科医療機関、保健所、児童相談所等）											
	若者・ひきこもり支援機関（フリースクール、若者サポートステーション、障がい者支援センター、家族会等）											
	発達障がい者支援センター・障がい者支援事業所・社会福祉協議会等											
	精神科デイケア・自立訓練事業											
	地域活動支援センター											
	就労支援機関（ハローワーク、障害者職業、障がい者就業・生活支援C等）											
	就労支援機関・移行支援事業											

図6-1 発達障がい者の相談支援アセスメントシート（青年期・成人期）

に「就労定着」をゴールとする12の移行段階（テーマ）として整理されている。さらにそれぞれのテーマごとに、本人の状況、支援上の課題、活用できる社会資源やサービス、窓口となる関係機関などを記載し、1枚のシートにまとめられたものである。なお、実際の利用方法については以下の通りである。

1. ニーズと現状に関する評価

まず、本人や家族のニーズと、本人の現状について、シート上部の「テーマ」「本人の状況」「課題」などの各項目を参照し、ニーズと現状のそれぞれがどのテーマに位置づけられるのかをみていく。

例えば、「就労継続支援等の日中活動型の支援を希望しているが、現状として抑うつ状態や昼夜逆転などといった課題がある」といった事例の場合（仮に「事例A」とする）、シート上でニーズはテーマ⑨「福祉的就労」として、現状はテーマ⑤「二次障がいのケア」として確認する。

2. 課題の確認

次に、本人や家族のニーズと現状のそれぞれのテーマとの間に、いくつくらいの具体的なテーマがあるのかを確認する。ニーズと現状の間のテーマの数が少ないほど、支援上の課題は少なく、シンプルになり、逆に多ければ、取り組むべき課題は多く、支援の難しさも高いことが推測される。

「事例A」では、テーマ⑤とテーマ⑨の間にテーマ⑥「生活の立て直し」、テーマ⑦「福祉サービスの利用」、テーマ⑧「日中活動への参加」の3つのテーマがあることがわかる。3つのテーマの「課題」を確認することで、ニーズの達成までに、クリアにすべき支援上の課題や優先度、困難さなどについておおよその見通しを得ることができる。

3. 支援方法や連携する関係機関の確認

具体的に何をするかを考える際には、現状を示すテーマもしくは次に位置するテーマを目安とする。シート下部の「支援方法」「主な支援機関」などの項目を確認し、具体的な支援方法としてどのようなサービスや社会資源があるのか、またどこが相談窓口や関係機関として連携できそうかについて、検討する。

「事例A」では、抑うつや昼夜逆転が解決されていない状況で、いきなり福祉的就労を探すことは現実的にはかなり困難である。まずは直近のテーマであるテーマ⑥「生活の立て直し」を参考に、精神科受診を勧めたり、精神科デイケアや、地域若者サポートステーション（サポステ）などとの利用について検討することになる。

4. モニタリング

現在どのテーマまで支援が進んでいるのか、定期的にシートを確認する。支援に困難さを感じているときには、往々にしていくつかの重要な課題やテーマを飛ばして先に進みすぎている場合が多い。現状を踏まえて、今何が必要かを再確認する。

このシートはあくまで支援上の目安を示しており、どの事例でも一律に段階を踏んで支援が展開することを推奨するものではない。実際の支援場面では、ケースバイケースで必要のないテーマについては省略したり、同時にいくつかのテーマを関係機関で役割分担しながら支援するといったことも考えられる。また、シートを家族や本人に提示しながら相談することで、現状とニーズのギャップや、今必要な支援について視覚的に共有しやすいなどの利点があり、特に相談場面におけるツールの1つとしての活用が期待される。

2 本人のニーズの見立て方（札幌市作成「本人ニーズの見立て方 STEP 1・2・3」）

　本人の社会的対処法の向上と，周囲からの否定的対処への介入は，どのライフステージでも必要となるが，特に思春期・青年期以降になると，教科学習的なスキルに加え，進路選択や，地域生活でのライフスキル，就労のスキルがテーマとなってくる。また思春期以降は，本人の自我が育ち意思が出てくるようになり，本人のニーズを抜きにして介入を続けるのは困難となる。一方で，特にASD特性がある場合は，自己選択や自己決定のみに任せてしまうと，常同的で儀式的な行動に時間を費やしてしまい，その人がもつ潜在的能力を発揮することができない場合がある[2]。そのため，本人が表明する表面的なニーズにのみ目を向けるのではなく，潜在的なニーズにも着眼することが大切である。

　地域の支援者が，個別の支援計画をステップを踏んで作成していけるように，札幌市では支援者向けに「本人ニーズの見立て方 STEP 1・2・3」を作成している[3]。

　このガイドブックは，障害者相談支援事業所，グループホーム，就労支援機関，療育機関，学校，フリースクールなど，実際に発達障害と2次障害がある方を多く支援している機関で働く支援者が集まって，現場の苦労や工夫を話し合うなかで作られた。

　まず，基本となるべき個別支援計画を立てることが事例によっては難しくなる理由として，「考えと感情と言葉が一致しづらいなどによって本人のニーズをとらえにくい」「障害特性の影響が大きいのか環境の影響が大きいのかなど，何に焦点を当てたらよいのかわからなくなってしまう」「本人が工夫すべき問題なのか周りが工夫すべき問題なのか，目標の立て方で迷ってしまう」などが挙げられた（図6-2〜4）。

　上述の関係機関の話し合いのなかで，こうした課題への対応のヒントとして，以下のような3つ

支援者たちの声

発達障がいがある方の支援をしていて，困ったことはなんですか？支援者の正直な声を聞いてみました。

正直　本人のニーズが捉えにくい
- 考え，感情，言葉が一致していないような印象を持つことがある。
- 「本人の思い」なのか「親の思い」なのか区別しづらい。
- ファンタジーやこだわりがニーズとして表現されてるような時もある。
- 見せる顔，伝える事が相手によって違っていることもある。

正直　何が起こっているのか捉えにくい
- 障がい特性の問題なのか？個性の問題なのか？環境の問題なのか？どこに焦点を当てて今の状況を捉えればよいのか分からなくなる。

正直　個別支援計画が立てづらい
- 本人が工夫すべき問題なのか，周りが工夫すべき問題なのか判断が難しい。どんな目標が適切なのか迷う。

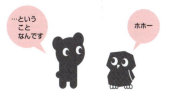

図6-2　「本人ニーズの見立て方 STEP 1・2・3」
①支援者たちの声
各ライフステージの発達障がい支援者たちからは，「本人ニーズが捉えにくい」「何が起こっているのか捉えにくい」「個別支援計画が立てづらい」といった声が寄せられた。これらの要因により，的確に（教育）支援計画が立てられないことが乳幼児期，学齢期，成人期と続いてしまうと，本人に必要な療育や教育，支援が全く積み上がらない結果となってしまう。

のステップが提案された。それが「本人のニーズを内側からまずはながめる」「本人のニーズを外側からながめる」「アプローチの提案」である（図6-5, 6）。それぞれについて，「提案は支援者が，選択は本人に」など現場の支援者ならではの工夫点も添えられている。

3 新たな支援の利用を促す（徳島県発達障がい者総合支援センター作成の「提案のための3ステップ」）

　相談を受けていくと，本人が抱えた発達特性も

6 発達障害の支援方法

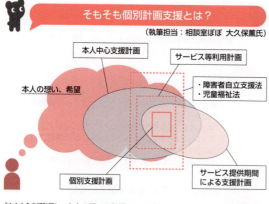

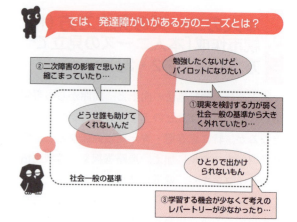

図6-3 「本人ニーズの見立て方 STEP 1・2・3」
②発達障がいがある方の個別支援計画
個別支援計画とは，事業所が立てる支援のための計画である。障害福祉サービスを利用する際の全体的計画であるサービス等利用計画とそれぞれの事業所が立てる個別支援計画との整合性や連続性が重要である。

図6-4 「本人ニーズの見立て方 STEP 1・2・3」
③発達障がいがある方のニーズとは？
本人のニーズや状況，環境などをアセスメントしたうえで，事業所でいつまでに何を目標としていくかを，本人と相談のうえ計画していく。発達障がいがある場合，発達特性，2次障害，未学習・誤学習の影響を受け，本人のニーズ自体をとらえるのが困難な場合がある。

関連して周囲ばかりが困り果てて，その一方で本人には困り感が乏しいという場合がよくみられる。それは，先の見通しや客観的な視点のもちづらさといった発達特性により，いわば本人が「上手に困れない」という状態とも考えられる。周囲にとっては「本人にこそ相談に行ってほしい」という思いを抱いても，当事者である本人にその動機がなければ，相談に繋げることはできない。

このようなとき，周囲の人が本人に対して「相談する」という選択肢を提示し，新たな支援の利用へと促す方法としては，徳島県発達障がい者総合支援センターが作成した「提案のための3ステップ」が参考になる（徳島県発達障がい者総合支援センター所報。平成27年度）。

1. ステップ：舞台設定と脚本作りの段階

本人を相談に誘うことができるのは，身近な家族か家族との関係がよく保たれている相談支援者である場合がほとんどである。日常的に交わす何気ない会話のなかで，突然「困り事」や「問題」についての話題を切り出せば，どうしても本人にとっては唐突で侵襲的な印象を抱かせることになる。懐疑的に警戒心を抱かせてしまっては，相談に誘うことはおろか，会話自体を続けることさえ困難になってしまう場合もある。警戒度を少しでも下げるためにも，会話のなかで繰り広げられる話題と話題の間を「本人にとっての自然な形」で繋げていきながら，提案の核心部分である「困り

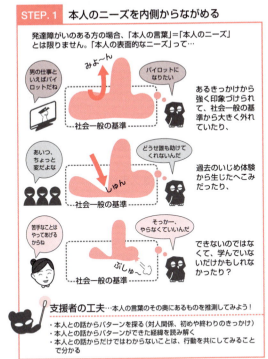

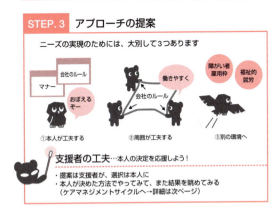

図 6-5 「本人ニーズの見立て方 STEP1・2・3」
④本人と決めていくための見立ての STEP1・2・3 その1
本人の表す言葉が本人ニーズと限らない場合，本人ニーズをさまざまな角度から，さまざまな方法によりながめ検討していく必要がある。
まず本人の表す言葉を，本人のこれまでの生活史や，行動パターン，ともに行動するなかで見えてくることなどに照らして，"内側"からながめてみる。

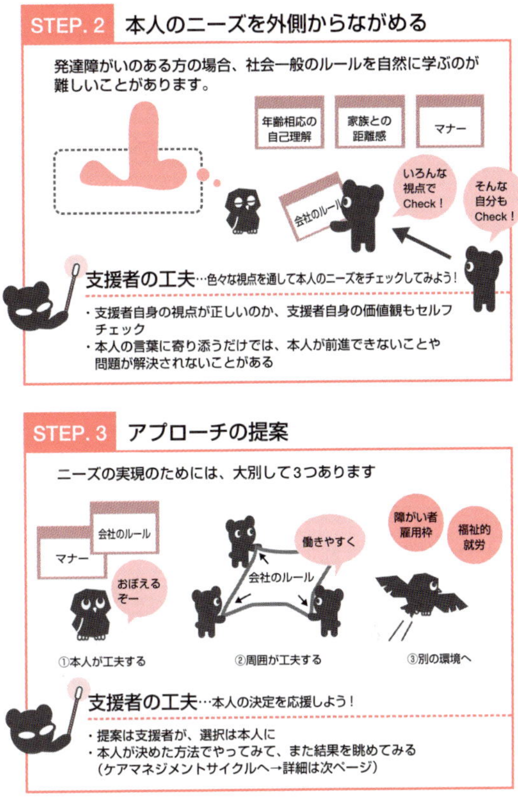

図 6-6 「本人ニーズの見立て方 STEP1・2・3」
⑤本人と決めていくための見立ての STEP1・2・3 その2
次にそれを，社会一般のルールや心理教育的観点などの枠組みから，"外側"からながめてみる。最後に，それらから整理された支援の選択肢を，本人にいくつか提案し，本人に選んでいただく。このように，本人の真のニーズを見誤らないよう，また逆にパターナリズムに陥ってしまわぬよう，最大限の工夫がされるべきである。

事」の話題へと移していく必要がある（図 6-7）。

　本人にとっては「相談に行くよう促される場面」は過去に経験していることが多く，話題の内容や文脈にその片鱗が見え隠れするだけで態度を固いものに変えさせてしまう。「私に何らかの指示をしようとしているのか？」と感じさせるような指向性は，できるだけ文脈からは取り除くような配慮は有効である。話題を順序的に迂回したり，行きつ戻りつ目的の話題に辿り着くことは，警戒心を解くだけではなく，その後の提案に伴う不安を軽減させることもできる。

　提案に伴う抵抗を扱ったり，その前段階である「困り事」の話題を展開させるために，最初のこのステップで本人にとっての「障害観」や「大切にしていること」といった話題について情報収集しておくことは役立つものである。「障害とは何か」「健常者との違い」「治るものと思うか」などについての考え方や，家族や友人らに障害を抱えた者がいたかといったことについても話題として触れられることで，提案者が用いる言語表現をより本人にとって負荷の少ないものを選択することができる。すなわち，提案のための情報収集をしている段階だといえる。

2. ステップ：秘密開示の質問の段階
　（図 6-8）

　周囲からすれば「本人はこのことで困っている

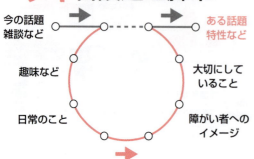

図6-7 提案のための3ステップ①　　図6-8 提案のための3ステップ②

はずだ」と考えられても，本人にとっての問題は別のことである場合は多い。そのようなときでも，あくまで「本人は自分自身のことと自分の周りの環境とを理解できる」と仮定し，支援者にとっては理解しがたいような本人の認識についても丁寧に質問していく。ここでは本人がどのような困り事を述べたとしても，それが正しいと見立てるのである[4]。

こうしてこちらの認識を本人自身に負わせることで，抵抗は少なくなり，本人が自己認識している問題や，自己認識している自己特性や症状についての情報を集めるようにする。たとえ，それが支援者のとらえる「本人の困り事」とは懸け離れたものであったとしても，本人にとっては最も変化への動機が高いものであり，相談に訪れる際の本人なりの理由となる可能性を秘めている。

生来的な特性に気づかなかったせいで，あるいは気づいていたとしてもその対応方法を知らなかったがために，失敗経験を重ねてきた人たちも多く，「何をやってもだめだ」と自分への信頼を失い，自己評価の低下を招いている。このような場合は，変化を望んでいないのではなく，諦めざるを得なかっただけに過ぎない。これは1次的な特性の影響としての2次障害と呼ばれるものであり，困り事や目標といった点において周囲との乖離が生じやすくなる。

支援者は，このような可能性も考慮しながら本人を理解するよう努めることが不可欠である。「なぜ諦めなければならなかったのか」と本人の過去に思いを馳せ，理由を推測することが必要となる。そのうえで，自己認識している特性について尋ねる質問を「本来ならばどうしたかったのか？」「今はもう無理だと思っているかもしれないが，本心ではどうしたかったのか？」といった聞き方で確認していくことが望ましい。

支援者の質問によって本人から語られた内容は，本人にとっては時に恥ずかしく，時に痛みを伴うような「秘密」のニュアンスを備えている。そのため，それを押してまで披露してくれた気持ちを労って共感を示すことで，会話をさらに深化させることができる[5]。

しかし実際には，具体的に語られた問題に対してただ漫然と相談の提案をするだけでは，本人に相談を決心させるだけの信頼が得られないことがある。問題の個別性が高いがために，「自分のそんな問題くらいで本当に誰かが力になってくれるのか？」とかえって懐疑的にさせてしまうようである。このような状況を避けるために，語られた問題に対して「特性」という観点から新たに枠組みを付けることで，問題の再構造化をはかることができる。例えば「大事な物もどこかに置いてなくしてしまう」と規定された問題を「"不注意さ"をもっているだけ」と規定し直すとき，それは同時に自己理解への支援がすでに開始されている。

自己理解とは，否定的な意味で「自分には問題がある」と直面化させることではなく，「発達特性を使うことで安定した穏やかな生活が手に入れやすくなるという体験」を提供することとされている。つまり，日常場面の具体的な「問題」を解決していく過程で，「自分に合ったコツさえつかめば何とかやれる」と実感し，その解決のコツをキーワードとして枠付けることである。この体験によって「相談すべき事柄」に気づきやすくなり，問題を表現する言葉も手に入れ，相談への意欲を引き出すことに繋がる[6]。

また，この過程は特性としての枠組みで名付けられた問題を，本人と切り離した形で構成していくものでもある。問題が本人にどのような影響を与えているのか，続けて，本人が問題にどのように影響を与えることができるのかについての会話をすることで（これはナラティブセラピーでは「影響相対化質問」とよばれる），問題を客体化・人格化させることができる[7]。この実践により，「誰が問題に対して責任があるのか」といった非生産的な葛藤を減らし，問題が継続することに伴う不全感を帳消しにし，問題とは離れた新しい人間関係を取り戻す可能性を開くことができる。

3. ステップ：情報提供と提案の段階

最後のステップとして，相談に誘うための声かけを行う。つまり，特性や障害に関連する知識・情報について提供し，それに対する対処法としての「相談に行く」という決意を引き出すことを目的とする。

情報を伝える際には，本人なりの困り事を抱えた生活を「どう体験しているか」ということに配慮し，常に本人には，「どう受け取られているだろう」とフィードバックを求めながら，双方向的に進める姿勢が必要となる[8]。伝える情報としては，特性に対する工夫といった専門的知識や，障害認定を受けることで利用できる福祉サービスなどの制度に関することだけでなく，「（特性をもったのは）あなたのせいではない」といった心理的負担を減らすための助言なども含まれる。

ここでは，支援者の側の，「私はこんなふうに考えています」という自己開示—自分のよって立つ観点や立場を明らかにすること—が有用である。できれば早い段階で，支援者のほうから積極的に，なおかつ権威的なポジションからの強制的な指示として受け取られないような言葉遣いと態度が欠かせない。あくまで，「あなたは採用しないかもしれないが，選択肢の1つとして提案させてほしい」という雰囲気を漂わせることで，本人の自発性と自由度は高くなり，自尊心が守られることにもなる。

また，社会的には，最近のさまざまな報告から，部分的な症状をもつグループの存在が認められるにつれ，自閉症スペクトラム障害の範囲自体のほうが広げられざるを得なくなってきたという背景がある[9]。有病率だけでなく，診断を受ける人の数も年々増加傾向にあり，こうした社会的枠組みの側の変化自体を情報として提供することは，自責感の軽減のための一助となりうる。

さらに，発達障害とは，認知に高い峰と低い谷の両者をもつことを表す「発達凹凸」に，適応障害が加算された状態であるというとらえ方についても触れ，「適応の程度によっては，あなたは発達凹凸をもっているだけかもしれない」「これはマイナスとは限らず，活用できる可能性がある」と説明することもできる。「診断や手帳といった認定を受けることは，あくまで何らかの支援を受けるためのチケットであり，その選択権は自分にあるのだ」ということを強調して提案することで，相談に伴う不安や抵抗を和らげることができる（図6-9）。

4 支援に繋がりにくい事例への取り組み（「本人支援までの3STEPをチェック」）

実際の相談場面では，2次障害が固定化し，本人が支援を拒否し相談場面に登場さえしてくれないことや，家庭内暴力などの危機介入場面がある

6 発達障害の支援方法

情報提供と提案
提案のための3ステップ③

最近は，そういう○○でも認定を受ける人もいるらしいよ	だけど「認定＝障がい」ってことだからショックだよね…	一度，一緒に相談に行ってみる？
認定を受けたら仕事や生活で楽になる方法もあるんだって	私が勝手に思うだけかも…自分ではどう思う？	ここへ電話したら色々と教えてくれるみたいよ

図6-9　提案のための3ステップ③

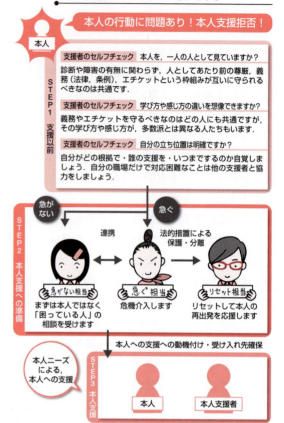

図6-10　「本人支援までの3STEPをチェック」
地域では「本人に行動の問題があるが，本人は支援を拒否している」という状況に多く出会う。こういった状況では，誰のニーズに対して，誰が支援をするべきか，的確なアセスメントや役割分担がないまま，周囲が翻弄されていることが多い。
そういった状況に対し，支援者1人ひとりが慌てず，自分の立ち位置を確認したうえで，必要な支援をしたり関係機関と連携したりできるようにと考えられたのが，このチャートである。「急がない担当」は地域の各種相談員などが，「急ぐ担当」は警察や該当する行政機関などが，「リセット担当」は児童相談所，該当する児童福祉施設，矯正施設，精神科病院などが担当することが多い。

など，一般的な相談スタイルでは対応困難な事例も数多く経験される。また，長年そのような状況が続いているため，本人の家族をはじめコミュニティのさまざまな人が，本人に対して否定的感情を抱き疲弊しきっていることも多い。

山本は2次障害が固定化した状況に対して，まずは困っている人をキーパーソンとしながら困っている人の相談を受ける支援役割，危機介入を担当する役割，危機介入後に生活環境を一度リセットする役割，の3つの支援役割を分け，相互に役割を確認したり連携をとったりしながら地域支援にあたることを提案している[10]。こうした地域支援体制の枠組みのなかで，同時に本人の支援の動機付けを高めることと，周囲の人のケアを行うことが提案されており，そのために利用できるツールとして community reinforcement and family training（CRAFT）が紹介されている。なお，CRAFTの基本的な考え方については第6章で紹介されているので，参照されたい（→168頁）。

すでに問題が長期化し，2次障害が固定化した段階では，保健，医療，司法，教育，福祉，労働など，さまざまな領域からの支援と連携が必要となることが多いが，逆にいうと，さまざまな領域にまたがる問題ゆえに，いわゆるたらい回しや押し付け合いが生じやすい状況ともいえる。現場レベルでの連携はもちろんだが，事例を集積したうえで，法律の整理や責任の所在の明確化など制度面での整備も必要となっている。

典型的と思われる地域の困難事例を，図6-10〜13の3STEPにあてはめると以下のような支援となる。

ひきこもりの親の会からの紹介で，Bさんのお母さんが相談来所した。Bさんは35歳で，大学中退後10年以上社会的ひきこもりの状態が続くという。また，Bさんのお母さんは言いづらそうにしていたが，ゆっくり，丁寧にお聞きしていく

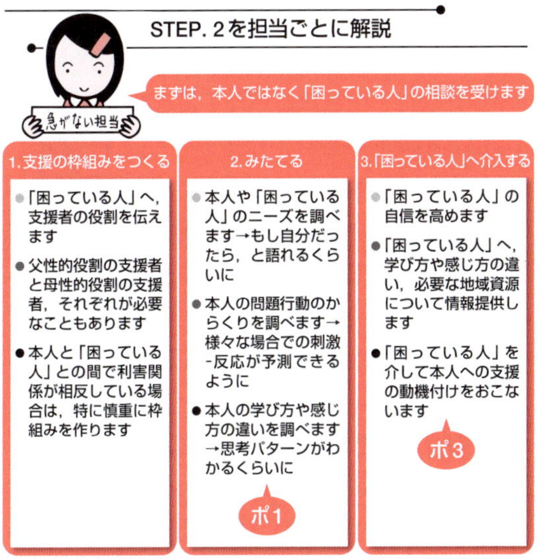

領域別の支援のあり方

図 6-11 「STEP.2を担当ごとに解説（急がない担当）」
「困っている人」（家族や支援者）に寄り添い、ともに状況を見立て、ともに方針を整理する役割である。地域の相談では状況が急変し、突然危機介入やリセットを要求されることも少なくないため、最初にこの担当の役割や枠組みを伝えておく必要がある。同時に、どの機関が危機介入やリセットを担ってくれるか確かな情報を伝え、「困っている人」がそれらをスムーズに利用できるよう調整する。

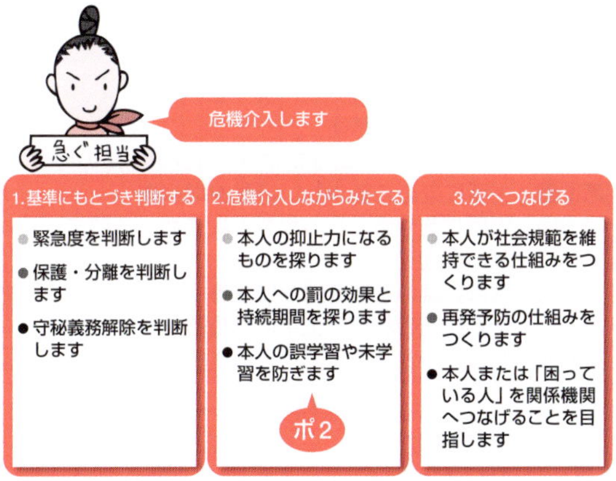

図 6-12 「STEP.2を担当ごとに解説（急ぐ担当）」
法的根拠に基づき、危機的場面に介入する役割である。本人の特性によっては、この役割の人が登場すると途端に行動が落ち着き、さらにこの役割の人が去った途端に再び激しく暴れ仕返しをする、などが予測されるため、危機介入前後のシミュレーションと情報収集を十分に行う必要がある。これまで密室で潜在化していた問題に介入できるまたとない機会となることも多く、ここから支援につなげることを意識することが重要である。

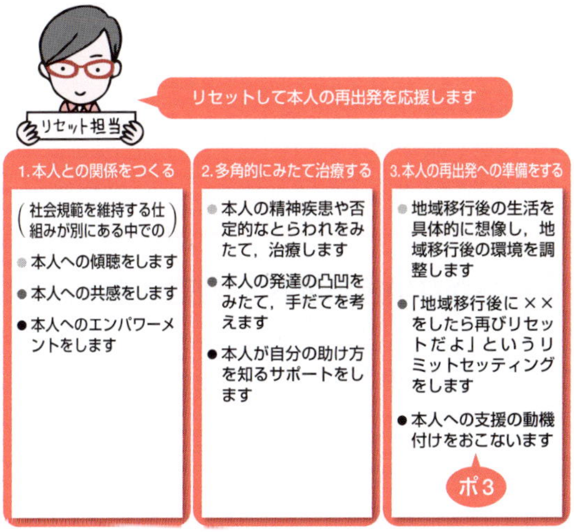

図 6-13 「STEP.2を担当ごとに解説（リセット担当）」
法的措置などにより本人を現在の生活場面から一時分離・保護し、再出発に向けて支援を行う役割である。これまでの環境要因との悪循環を断ち切り、課題の整理と新たな方向づけを行う。リセット機関内と地域生活とでは、刺激の量も質も全く異なることを想定し、リセット期間のうちに地域移行後を見据えた支援をすることや、移行計画を立てることが望まれる。
〔図 6-10〜13　山本彩：自閉症スペクトラム障害特性を背景にもつ家庭内暴力や違法行為などの行動の問題に対する、危機介入を含む包括的プログラムの開発．北海道大学大学院教育学研究院紀要 119：197-218，2013 より一部抜粋・引用〕

と、週に数回、Bさんは独り言をいいながら激高し、お母さんに暴力を振るうこともあるとのことだった。

Bさんは受診や相談を一切拒否しており、お母さんのみ家族相談に行った精神科病院で、BさんにASDが疑われるといわれたとのことだった。精神科病院でお母さんは、「今後は警察に相談を」といわれたが、警察に行くと、「うちでは何もできない。病院で相談を」といわれたようだ。

相談員は今後もBさんのお母さんとの相談を続けながら、間接的にBさんのアセスメントを行い、Bさんの支援への動機付けを高めていくよう計画した（急がない担当）。同時に、家庭内暴力の際に適切に対応してもらうよう、交番と警察署にお母さんとともに行き、連携体制を確認したり（急ぐ担当）、Bさんの精神症状によっては精神科医による診察や入院（リセット担当）が必要な場合もあることから、保健所にも事前に相談に行ったりすることとした。

以上について相談員は、指示的にではなく、お

第①回	ひきこもりの若者と社会をつなぐために（CSOの動機づけの強化と維持）
第②回	問題行動の理解
第③回	家庭内暴力の予防
第④回	ポジティブなコミュニケーションスキルの獲得
第⑤回	上手にほめて望ましい行動を増やす
第⑥回	先回りをやめ、しっかりと向き合って望ましくない行動を減らす
第⑦回	家族自身の生活を豊かにする
第⑧回	相談機関の利用を上手に勧める
第⑨回	プログラムを終えてからの支援

図6-14　ひきこもりの家族支援ワークブックのプログラムの概要

事例1〜4では、プログラムの概要のうち、「CRAFT ベーシック」は①②③④⑦、「CRAFT 随伴性マネージメント」は⑤⑥、「CRAFT 誘いかけ」は⑧のプログラムのことを示している。
〔境泉洋、野中俊介：CRAFT ひきこもりの家族支援ワークブック：若者がやる気になるために家族ができること．金剛出版，2013 より一部改変〕

母さんの気持ちに寄り添いながら進めていった。

　同様に、地域で比較的経験される事例に対する実際の支援の例を、第6章で紹介されているCRAFTの手法も使いながら、この3 STEPに沿った形で示す（図6-14）[11]。

事例1　急がない担当と本人支援担当の連携

Cさん，男性40代，大学中退後ひきこもり

　家族が心配して相談機関を勧めるも、Cさんは「話しても無理」と拒否する状態が続いていた。Cさん家族に対して、常に「自閉スペクトラム特性のアセスメントと配慮」、および「暴力のリスクアセスメント」をしながら、CRAFT ベーシック〔① concerned significant others（CSO）の動機づけの強化と維持、②問題行動の理解、③家庭内暴力の予防、④ポジティブなコミュニケーションスキルの獲得、⑦家族自身の生活を豊かにする〕を2回実施。3回目で様子を見ながら、CRAFT 誘いかけ（⑧相談機関の利用を上手に勧める）を計画（急がない担当）。

　具体的には、Cさんの困り、不便、惹きつける言葉を厳選しながら、「得意苦手の差が大きい人がいることが最近の科学でわかってきた」「それは右利き左利きのようなもので病気ではない、脳のタイプ」「ただし少数派だから不便を感じるかもしれない」「不便を感じない仕組みがここ1〜2年でできてきた、説明だけさせていただきたい」「選ぶのはご自身、聞きたいことだけ聞くもよし、1回だけでやめるももちろんよし」などと伝えるようにした。

　Cさんは3回目で来所、「1人で行くから家族は来なくていい。話を聞くだけだ。継続するかはわからない」と家族に言ってきたようだが、上記説明（特に具体的な就労支援の見通し）を伝えたところ、すぐに診断を希望し、その後、就労相談支援事業所（本人支援担当）へ本人相談をつなげ、クリニック受診、移行支援事業所利用となり、半年後に精神保健福祉手帳取得。現在は障害者枠で大手企業に就職し3年目となる。

事例2　急がない担当と本人支援担当の連携

Dさん，女性20代，高校卒業後ひきこもり

　家族が心配して相談機関を勧めるも、Dさんは「病気扱いしないで」と拒否する状態であった。Dさん家族に対して、常に「自閉スペクトラム特性のアセスメントと配慮」、および「暴力のリスクアセスメント」をしながら、CRAFT ベーシック（上記同様）を1〜2回実施。3回目で様子を見ながら、CRAFT 随伴性マネージメント（⑤上手にほめて望ましい行動を増やす、⑥先回りをやめ、しっかりと向き合って望ましくない行動を減らす）を計画。

　具体的には、「我が家の子育て方針として30歳の誕生日には完全に親から自立、それまでは家族と同居している以上、家賃代、電気代、食費代、合わせて最低1万円は納めてもらおうと考えている。そのために、親として今何か手伝えることがあったらいってほしい」と本人に伝えてもらうこととした（急がない担当）。

　Dさんはすぐにハローワークに行きだし、短期

の仕事を行うようになったが，自閉スペクトラム特性から仕事が長続きせず，1年後困り始めた。ハローワークからの紹介で，障害者職業センター来所（本人支援担当）。診断名をつけることの拒否が大きいことから，医療機関への受診はせずにジョブマッチングで，まずはやってみることになった。

事例3　急がない担当，急ぐ担当，本人支援担当の連携

Eくん，男児中学生，クラス内孤立・抑うつ的

「俺を病気扱いするな」と常に言っており，家族は受診や相談機関を勧めることができない状態が続いていた。Eくん家族に対しては，常に「自閉スペクトラム特性のアセスメントと配慮」，および「暴力のリスクアセスメント」をしながら，CRAFTベーシック（上記同様）を4回実施（急がない担当）。4回目の面談終了後に家族から電話あり，「Eが熱中しているゲームを万引きしてしまった，どうしたらいいだろう，店から連絡がきた」とのことであった。

事前に調整をしたうえで，家族から少年サポートセンター（警察）に連絡をとるように勧め，少年サポートセンターからEくんに対して，視覚的に刑法や少年法を伝えてもらった（急ぐ担当）。Eくんは「またやってしまいそうな自分が怖い」と泣き出し，「大丈夫。相談にのってくれるところがあるよ」と少年サポートセンターから相談機関をEくんに勧めてもらった。その結果，Eくん自ら希望し，相談機関利用に至り（本人支援担当），そこからの紹介でクリニックを受診した。Eくんの希望もあり自閉スペクトラム症の診断告知がされ，それ以来自助グループなどを活用し，現在は一般就労している。

事例4　急がない担当，急ぐ担当，リセット担当，本人支援担当の連携

Fさん，女性30代，専門学校卒業後ひきこもり，器物損壊

友人ができたことがなく，専門学校卒業後ひきこもりがちとなったFさん。次第にお母さんに対して「産んだ責任をとって」「一生お母さんに依存して生きる」と言うようになり，過去の嫌な体験を1日に何度も思い出しては，お母さんにそれを聞いてほしく，話しかけが3時間以上に及ぶこともあった。お母さんがそれを途中で中断しようとすると，人が変わったようになって家庭内で暴れ，TVなどを壊すこともあった。

Fさん家族に対して，「自閉スペクトラムのアセスメントと配慮」，および「暴力のリスクアセスメント」をしながら，CRAFTベーシック（上記同様）を2回実施した（急がない担当）。しかし3回目で，「最近は後ろから蹴られる」「首を思いきり絞められることもある」とお母さんが語った。

そのため，それは命の危険もある状態であり，警察に相談しておいたほうがよいとアドバイスし，また警察に相談後，精神科病院の家族相談も勧めた。警察では「受け入れ病院が確定しているなら協力ができる」と言われたという。精神科病院では「警察が反社会的行動に対して毅然と接し対応してくれるなら，入院治療を含めて精神科治療はこちらで行うことができる」と言われたという。警察（急ぐ担当），精神科病院（リセット担当），行政，家族とで会議を数回もち，それぞれの役割と方針を整理した。

その後，家族との話し合い直後に再度激しい暴力が起こり，予定していた通り母親が110番通報，かけつけた警官が見ても精神運動興奮が激しかったため警察に付き添われ精神科病院を受診した。医師の診察の結果，医療保護入院となった。医療保護入院当初は退院要求が強く，家族を恨む言動も多く聞かれたが，主治医が毎日訪れFさんに寄り添うことで，Fさんは次第に穏やかになった。

その後，薬物治療，精神療法，発達障害についての治療教育が行われ，Fさんは次第に感情コントロールが可能になり，また過去への恨みが消えていき，新しい生活への希望を語るようになった。

入院から2か月後，退院の計画を立てることになったが，家族と同居すると恨みや暴力が再燃してしまう可能性が高いと主治医が判断し，主治医は，Fさんへ「退院後は家族からは自立して，支援を受けながら生活する方向性で考えよう」「Fさんならできるよ．応援するよ」「それが立派な大人だよ」と励まし，Fさんも納得した。退院後の生活について，地域の相談支援事業所（本人支援担当）が調整してくれることとなり，Fさんは入院中からグループホームの見学や，就労訓練所の見学に出かけ，希望をもって，安心して退院することができた。

それから1年たち，グループホームや就労訓練では問題なく暮らしているが，Fさんは，家族の顔を見ると不穏になることがまだあるため，家族との面会はグループホームの談話室のみで行い，実家への外泊はしない約束としている。

5 おわりに

これまで記してきたように，精神保健福祉の領域でも多くの地域実践の積み重ねがあり，その知がツールとして結晶化されてきている。今回紹介した以外にも，それぞれの地域で工夫されていることや作成されているものは多いと思われるが，こうした各地にあるノウハウやツールが相互に共有され，意見交換できる場が大切であると思われる。

特に地域で問題となる事例については，保健，医療，司法，教育，福祉，労働などの関係機関のいずれかがかかわるというだけでは不十分で，それぞれの機関がそれぞれの役割をはたしながら重層的に支援を進めていくことが不可欠となる。その場合に，どの機関が全体のケースマネジメントを実施するかということも大きな課題となってくる。海外での発達障害の触法事例についての法体制や支援システムも参考にしながら，今後の我が国での触法発達障害者支援の体制の構築や，本人や家族あるいは支援者が実際に活動を行う際に十分な法整備に関する検討が期待される。

文献

1) 齊藤万比古：厚生労働科学研究費補助金（こころの健康科学研究事業）思春期のひきこもりをもたらす精神科疾患の実態把握と精神医学的治療・援助システムの構築に関する研究．平成19年度～21年度総合研究報告書，2010
2) ハウリン P：自閉症—成人期にむけての準備：能力の高い自閉症を中心に（久保紘章，谷口政隆，鈴木正子監訳），ぶどう社，2000（Howlin, P：Autism：preparing for adulthood. Routledge, 1997）
3) 札幌市発達障がいに関する支援体制サポート事業本人ニーズの見立て方STEP1・2・3：こまっていませんか？発達障がいがある方の個別支援計画づくり．札幌市保健福祉局保健福祉部障がい福祉課，2012
http://www.city.sapporo.jp/shogaifukushi/hattatu/hattatu.html#guidebook
4) de Shazer S：Keys to solution in brief therapy．W. W. Norton & Company, 1985
5) Berg, IK de Shazer S：Making numbers talk：language in therapy. In：The new language of change：constructive collaboration in psychotherapy Friedman. S（Ed.），Guilford, 1993
6) 吉田友子：自閉症・アスペルガー症候群「自分のこと」のおしえ方：診断説明・告知マニュアル—．学研のヒューマンケアブックス，2011
7) White M, Epston D：Narrative means to therapeutic ends. W. W. Norton & Company, 1990〔マイケル・ホワイト，デビット・エプストン：物語としての家族（小森康永訳）．金剛出版，1992〕
8) 後藤雅博：家族心理教育から地域精神保健まで：システム・家族・コミュニティを診る．金剛出版，2012
9) 杉山登志郎：発達障害のいま．講談社現代新書，2011
10) 山本彩：自閉症スペクトラム障害特性を背景にもつ家庭内暴力や違法行為などの行動の問題に対する，危機介入を含む包括的プログラムの開発．北海道大学大学院教育学研究院紀要 119：197-218，2013
11) 境泉洋，野中俊介：CRAFT ひきこもりの家族支援ワークブック：若者がやる気になるために家族ができること．金剛出版，2013

（荒木圭祐，山本 彩，高林 学，黒田安計）

D 児童福祉領域

1 児童福祉の対象と支援の枠組み

1. 児童福祉制度の概要

　児童福祉は要保護児童，すなわち養育者のいない子ども，貧困や虐待に苦しむ子ども，さらには非行少年を対象とする支援サービスというイメージが強いが，今日の我が国の児童福祉施策の基本となっている児童福祉法は，要保護児童の保護にとどまらず，児童の健全育成，全児童の福祉の積極的増進を基本精神とする児童についての総合的法律であることから，すべての子どもの福祉を目的とした取り組みとして制度化されている。とはいえ，児童福祉が扱う問題はその時代の社会問題を反映し，これまでに取り組んできた非行，不登校，発達障害などの問題に加え，近年では児童虐待が最も重要なテーマになっている。

　現行の児童福祉法では子どもに関する相談と援助は基本的には市町村が担当し，複雑な児童虐待や非行の事例など専門的な知識や技術が必要な事例については児童相談所が支援することになっている。児童相談所では児童福祉司，児童心理司，医師などの専門職のチームによって，多次元的な判定による総合的な判断に基づいて援助方針が決定され，在宅での支援や児童福祉施設への入所や里親などへの委託などによる支援を行っている。

　これらの支援は，子どもや保護者の同意に基づいて提供されることが基本であるが，児童虐待の例などでは，子どもに必要な保護やケアに対して保護者が同意しない場合があり，このような事例では児童相談所長は職権により子どもを保護したり，家庭裁判所に対して施設入所の承認や親権喪失の申立を行うなどの行政権限を行使したりすることもできる。

2. 児童福祉の対象

　児童福祉が扱う子どもの問題は幅広く，市町村あるいは児童相談所が受け付ける児童家庭相談は，養護相談，保健相談，障害相談，非行相談，育成相談，その他に分類され，子どもと家庭に関する多彩な問題に対応している。

　障害相談には身体障害，知的障害，自閉症などの発達障害が含まれるが，養護相談や非行相談などに分類されるケースでも，知的障害や発達障害が併存していることは少なくない。かつての児童福祉法の障害児の定義は「身体に障害のある児童又は知的障害のある児童」とされていたが，障害者総合支援法の施行に合わせた2012（平成24）年の改正で「精神に障害のある児童（発達障害者支援法第二条第二項に規定する発達障害児を含む。）」という記述が加わり，発達障害も児童福祉の対象として明確化された。

　2015（平成27）年度に全国の児童相談所が対応した相談件数は約43万件あり[1]，このうち障害相談が最も多く全体の約43％を占めるが，実際の相談援助においては約2割の件数に過ぎない児童虐待相談に多くの時間と労力が費やされている。今日の児童福祉の現場では，年々増加する児童虐待相談への対応に追われ，児童虐待が児童福祉の中心的なテーマになってきている。

　親が養育することができない，あるいは虐待や不適切な養育のために家庭で生活することができない子どもたちに，それに代わって提供される養育環境のことを「社会的養護」とよび，施設や里親による養育が行われている。社会的養護の子どもたちには，被虐待体験やその他の心的外傷性ストレスの影響による情緒的な問題や発達障害を伴うことが多く，福祉的ニーズだけでなく，医療，保健，教育の面からのニーズも高い[2]。

　制度的には児童福祉はすべての子どもを対象としているが，現在の児童福祉の実態としては，児

童虐待への対応として子どもを保護することと社会的養護が中心になっており，その支援のなかで情緒障害や発達障害にも対応しているというのが実情といえる。

3. 支援の枠組み

　児童福祉の相談援助は，市町村，都道府県（児童相談所），児童福祉施設，その他の関係機関が連携をはかりながら行われる。市町村は母子保健や子育て支援のサービスを行っているので，子どもと家庭のニーズを把握しやすいこともあり，虐待の予防と早期発見の役割が期待されている。また，障害児へのサービスについても市町村が利用の窓口になっているものが多いので，最も身近な児童福祉の受け皿といえる。市町村は要保護児童の通告先の1つであり，児童虐待の防止を目的とした地域の関係機関のネットワークである要保護児童対策地域協議会を設置するなど，虐待防止の最前線の役割も担っている。

　市町村が児童家庭相談に対応することで児童福祉ニーズの受け皿は広がってきているが，より専門的な支援については児童相談所が中心的な役割をもっており，児童福祉に関する中核的な機関に位置づけられる。児童相談所は都道府県，政令市，一部の中核市が設置する行政機関で，専門的な調査・判定に基づいて市町村の支援とともに直接的な子どもの援助も実施している。

　児童家庭支援センターは，市町村の求めに応じて専門的な知識・技術を必要とするものに応じるとともに，児童相談所からの委託による指導や関係機関との連携調整をすることで児童相談所機能を補完している。

　児童相談所の行う援助には，児童福祉法に基づく措置（行政処分）として行われる指導や訓戒・誓約などもあり，児童福祉施設入所や里親委託なども措置に基づく援助の1つである。

　社会的養護を担う児童福祉施設には，乳児院，児童養護施設，情緒障害児短期治療施設，児童自立支援施設，母子生活支援施設などがあり，家庭的養育としては里親，ファミリーホームがある。また，義務教育終了後の児童の支援を担う自立支援ホームは満20歳になるまで利用できる（大学などに修学中の者は22歳の年度末まで利用可）。社会的養護のすべての子どもの代替的養護は家庭養護が望ましいという見地から，里親委託を優先的に検討することが原則となっている。

4. 障害児を対象としたサービス

　障害児を対象としたサービスは，かつては障害種別ごとに異なる施設や事業として行われてきたが，2012（平成24）年からは児童福祉法に根拠規定が一本化され，サービス体系が再編された。発達障害児に対するサービスもこの体系のなかで提供され，社会的養護の場合でも必要に応じて障害児通所支援を利用することができる。障害児通所支援を利用する場合は，市町村に障害区分認定を申請し，サービス等利用計画を経て支給決定を受けたのちに利用する施設と契約する。障害児入所施設を利用する場合は児童相談所に申請する。

　障害児通所支援には児童発達支援，医療型児童発達支援，放課後等デイサービス，保育所等訪問支援があり，障害児入所支援には福祉型障害児入所施設と医療型障害児入所施設とがある。児童発達支援には児童発達支援センターと児童発達支援事業とがあり，前者は施設の有する専門機能を活かし，地域の障害児やその家族への相談，障害児を預かる施設への援助・助言を合わせて行うなど，地域の中核的な療育支援施設，後者は専ら利用する障害児やその家族に対する支援を行う身近な療育の場として機能している。医療型はさらに医療的機能をもち，発達支援に加えて治療も提供する。

　放課後等デイサービスは就学中の障害児に対して，放課後や夏休みなどの長期休暇中に生活能力向上のための訓練などを提供することで，障害児の自立を促進するとともに，放課後等の居場所となることで福祉的な支援としても機能する。保育所等訪問支援は，保育所を利用している障害児に

対して，訪問により集団生活の適応のための専門的な支援を提供し，保育所などの安定した利用を促進する。

障害児入所支援については，従来の障害別の施設が複数の障害に対応できるように再編されたもので，重度・重複障害や被虐待児への対応や自立（地域移行）のための支援も行われ，医療型ではさらに医療も提供される。

このほかの障害児が利用できる福祉サービスとして，「特別児童扶養手当」と「障害児福祉手当」などの給付があり，障害の程度と所得によって受給資格が定められている。また，発達障害児が精神科医療を受ける場合には，自立支援医療（精神通院医療）を利用することで通院医療費の負担を軽減することができる。

2 児童相談所と児童福祉施設における支援

1. 児童相談所の支援

児童相談所の支援は，いずれの種別の相談に対しても基本的には同一のフォーマットで行われる。すなわち，家庭，地域状況，生活歴や発達，性格，行動などについて専門的な角度から総合的に調査，診断，判定（総合診断）し，それに基づいて援助指針を定め，自らまたは関係機関などを活用し一貫した子どもの援助を行う。また，必要に応じて子どもを一時保護する機能もあるので，子どもの行動特性をさらに詳しく観察して判断することもできる。このような支援を実施するために，児童相談所にはソーシャルワーク，心理学，医学（精神科または小児科）などの専門職が配置され，多職種チームによる診断・判定ができるようにしている[3]。

子どもの援助指針を検討するためには発達のアセスメントは非常に重要であり，発達障害の有無にかかわらず発達検査や行動観察によって発達評価が行われる。発達障害が疑われる場合には，常勤あるいは非常勤の医師の診察によって医学的診断を行うこともある。

しかし，児童虐待相談として受理された子どもたちには，被虐待体験の影響による非常に複雑かつ多様な情緒・行動の問題がみられ，発達アセスメントや診断に苦慮することが多い。例えば，児童相談所の常勤医を対象として発達障害児の診察について調査した結果では，児童相談所で診察する発達障害児は虐待や不適切な養育などのために併存障害が多く，臨床像が多彩で非定型的であり，そのために診断や鑑別診断が難しいことが挙げられた[4]。

このような特徴は医師の診断だけでなく，他の専門職の診断にも共通する課題であり，診断だけで単純に援助の方針が決められるものではない。発達障害と診断されたとしても，総合的な視点から援助指針を検討することが必要になることも多い。

児童相談所での援助には，大別すると在宅によるものと児童福祉施設などへの入所によるものとがある。在宅による指導では，児童福祉司，児童心理司，医師などによる助言指導や，継続的に通所または訪問によってソーシャルワーク，カウンセリングや心理療法を行う継続指導がある。発達障害に対しては療育指導や心理教育などが行われることもある。診療機能をもつ児童相談所では，医学的な治療も提供できるところもあるが，継続的な医療については医療機関に紹介することが多い。

児童福祉施設における支援については，児童相談所は入所措置を決定する責任があり，慎重な判定に基づいて判断しなければならない。その際には，子どものニーズや保護者の意向も踏まえて，適切な施設を選択し，入所予定の施設とも十分に協議して援助指針を策定しなければならない。児童福祉施設には種別ごとの特徴があるが，同じ種別の施設であってもそれぞれに特性もあるので，子どものニーズに最も適した施設を検討する必要がある。児童福祉施設は，基本的に発達障害児の支援を専門とするものはないので，発達障害への対応だけでなく，基本的な生活支援や併存障害に関連するニーズから検討するのが妥当である。

在宅による指導か施設入所の判断か，施設入所

の場合にはどの種別の施設が適当かを判断する明確なガイドラインは存在しないので,子どもと家庭の支援ニーズや支援資源の状況も踏まえて総合的に判断されるが,何らかの規準があることが望ましい。米国の精神保健サービスで利用されているレベル・オブ・ケア(level of care:LOC)の概念は,児童福祉や少年司法の領域における支援サービスの選択にも役立つことが実証されており[5],我が国の児童福祉での有用性も示唆されている[6]。

LOCは精神保健サービスの強度の連続体と定義され,治療環境(制約の強さ)とサービス強度の2つの次元で規定される。一般的な精神科医療では,閉鎖病棟での入院治療は治療環境が最も強く,月に1回程度の外来でのカウンセリングは治療環境もサービス強度も弱いサービスといえる。LOCを児童福祉サービスに当てはめると,児童福祉施設は入所児童を拘束することはないが,家庭裁判所の決定で「強制的措置」が認められている児童が入所する国立児童自立支援施設では,行動の自由を制限したり自由を奪うような措置をとることができるので,閉鎖病棟と同等のLOCになると考えられる。

子どものLOCを評価するツールとしてChild and Adolescent Service Intensity Instrument (CASII)[7]があり,危害のリスク,生活機能の状態,併存障害,回復環境,回復力と治療歴,受容と関与の6次元の評定からレベル0から6までの7段階の推奨されるLOCを示すことができる。日本語版CASIIも作成され,良好な信頼性と妥当性が示されているが[8],児童相談所での活用に当たっては,より高いレベルのサービスが限られているため,CASIIで推奨されたLOCよりも低い支援を提供せざるを得ないケースが多いことが課題として残されている[9]。

2. 児童福祉施設の支援

保護者による養育が不十分,あるいは養育を受けることが望めない社会的養護の子どもに対しては,里親委託やファミリーホームでの家庭的養護を優先的に検討することが原則とされていても,現状では児童福祉施設への措置が多く,2015(平成27)年度に全国の児童相談所が対応した児童虐待相談103,286件のうち4,570件が施設入所措置となったのに対し,里親委託は464件にとどまり,依然として施設入所が優勢な状況が続いている[1]。その結果,児童福祉施設入所児童の半数以上に被虐待経験が認められ,入所児童への心理療法などのニーズも高まっている。

児童福祉施設とは児童福祉に関する事業を行う各種の施設で,児童福祉法で施設の概要が規定されているが,社会的養護の子どもの施設養育を行う施設としては,乳児院,児童養護施設,情緒障害児短期治療施設,児童自立支援施設,母子生活支援施設などがある。それぞれの施設の目的や役割は異なっているが(表6-1),発達障害児の治療・支援を目的としたものはなく,唯一「治療」という言葉が使われている情緒障害児短期治療施設についても,あくまでも「情緒障害児」を対象としたものである(児童福祉における「情緒障害」は,いわゆる障害とは異なり情緒的な混乱を指す行政用語とされている)。

被虐待経験のある児童とともに心身に障害のある入所児童も増加し,情緒障害児短期治療施設では72.9%,児童自立支援施設では46.7%,児童養護施設では28.5%に何らかの障害が認められている[10]。知的障害や発達障害を有する入所児童も多く,社会的養護においては障害に対する支援も不可欠な状況になっているが,児童福祉施設での支援としては,まずは子どもの生活と育ちを保障することが基本であり,そのうえで個々の子どものニーズに応じた支援が提供されることになる。

厚生労働省は,2012(平成24)年に社会的養護を担う児童福祉施設の運営指針を作成し,そのなかですべての施設に共通する社会的養護の基本理念と原理を示している(表6-2)[11]。そこでは子どもが1人の人間として尊重され,「あたりまえの生活」を保障することを基盤にして,被虐待体験や分離体験などによる悪影響からの癒しや回復を

表6-1 社会的養護にかかわる児童福祉施設の概要

施設	対象児童	施設数	入所児童数	被虐待経験のある入所児の割合(%)
乳児院	乳児（特に必要な場合は幼児を含む）	133	3,022	35.5
児童養護施設	保護者のない児童，虐待されている児童，その他環境上養護を要する児童（特に必要な場合は幼児を含む）	601	28,183	59.5
情緒障害児短期治療施設	軽度の情緒障害を有する児童	38	1,314	71.2
児童自立支援施設	不良行為をなし，又はなすおそれのある児童及び家庭環境その他の環境上の理由により生活指導等を要する児童	247	1,524	58.5
母子生活支援施設	配偶者のない女子又はこれに準ずる事情にある女子及びその者の監護すべき児童	118	3,542世帯 児童5,843	50.1

〔施設数，入所児童数は2014（平成26）年10月1日現在〕

表6-2 社会的養護の基本理念と原理

(1) 社会的養護の基本理念
　①子どもの最善の利益のために
　②すべての子どもを社会全体で育む

(2) 社会的養護の原理
　①家庭的養護と個別化
　②発達の保障と自立支援
　③回復をめざした支援
　④家族との連携・協働
　⑤継続的支援と連携アプローチ
　⑥ライフサイクルを見通した支援

目指したケアが求められている。発達障害や精神障害の有無にかかわらず，個々の発達を保障し，回復的な支援を提供することは，社会的養護においては「あたりまえの支援」といえる。

　児童福祉施設への入所は児童相談所の援助指針に基づく措置であるが，施設は受け入れにあたって，あらためて情報収集やアセスメントを行って自立支援計画を策定し，これを児童相談所と共有して施設での支援を行う。自立支援計画には，支援上の課題，問題解決のための支援目標，目標達成のための具体的な支援内容・方法を定め，それを全職員で共有して一貫性のある支援を実施する

ことが求められている。心理療法や医療などの専門的ケアについても，自立支援計画のなかに位置づけられることになる。

　児童福祉施設での支援の基本は生活支援である。安全な生活環境で信頼感のある人間関係のなかで安定した日常生活を送ることで，基本的生活習慣を確立し，社会生活を営むうえで必要な生活技術や能力を獲得できるように支援する。

　情緒障害児短期治療施設は治療的機能をもつ児童福祉施設ではあるが，それでも支援の基本は生活支援であり，まずは生きやすいと感じられる生活の場を提供することから支援は始まる。そのうえで，学校生活や個人心理療法，集団療法，家族支援などを総合的に結び付けた治療・支援を行う「総合環境療法」という治療原理を採用している[12]。児童自立支援施設も同様であるが，非行傾向の強い児童の支援を行うことから，生活支援においては「枠のある生活」という保護・支援基盤が加わっている[13]。

　児童福祉施設での発達障害児の受け入れ状況についての調査では，発達障害を有する児童の特徴として，対人関係やコミュニケーションの困難，集中困難，衝動制御の困難，こだわりなどの発達

障害の基本的な症状に加えて，自己評価が低い，経験が活かせない，感覚過敏や生理的リズムの悪さ，激しい気分変動などが挙げられた[4]。これらの特徴は施設生活や対人関係の困難につながり，施設での対応の課題となっている。

発達障害を有する児童を受け入れるにあたっては，入所前に十分なアセスメントを行い，支援ニーズに応じて適切な人員配置や生活構造の工夫，関係機関との連携をしっかりととることが努力されている。しかし，必ずしも発達障害に対する特別な受け入れ方針が用意されているわけではなく，通常の受け入れのなかで発達障害の側面についても配慮するというのが一般的であった。

施設での発達障害を有する児童への支援としては，発達障害の特性を考慮した環境調整を行いつつ，他児との生活を通して，生活習慣や対処能力を獲得できるようにする生活支援，個別的な心理的支援，家族への障害理解を促すような支援，他機関と連携した支援などが行われているが，集団生活を基本とする施設での個別的な対応の限界，支援者のマンパワーの限界，激しい行動化への対応の限界もある。

これらの限界は，もともと発達障害児の支援を目的として作られているわけではない児童福祉施設にとっては致命的なものではあるが，実際の支援現場では，ほかの入所児童や職員との相互作用を活かして対人関係や社会スキルを獲得させたり，生活支援のなかで障害特性を理解して自己イメージを向上させることで2次障害を軽減したりするような，個別的ケアだけではできない支援に取り組んでおり，児童福祉施設における支援モデルの模索が続けられている。

3 他機関との連携

1. 教育との連携

学齢期の子どもの施設ケアでは，教育は必須の要素であり，通常の学校教育を保障するだけでなく，施設入所までの養育において，不適切な学習環境におかれたことによる学力の問題に対して，子どもが所属する学校と連携して個別的な教育的ニーズに応じた学習支援を行う必要もある。学校での対応には，学力の遅れに対する支援に加えて，情緒面や行動面での問題への対応も必要になることがあり，施設との緊密な連携によって一貫した支援が行えるようにしなければならない。そのためにも，施設と学校との情報共有とコミュニケーションは重要である。

情緒障害児短期治療施設と児童自立支援施設の場合は，施設内に分校あるいは分教室があり，施設での支援と一体的な教育を行いやすいが，児童養護施設の場合は基本的には地域の学校に通学することになるので，施設の支援方針と学校の教育方針を互いに確認する機会を設けるなど，積極的に連携・協力することが求められる。また，PTA活動や学校行事への積極的参加も重要である。

高校や大学への進学も，社会的養護における教育の課題である。最近では児童養護施設からの高校進学率も96％を超えてきているが，大学進学率は11％にとどまり，高等教育の機会には大きな格差が残されている。また，高校教育についても特別支援学校高等部への進学者が14％にものぼり[14]，特別支援教育への依存が著しく高いことが認められている。

義務教育と比較して高校教育には多様性があることから，本人の希望や能力に応じて柔軟に対応することができる。高校の選択は，将来の職業やライフプランを考えるスタートラインとなる重要な問題として，慎重に支援することが求められる[15]。

2. 医療との連携

被虐待経験や障害のある入所児童の増加によって，施設での支援における医療との連携はますます重要になってきている。治療機能をもつ情緒障害児短期治療施設はもともと医療との関連は深いが，最近では児童養護施設や児童自立支援施設でも医療機関を利用する入所児は増加し，向精神薬

による薬物療法を受けることも多くなっている。そのため継続的な医療機関の利用が増えており，施設と医療機関との連携はますます重要になってきている。

児童福祉施設における医療との連携にはいくつかのタイプがあり，施設の種別や規模，地域の医療資源などの事情によって使い分けられる。情緒障害児短期治療施設は，児童福祉法で定める職員に医師（精神科または小児科）と看護師が含まれており，施設内での医療の提供が可能になっている（ただし，常勤医師が確保できず非常勤嘱託医を採用している施設もある）。

それ以外の施設には基本的には医師は配置されていないので，外部の医療機関を利用することになる。地域の医療機関や児童精神科専門病院などへの通院が一般的であるが，施設に医師が訪問して診療する往診型の医療を行っている施設もある。生活場面での診察は，子どものより自然な姿を見ることができることと，施設職員からの情報を得やすい点でメリットがある。

著しい情緒的混乱や攻撃的行動などのために，施設での対応が困難な場合には，精神科医療機関への入院治療が行われる場合もある。入院治療を行う場合には，子どもに丁寧に説明して不安を軽減するとともに，退院後は施設に戻る見通しを示し，面会を繰り返してつながりを維持するように努める。主治医や病院スタッフとも緊密な連絡や協議を行い，入院治療に積極的に協力するとともに，退院後の支援に備えることが大切である。

児童福祉の領域には医療の専門知識に詳しい職員が少ないので，医療機関との連携には専門性の違いに起因する戸惑いも多い。半数近くの入所児童が医療サービスを利用する現状を考慮すれば，児童福祉施設の職員にはこれまで以上に医療知識，特に児童精神医学についての知識を習得する必要があるかもしれないが，医療的な問題については児童相談所の医師を活用する方法もある。都道府県中央児童相談所や政令市の児童相談所には常勤医が配置されているところが多くなっているので，施設の事情や子どもの特性も踏まえてスーパーバイズを受けることができる。薬物療法やその他の治療の選択についてのセカンドオピニオンの機会になる可能性もある[16]。

医療との効果的な連携には，児童福祉や社会的養護について十分な知識や理解のある医師が重要になる。要保護児童対策地域協議会などの活動を通して，地域の医師に児童福祉への理解を深めることも重要である。

3. その他の機関との連携

発達障害児の支援では，教育と医療との連携を必要とすることが多いが，それ以外にも警察や家庭裁判所，児童家庭支援センター，保健所や市町村保健センターなどの機関のほか，民間の子育て支援や健全育成活動などとの連携をもつことが望ましい。また，施設を出たあとの自立生活や就労への移行に備えて，就労支援や自立生活支援のみならず幅広い地域のネットワークにつながることも有用である。

4 成人への移行支援

1. 支援のギャップ

児童福祉法における児童は「満十八歳に満たない者」と定義されており，児童福祉の支援は基本的には18歳になると終了するが，児童福祉施設や里親については，必要な場合には満20歳まで措置を延長することができる。しかし，実際には満18歳の年度末（高校卒業時点）で就職または進学などにより退所するケースが多く，高卒後も施設にとどまるのは約1割程度にすぎない。高卒での就職者が減少し，流動化する労働市場のなかで，18歳で安定的な職業をもって自立することはますます難しくなっている現状では，成人に移行するまでのさらなる支援は不可欠である。

児童福祉での発達障害児への支援については，さらに大きな支援のギャップが存在している。児

童相談所の支援は中学生までの児童が中心で，情緒障害児短期治療施設や児童自立支援施設では中学卒業までに退所するのが一般的で，高校生年代の支援が手薄になっている。医療での支援に移行する場合も多いが，児童精神科の専門医療機関は一般に初診年齢を中学生までに制限しているので，15歳以降では児童精神科は利用できず，かといって一般精神科でも受け入れられないという事態も起きかねない。

支援のギャップを回避するために，中学生の時期から成人への移行を見通した支援計画をもつことが望まれる。

2. アフターケア

社会的養護においては，施設を退所後も何らかの支援の必要性が高いことから，2004（平成16）年の児童福祉法の改正で，退所児童のアフターケアが児童福祉施設の業務とし明確化された。退所後も施設職員とのつながりを維持しながら，社会生活に適応していけるように支援することは，成人への移行支援の基本である。

施設の退所に際しては，施設生活から家庭復帰あるいは自立生活への移行に必要な支援，すなわちリービングケアも行われる。発達障害を有する入所児童が自立生活に移行する場合には，社会生活を営むために必要な知識やスキルを習得することに加えて，医療や福祉サービスの利用についての指導も必要となる。

施設退所者に対するアフターケアは，2010（平成22）年度より国の補助金事業として「退所児童等アフターケア事業」が始まり，20事業所がこの事業を実施している〔2014（平成26）年10月現在〕。アフターケアの充実は，成人期早期の支援の整備とともに，発達障害を有する社会的養護児童の移行支援の課題である。

文献

1) 厚生労働省：平成27年度福祉行政報告例．2016
2) 小野善郎：子ども虐待の発達的影響．子ども虐待と関連する精神障害（齊藤万比古，本間博彰，小野善郎編），pp37-58, 中山書店, 2008
3) 厚生労働省：児童相談所運営指針．2017
4) 小野善郎：児童福祉領域における情緒・行動の問題に対する予防・介入・支援に関する研究．平成26年度厚生労働科学研究費補助金（障害者対策総合研究事業）（精神障害分野）「青年期・成人期発達障がいの対応困難ケースへの危機介入と治療・支援に関する研究」（主任研究者：内山登紀夫），平成26年度総括・分担研究報告書, pp9-24, 2015
5) Pumariega AJ, Millsaps U, Moser M, et al：Matching intervention to need in juvenile justice：the CASII level of care determination. Adolescent Psychiatry 4：305-313, 2014
6) 小野善郎：虐待を受けた子どもと親への支援・治療に関する研究．厚生労働科学研究費補助金（子ども家庭総合研究事業）「児童虐待等の子どもの被害，及び子どもの問題行動の予防・介入・ケアに関する研究」（主任研究者：奥山眞紀子），平成19年度研究報告書, pp437-456, 2008
7) American Academy of Child and Adolescent Psychiatry Work Group on System of Care：Child and Adolescent Service Intensity Instrument user's manual. 2004
8) 小野善郎：子ども家庭福祉領域における地域精神保健支援システムに関する研究．厚生労働科学研究補助金（政策科学総合研究事業）「子ども家庭福祉分野における家族支援のあり方に関する総合的研究」（主任研究者：高橋重宏），平成21年度研究報告書, pp103-122, 2010
9) Miyake W, Yamamoto A, Aihara K, et al：Mental health needs assessed by means of level of care in children protected by the Child Welfare Centers in Japan. Neuropsychiatrie de l'Enfance et de l'Adolescence 60：S120-S121, 2012
10) 厚生労働省雇用均等・児童家庭局：児童養護施設入所児童等調査の結果（平成25年2月1日現在）．2013
11) 厚生労働省：児童養護施設運営指針．2012
12) 厚生労働省：情緒障害児短期治療施設運営指針．2012
13) 厚生労働省：児童自立支援施設運営指針．2012
14) 全国児童養護施設協議会：平成24年度児童養護施設入所児童の進路に関する調査報告書．2013
15) 小野善郎：移行支援という視点．移行支援としての高校教育—思春期の発達支援からみた高校教育改革への提言（小野善郎，保坂亨編），pp270-285, 福村出版, 2012
16) 小野善郎，金井剛，藤林武史：平成23年度研究報告書児童相談所の医務業務に関する研究（第2報）．子どもの虹情報研修センター, 2012

〈小野善郎〉

E 矯正医療（少年院，鑑別所，刑務所など）

1 矯正施設について

矯正施設とは犯罪者や非行少年を法律に基づき強制的に収容する施設であり，刑事施設とよばれる刑務所と拘置所，そして少年施設とよばれる少年院と少年鑑別所などが挙げられる。これら施設はすべて法務省が所管しているが，運営については業務内容が「強制的」な収容，つまり被収容者の人権を高度に制限する業務内容であるため，厳格に法律に基づいて運用されている。刑事施設である刑務所は刑事裁判において懲役・禁錮・勾留などの刑の判決を受けた成人を収容し，懲役刑であれば労役などの作業を科しながら並行して改善更生のための教育的処遇を行う。対して拘置所は判決が確定するまでの間の未決拘禁者や死刑囚を収容する施設であり教育的処遇は行われない。

一方，少年施設である少年院は家庭裁判所における審判において保護処分を受けた少年を主として収容し，改善更生のための矯正教育を行う施設であり，全国に52施設が存在している。少年鑑別所は家庭裁判所が調査や審判に必要なアセスメントを行うために観護措置を決定した少年を収容する施設で各種の心理検査や聞き取りが行われる。基本的には改善更生のための矯正教育を行う施設ではないものの，2015年に施行された少年鑑別所法において少年鑑別所の機能強化がなされ，在所者健全育成のために支援の一環として一定程度の改善更生のための矯正教育が行われている。少年院と少年鑑別所，そしてその処遇においては「保護と教育」がキーワードであり，したがって少年院や少年鑑別所は一義的に教育施設と見なされている。このことから少年院や少年鑑別所において処遇を主に担当するのは法務教官となっている。この点は刑罰を科することを目的とした刑務所（処遇を主に担当するのは刑務官）との決定的な差異となっている。

2 少年矯正施設における発達障害少年処遇のスタンス

発達障害を含む精神障害について，精神科医療を矯正医療として提供する主要施設は医療専門施設とよばれる医療刑務所や医療少年院が挙げられる。そのほかに医療スタッフや設備が一般矯正施設よりも重点配置されている医療重点施設がある。ただし，それら以外の矯正施設においても必要な矯正医療は法律において保障され，提供されている。本項では主として医療少年院における矯正医療について述べたい。本邦においては発達障害の認知が拡大した契機が学校現場や少年非行現場であったことや，本邦における発達障害支援のターニングポイントとなった発達障害者支援法においても幼少期での早期発見や早期支援が重要視されていたことから，発達障害やその支援は本邦の一般社会においては成人よりも少年の分野で早期から注目されてきた。その状況は矯正施設においても同様であり，発達障害少年の受け入れや処遇については歴史的にも刑事施設よりも少年施設において注目されてきた。その影響は今でも残っており，現在でも被収容者の発達障害という視点への注目度は成人施設よりも少年施設のほうが高い。

そもそも本邦の少年院においては，少年鑑別所における鑑別結果において処遇上特別の配慮を必要とすると判断された少年に対して，その鑑別結果を基に個別に処遇上の配慮を行ってきた。このことは，2004年の発達障害者支援法の成立より遥か以前より少年院の処遇課程の1つに特殊教育課程（現在の支援教育課程）が設置され，知的障害を含む発達障害少年が数多く収容され，専門的な治療教育を行ってきたことからも見てとれる。法務省矯正局では，このような発達障害少年が多く含まれる「処遇上特別の配慮を必要とする少年」に対して，より効果的な処遇を継続的に展開し，

その社会復帰を支援するべく，平成20年度に処遇プログラム充実化検討会を立ち上げ，外部アドバイザーの専門的助言も受けながら効果的な処遇の在り方について検討を行った。その成果として，平成22年と23年には，それぞれ注意欠如・多動症と広汎性発達障害を中心に抱えた被収容少年への処遇に関する執務参考資料として「処遇上特別の配慮を必要とする少年に対する効果的な処遇の在り方について」（非公開）を作成し，そして平成24年度に同じく執務参考資料として「特殊教育課程　処遇プログラム」（非公開）を作成した。全国の少年院・少年鑑別所に配布・活用してきた。そのなかで検討あるいは指摘されている項目を要約すると「障害について」「基本的に必要なスタンス」「特性を的確に把握するための留意事項」「鑑別結果作成上の留意事項」「少年鑑別所から少年院への効果的な情報伝達」「有効と考えられる処遇について」などである。これらの項目のうち，特に介入・治療・支援に関係が深い項目や矯正施設独自の取り組みといえる項目を取り上げたい。

1. 基本的に必要なスタンス

「処遇上特別の配慮を必要とする少年に対する効果的な処遇の在り方について」において，発達障害に精通した法務技官（心理技官）として鑑別所長や少年院長を歴任した小栗による軽度発達障害の鑑別において必要な心構えが挙げられている（以下の4点。要約）[1]。

①対象者に発達障害者が含まれている可能性があり，鑑別や識別の必要に迫られている。
②少年鑑別所が発達障害の第一発見者になる可能性は高く，見落としは許されない。
③特定の障害名を付けることが目的ではなく，有効な教育，指導，治療に結びついてこそ意味がある。
④発達障害者を「環境への望ましい操作と必要な指導を待っている存在」ととらえ，分析すべきである。

これらの心構えはわれわれが社会内において対応困難ケースに対峙した際にも必要な心構えといえよう。特に対応困難ケースではその激しい問題行動（外在化症状）ゆえに基盤となる発達障害が見落とされているケースが多く，先入観を排しながらも，その存在を念頭においたケース分析が求められる。

次に矯正教育に必要とされる基本的スタンスとしては以下のようなものが挙げられている（要約）[1]。「特別の配慮を必要とする少年なのかもしれないという視点」「対応に困っている少年は，その少年自身も実は困っているのではという視点」「個々の少年のニーズに即した対応」「対応は職員で足並みをそろえる」「引き継ぎの重要性に立ち返る」などである。これらを挙げたうえで，少年院での処遇において従前より重視されてきた，処遇の根幹ともいえる「処遇の個別化」が発達障害を抱える少年への処遇でも同様に大切であることを指摘している。つまり正しく少年や少年の抱える障害を理解して，そのうえで真の意味で少年の利益となる処遇を個別に追求していくことが大切であると指摘している。この指摘もわれわれが社会内において対応困難ケースに対峙した際にも必要な態度に通じているといえよう。

これらの指摘からいえることは，対応困難なケースへの介入において必要な基本的スタンスは社会内であっても，矯正施設内であっても変わらないということであろう。したがって，少年院などの矯正施設で効果が認められる処遇は社会内支援におけるヒントとなりうる。

2. 特性を的確に把握するための留意事項

特に非行に関連する事柄としては，発達障害特性が非行の原因であるというような短絡的分析を慎むべきと指摘している[1]。発達障害特性が社会不適応を招き，そこから非行につながっていることが多いことを指摘したうえで，社会不適応に至った経緯や背景を詳細に調べ，少年の障害特性の関連を丁寧に分析することが肝要であると指摘

している。また，発達障害のいわゆる二次障害の一種とされる内在化症状（自尊感情の低下から生ずる抑うつ気分や劣等感，怒り，無気力など）の存在や程度にも目を向ける重要性も指摘されている。このことは同じく2次障害の一種である外在化症状に非行が含まれること，内在化症状と外在化症状は単独で出現するよりも両者が混合して生じることが多いことなどを考えるときわめて妥当な指摘といえよう。

ほかに，関連要因としての虐待への視点の重要性も指摘されている。発達障害の存在が虐待を生む可能性とともに，虐待を受けることで発達障害類似の症状を生んでいくという杉山の指摘[2]を紹介している。

3 医療少年院における処遇

まず本邦における非行少年の司法手続きを概説する。本邦の場合，少年非行など少年の保護事件を司る少年法が全件送致主義をとっているため，嫌疑の認められる非行少年（14歳以上なら犯罪少年，14歳未満なら触法少年とよばれる）や触法行為に発展する可能性のある虞犯少年は基本的にほぼ全員が家庭裁判所に送致される。家庭裁判所は審判に必要と認めた場合，観護措置をとり少年を少年鑑別所に送致する。少年鑑別所においては心理技官や医師が少年の資質や背景を調査し，その結果と今後の処遇に対する意見を家庭裁判所に提出する。その結果も参考にして家庭裁判所が審判を行い，少年院送致などの処分を決定する。重大犯罪などでは検察官送致（いわゆる逆送）となり，成人と同様の刑事処分が下される場合もある。

一般事件や虞犯にて審判される少年のうち，少年院送致となるのは約4%程度であり，90%以上は社会内処遇（保護観察処分も含む）が選択される。少年院以外の施設内処遇として児童自立支援施設入所が選択される場合もある。家庭裁判所が保護処分として少年院送致を決定すると，少年の年齢や非行傾向，心身の状態などに応じて処遇課程（少年院で主に何を中心に処遇・教育をするかという区分）が決定され送致先少年院が選択される。

少年院に収容される少年の最低年齢は2007年の少年法の改正によって「14歳」から「おおむね12歳」に引き下げられた。過去数回にわたって少年法は改正されてきたが，世間の耳目を集める少年事件が起こると世論の高まりが起こり厳罰化が徐々に進んできている。少年法の在り方については議論が続いており，今後も注目していくべきである。

こういった現状のなか，精神科治療を要する非行少年の施設内処遇を担う中心的施設は，やはり医療少年院となる。成人の場合，医療刑務所があるが，対象者が触法行為時に心神喪失状態であるならば心神喪失者等医療観察法（通称，医療観察法）に基づく指定医療機関での入院処遇や通院処遇が適用されることもある。しかし，少年の場合は触法行為時に心神喪失であっても現行では医療観察法は適用されない。非行少年が精神障害を抱えていた場合，医療少年院での治療が選択される場合も多い（家庭裁判所の判断で保護処分を科さずに社会内での一般精神医療につなげることもある）。

触法行為時の心神喪失の有無にかかわらず医療少年院での保護処分が選択される一因は，少年法の根本理念である保護主義，つまり保護という観点からは責任能力があろうがなかろうが保護をして矯正や更生につなげていくべきであるという考えによるものと考えられる。したがって，医療少年院には触法行為に対する責任能力がない少年とある少年が混在して収容されることになる。また精神障害には一次的に非行につながりうるもの（例：反抗挑戦性障害，素行障害など）と二次的に非行につながりうるもの（例：精神病性障害，物質依存，発達障害，器質性精神障害など）があるが，医療少年院にはこの双方の障害を抱える少年も混在して収容されている。これらのような事情は医療少年院での矯正教育や矯正医療の複雑性や困難性を増す一因となっており，一般少年院以

上に矯正教育や矯正医療の個別性が求められる。

少年院送致される精神障害少年がすべて医療少年院に送致されるわけではない。医療少年院への入所は社会内での感覚では入院治療相当と判断されるような少年が対象となっており，社会内での感覚において通院治療相当とされるような比較的軽微な精神障害の場合，一般少年院への送致が選択される。近年，少子化や社会情勢の変化による非行少年の質的変化によって，少年院に送致される総数は減少傾向にあるにもかかわらず，被収容少年で精神障害を有する割合は増加傾向となっている。医療少年院においては以前は精神疾患で収容される少年よりも身体疾患で収容される少年のほうが多数であったが，現在では逆転し精神疾患で収容される少年が身体疾患で収容される少年の倍以上に及ぶことも珍しくない。この傾向は一般少年院にも波及しており，一般少年院の収容少年の精神障害有病率も上昇傾向にある。

医療少年院は全国に4施設存在しており，処遇課程のうちで「医療措置課程」を担当する2施設（関東医療少年院，京都医療少年院）と「支援教育課程」を担当する2施設（神奈川医療少年院，京都医療少年院）に区分される。医療措置課程は心身に疾病を抱え，専門的治療を要する少年を対象としており，2施設は医療法上の病院ともなっている。医師や看護師の定員も多い。それに対して支援教育課程は知的障害や情緒的未成熟によって社会不適応が著しい少年を対象としており，知的障害や自閉スペクトラム症などを抱えた少年が多く，いわば少年院における特別支援学校的な役割を担っている。2施設は医療法上の病院ではなく，付属して診療所をもっている形態となっており，医師や看護師数も少ない。しかし，どちらの処遇であっても医療少年院は専門的医療と矯正教育の両方を並行して行う機関であり，少年個々のニーズに応じて立案された個人別矯正教育計画に従って，医療部門と教育部門が緊密に連携して治療と教育を行っている。医療少年院のみならず一般少年院においても，各少年院が前述した発達障害者向けの執務参考資料などを参考にして独自色のあるプログラムを工夫・構築しているところも多い。

少年院送致においては懲役刑における刑期のようなものが存在しないため，少年たちは1人ひとりに立てられた目標に向かって努力・前進すれば，新入時教育→中間期教育→出院準備教育と進級していき，仮退院となる。仮退院後はほとんどのケースで保護観察がつき，社会復帰にあたっては保護観察所（保護観察官，保護司）が少年を処遇していくこととなる。

4 社会内での発達障害困難事例支援における矯正施設の活用

矯正施設は上述してきたように入所や運用に法律に基づく厳格な制約がある。そのため社会内において触法につながりうるような困難事例であったとしても恣意的に入所させることはできない。それでは，社会内での困難事例支援に矯正施設は役立たないのであろうか？　実際にはそうではない。まず発達障害の有無にかかわらず，非行や犯罪を犯してしまったケースの更生や社会復帰を成功させるためには，そのケースの状況に応じた支援が欠かせない。その支援は社会内支援の場合もあろうが矯正施設のような施設内支援が必要な場合も十分にありうる。そして施設内支援が必要な場合にはそれに続く社会内支援への円滑な移行が欠かせない。まず留意しておきたいことは犯罪や非行につながったり，つながりうるケースにおいては，「初回であるから」とか「障害があるから」と見逃したり，大目にみたりするべきではない。そのような対応は「次にしても大丈夫だろう」という誤った認知を与えかねない。そして，非行や犯罪がエスカレートしてしまうリスクさえ孕んでいるのである。したがって支援者は警察や矯正施設のよい意味での連携や活用も選択肢として排除すべきではない。それは「厄介払い」ではなく，社会内で彼らが生きていくために必要不可欠な支援となりうる。そして矯正施設への入所につながらなくても，協力的な警察官の親身な指導や助言

が彼らが再犯や再非行を起こさないようにするための有力な支援となりうることもある。少年の場合，全国の少年鑑別所では非行相談も重要な業務と位置付けており，発達障害をもつ少年の相談も当然ながら受けつけている。これも積極的に活用したい。

参考文献

1) 内山登紀夫（研究代表者）：青年期・成人期発達障がいの対応困難ケースへの危機介入と治療・支援に関する研究．厚生労働科学研究費補助金障害者対策総合事業精神神経分野．平成 25〜27 年度総括研究報告書，2016
2) 法務省法務総合研究所：平成 28 年版犯罪白書：再犯の現状といま．日経印刷，2016
3) 野村俊明，奥村雄介：非行と犯罪の精神科臨床：矯正施設の実践から．星和書店，2007
4) 桝屋二郎：発達障害へのアプローチ：最新の知見から 第 10 回 発達障害と司法．精神療法 41：95-102，2015

引用文献

1) 小栗正幸：軽度発達障害の鑑別と施設内処遇の在り方（2）．刑政 116：134-144，2005
2) 杉山登志郎：子ども虐待という第四の発達障害．学習研究社，2007

（桝屋二郎）

F 医療観察法─発達障害をもつ触法者の支援と医療観察法の問題点

1 医療観察法のなりたち：英国との比較

　医療観察法（正式名称：心神喪失等の状態で重大な他害行為を行った者の医療及び観察等に関する法律）は，心神喪失または心神耗弱の状態で，重大な他害行為を行った人に対して，適切な医療を提供し，社会復帰を促進することを目的として作られた制度である。

　その立法化の過程においては，英国イングランド・ウェールズ地域における触法精神障害者の処遇制度をモデルとして作られており，英国の保安病院は，保安設備の程度によって，高度保安病院（high security hospital），中等度保安病院（medium security hospital），低度保安病院（low security hospital）の３つのレベルに分けられるが，我が国の医療観察法に基づく病棟は，そのなかの中等度保安病院に相当する保安設備をもつ。

　英国の司法システムの特徴としては，刑事司法システムと精神医療システムとの連動が挙げられ[1]，処遇のあらゆる段階で，刑事司法システムから精神保健システムへのダイバージョンが可能となっている。一方，我が国では，そうした制度はなく，基本的に司法システムから外れた者のみが精神医療のシステムに送られるという点で違いがある。具体的には，心神喪失を理由に無罪となった者，心神喪失あるいは心神耗弱により不起訴となった者，そして心神耗弱と認められ，実刑判決を受けなかった者など（医療観察法では「対象者」とよぶ）について，検察官が地方裁判所に本法の申し立てを行うことによってはじめて医療観察法制度につながるしくみになっている。

2 医療観察法による処遇の流れ

　医療観察法の申し立てが行われると，地方裁判所においては，裁判官と精神保健審判医（必要な学識経験を有する医師）の各１名からなる合議体が形成される。そして同時に本制度の対象となる者は特定の機関に入院して精神鑑定を受けることになる。合議体は先の精神鑑定による結果や，精神保健参与員らの意見を参考にしながら，本制度による処遇の要否と内容について決定する[2]。具体的な処遇の内容としては，大きくは，「入院処遇」「通院処遇」「不処遇」の３つに分けられる。「入院処遇」あるいは「通院処遇」が必要と判断された場合には，裁判所による命令で，全国にある特定医療機関（指定医療機関）で専門的な治療を受けることになる[2]。

1. 判断の３要件

　処遇の判断にあたって検討される項目としては，「疾病性」「治療反応性（治療可能性）」「社会復帰要因」の３つが挙げられる。これらの３つの項目のすべてに該当することが求められるという点で，"３要件"とよばれることもある。ここで，対象者が自閉スペクトラム症などを代表とする発達障害の診断を受けていた場合について，以前より議論のある「疾病性」と「治療反応性（治療可能性）」の観点から検討する。

A. 疾病性

　ここでいう「疾病性」とは，心神喪失などの状態を惹起し，重大な他害行為を行うに至った精神障害を同定するとともに，鑑定時現在も同様の精神障害に罹患しているかどうかが判断される。な

お，医療観察法では，この重大な他害行為を「対象行為」とよんでいるため，以下，「対象行為」とする。

発達障害の場合を考えると，対象行為時から鑑定時現在までの間に「発達障害」自体が軽快したとか寛解したということはあり得ないため，鑑定時にも対象行為時と同様の「疾病性」が認められることは間違いない。しかし，そもそも「発達障害」そのものが，対象行為に直接的に影響したのかという点では疑義がある。例えば，発達障害の特性により，被害的なとらえ方をしてしまった結果，他害行為に及んでしまったとか，パニックに陥って，咄嗟に他害行為に及んでしまった，あるいはまた，その特性によりストレスに脆弱なゆえに，一時的に精神病症状を呈して対象行為に及んでしまったというような場合には，発達障害そのものの関与はあったとしてもあくまでも間接的な関与であったと判断されうるかもしれないし，すでに鑑定時にはそうした精神病状態が改善していれば，医療観察法の対象にはならないと判断されることもある。

B．治療反応性（治療可能性）

治療反応性（治療可能性）についてはさらに難しい問題がある。我が国の医療観察法は，いわゆる「統合失調症モデル」といわれているように，統合失調症に罹患した者の治療と社会復帰を前提に処遇戦略が立てられてきた。実際に，入院処遇となった者の80％以上は統合失調症を主診断とした者で占められている[3]。統合失調症については，近年，治療薬の開発も進み，またさまざま治療方法も確立しているという点からすれば，治療反応性（治療可能性）は十分に認められると判断できる。しかし発達障害の場合には，薬物療法は各種の症状に対する対症療法的なものにすぎず，発達障害自体を治療するものとは異なる。また，自身の特性を理解するといった，いわゆる疾病教育的なかかわりは可能であっても，根本的な社会復帰後の生活環境の調整などについては，入院処遇中に行うには多くの限界があるといえよう。対人スキルの獲得については，発達障害者向けのトレーニングも開発されており，ぜひ取り組みたいところではあるが，1か所の指定入院医療機関における発達障害者の割合はかなり低く，個別対応が必要となる。さらにこうした社会スキルの獲得にはある程度の長い期間がかかることを考えると，そのトレーニングを外出や外泊も自由にはできない入院施設内でどう行っていくのかという点でも問題視されている。

こうした問題は，「知的発達症」でも同時にいえることであり，そのため「知的発達症」のみの診断で，「統合失調症モデル」である医療観察法ルートに乗せることには反対する声もある。

3 診断にかかわる問題

第1章「医療観察法における指定入院医療機関・指定通院医療機関」で，医療観察法対象者における発達障害者の割合などについてまとめているが，現在のところ，副診断として発達障害が疑われている者を含めても，全体の5％程度と考えられる。このなかには，医療観察法による精神鑑定時より診断が確定されていた者もいるかもしれないが，上述したように，発達障害の診断だけでは医療観察法による処遇が決定されにくいという点を考えると，処遇開始後に診断された者も少なくないと思われる。この背景には，発達障害の診断にかかわる問題がある。

近年になり，ようやく成人を扱う一般精神医療の現場でも，発達障害の診断がなされるようにはなってきたものの，その診断の精度には疑問を感じることもある。そこには過小診断の問題も，過剰診断の問題も含まれる。発達障害の診断に関しては，比較的容易に診断できるケースから，専門家であっても綿密な情報収集やより専門的な検査を行わないと診断が困難なケースまでさまざまである。発達障害にあまりなじみのない医師が鑑定人を務める場合には，発達障害の特性が見逃されているだけでなく，そもそも除外診断としての検

表6-3 発達障害のない犯罪者にも認められる発達障害の特性との類似点

- 計画性がない
- 先のこと（事件後のこと）を考えられない
- 激しい怒りなどの感情を抑えられない
- 行動がパターン化している
- 頑固でこだわりがある
- 強迫的な思考がある
- パニックになりやすい
- 事件の一部がフラッシュバックする
- 被害者の気持ちを考えられない
- 反省できない／謝罪がない

※これらは，筆者の臨床経験に基づいて，両者の類似点についていくつかの例を挙げたものである．

表6-4 発達障害と統合失調症との鑑別のポイント

統合失調症	発達障害
独語・空笑	没頭
幻聴	聴覚過敏
妄想	ファンタジー
興奮	パニック
自生思考	強迫思考
社会認知機能の低下	社会認知機能の偏り

※これらは，著者の臨床経験に基づいて，両者の鑑別のポイントについていくつかの例を挙げたものである．

討さえもなされていないこともある．その結果，統合失調症の診断で医療観察法による入院処遇が決定したあとに，集団生活での不適応や頑固なこだわりなどの所見から，発達障害の診断が明らかになることもある．

一方，過剰診断の問題も，特に刑事司法における責任能力の文脈では非常に複雑である．例えば，発達障害の診断のつかない者であっても，犯行に至る過程では，強迫的なこだわりや思考をもつことはまれではない．また，発達障害をもたない者でも，特に殺人行為の際にはパニック状態に陥ることは十分にありうる．しかし，実際に，パニック状態に陥り相手を滅多刺しにしてしまったようなケースに対して，発達歴に関する十分な聴取も行わないままに，発達障害の特性によって衝動のコントロールができなかったという理由で，責任能力を減弱させるような結論に至っていた鑑

定書に遭遇したこともあった．

発達障害のない犯罪者にも認められる発達障害の特性との類似点および発達障害と統合失調症との鑑別のポイントについて表6-3と表6-4に示した．いずれにしても犯行当時の横断的な所見だけで両者を区別することは困難であり，発達歴や犯行時以前の症状などについて十分な聴取を行ったうえで，さまざまな症状を対比させながら鑑別を行う必要があるであろう．特に過小診断の場合には，不適切なかかわりにより症状が悪化したり，介入が遅れたりする可能性があり，対象者の不利益にもつながりかねない．

今後，司法精神医療にかかわる者と発達障害を専門とする者の間において，実際のケースに基づいた対話が必要なのではないかと思われる．

4 事例検討

最後に，実際の医療観察法事例に基づいて，医療観察法下における介入の実際とその問題点について検討する．なお，本事例は，筆者が実施した医療観察法の通院処遇対象者に関する調査[3,4]に基づいたものであり，事例の詳細については不明な点がある．また，提示した診断名は対象者の主治医によるもので，治療経過については個人情報保護の観点から若干の改変をくわえている．

事例1

男性20歳代，自宅への放火

診断：F2　統合失調症
副診断：F8　広汎性発達障害
対象行為：自宅への放火
通院形態：直接通院，当初審判により通院処遇の判断が行われた

本ケースは家庭内での暴力の末，自宅の放火に至ったケースである．統合失調症の診断に加えて，自閉スペクトラム症がベースに存在するとし

て，診断が追加された。

　幼少時から一人遊びが多く，中学3年時より不登校となり，以後は自宅に引きこもり，パソコンでネットサーフィンなどをして過ごしていたようである。物を捨てることを強く拒み，部屋の中は雑然としており，イライラして壁を殴ったり，母親に暴力をふるうこともあったという。近年は壁に向かって何か話していたり，部屋を暗くして祈りを捧げている姿も観察されており，近医で加療中であったという。

　対象行為は自宅への放火であったが，自室のみの焼失にとどまった。当初審判によって「入院によらない医療の必要性」が判断され，通院処遇が開始された。母親に対する暴力的な言動は続いており，これについて本人は「親が悪いから」という一方的な主張を続けていた。この背景には，両親ともに対象者の疾患および障害特性を理解していないことに加え，本人も過去に両親から働くようにと言われ責められた（と感じた）ことに対する強い執着があり，当時の怒りがフラッシュバックすることにより，暴力的な言動が繰り返されていることが考えられた。

　そのため，生活上は過干渉になりすぎないように親子間の距離をとると同時に，本人と両親に対して丁寧な疾病教育を行った。定期的な薬物療法の実施と家庭内での過度な接触がなくなったことで，本人の気分変動は目立たなくなり，本人には，デイケアへの通所などを促し，作業療法士が本人の希望にそった個別プログラムを実施することで，家庭以外で過ごせる場所を増やしていった。

　生活全体については社会復帰調整官による定期面接で状況を把握し，対象行為については，心理士とストレス対処法について話し合うことで，「放火」という行動化について振り返るような働きかけを行った。また，精神保健福祉士らが，地域の社会資源などについて説明し，適切に資源を利用することで家族が孤立しないように見守り，現在まで大きな問題なく経過している。

　医療観察法に基づく医療は，統合失調症を1つの治療モデルとして検討されてきたため，介入や治療のノウハウなどについても，統合失調症を対象とした疾病教育や精神病症状に対する認知行動療法などが中心を占める。しかし，日常生活や対人関係のスキルを向上させるためのトレーニングや，地域資源の有効な活用方法を学ぶことはどのような疾患にも有用である。また，医療観察法では多職種によるチーム医療を実践することで，さまざまな角度から対象者を支えるしくみになっているという点は優れており，近年，一般精神医療にも徐々に取り入れられつつある。さらに，社会復帰調整官による定期的な面接や，本人，家族，医療機関，そして地域の支援機関との円滑な関係をサポートするコーディネーターとしての役割も重要である。こうした医療観察法のメリットを一般精神医療にも還元することで，発達障害などを併存するケースにも個別の対応が可能となるような取り組みが進んでいくことが期待される。

文献

1) 三宅孝之：社会内処遇としての医療観察制度の純化：司法から福祉への処遇視座の転換にむけて．島大法学 57：1-8，2014
2) 厚生労働省：心神喪失者等医療観察法．医療観察法制度の概要について．http://www.mhlw.go.jp/stf/seisakunitsuite/bunya/hukushi_kaigo/shougaishahukushi/sinsin/gaiyo.html（2017年7月1日時点）
3) 安藤久美子：通院モニタリング研究．平成27年度厚生労働科学研究費補助金疾病・障害対策研究分野障害者対策総合研究．観察法制度分析を用いた観察法医療の円滑な運用に係る体制整備・周辺制度の整備に係る研究，pp.39-59，2016
4) 安藤久美子：医療観察法対象者/裁判事例についての検討．平成27年度厚生労働科学研究費補助金障害者対策総合研究事業（精神神経分野）．青年期・成人期発達障がいの対応困難ケースへの危機介入と治療・支援に関する研究，pp.75-85，2016

〈安藤久美子〉

支援技法

A CRAFTについて

1 CRAFTとは

　Community Reinforcement and Family Training（CRAFT：コミュニティ強化と家族訓練）は、家族または友人などの本人にとって重要な関係者（concerned significant others：CSO）を介して、治療を拒否しているアルコールや薬物などの依存症患者を治療につなげるための、科学的に支持された認知行動療法プログラムである。

　CRAFTは、アルコール依存症治療などに用いられていたCommunity Reinforcement Approach（CRA：コミュニティ強化アプローチ）を応用したものであるが、このCRAは、依存症患者本人、治療者、CSOなどが協力して、依存症患者の地域でのサポートシステムといった社会環境や、本人の活動を含めたライフスタイルそのものを変化させようとする、多次元で広範囲のアプローチである[1]。CRAは、行動理論としては、依存性薬物の摂取による正の強化を減らし、断酒や断薬に対する正の強化を増やすことを目的とし、依存性薬物使用に関連した随伴性を変容する*1ことで

*1：随伴性を変容する：刺激─反応─結果のうち、刺激や結果を変容させること

その有効性を示している[2]。

　その一方で、依存症患者は治療を拒否する場合が少なくないことから、CRAFTは、依存症患者自身ではなく、依存症患者の家族やパートナーといったCSOを対象としたプログラムとなっており、CSOの行動を変化させることで、結果的に依存症患者であるIP（Identified Patient）の治療参加を促進しようとするものである[2]。

　上述のように、CRAFTは、当初アルコールや薬物などの依存症治療のためのプログラムとして開発されてきたものであるが、我が国では、CRAFTをひきこもりの支援にも応用しようとする試みが進められている。

　CRAFTは、行動理論の1つであるオペラント条件づけに基づいているが[3,4]、オペラント条件づけ理論によれば、ある行動の前後の環境の変化によってその行動が獲得されたり維持されたりするとされている[5]。ひきこもりについても、関連する問題行動や適応行動の前後の環境に注目し、それを変えることでひきこもり状態を変えることができる。そしてひきこもり本人にとっての環境は、同居する家族も含まれることになり、家族の行動を変えることでひきこもり本人の行動も変わることになる。

　さらに、ひきこもりの一群には、自閉スペクト

ラム症などの発達特性をもつものがあり，そのような事例に対してCRAFTを応用する試みも始められている。

2 CRAFTの効果

CRAFTの効果検証においては，Roozenらによるメタ分析を用いた研究が行われており[6]，Randomized Controlled Trials（RCT），またはControlled Clinical Trials（CCT）の手続きで，CRAFTの効果検証を行った4つの論文[7~10]を用いて検討を行った結果，CRAFTによって約2/3のIPが治療参加に至ることが示されている。

また，その効果は，Al-Anon/Nar-Anon，ジョンソン研究所式介入といった従来の他のアプローチと比較すると，治療参加率でAl-Anon/Nar-Anonの3.25倍，ジョンソン研究所式介入の2.15倍であることが示されている。さらに，一般的には比較的短期間の4~6セッションで，物質依存症患者が治療参加に至っていると報告されている。

我が国では，厚生労働省が作成した「ひきこもりの評価・支援に関するガイドライン」にCRAFTが紹介され[11]，ひきこもり状態にある人の家族を対象としてCRAFTの効果が検討されており[12~15]，2つの研究[12,15]による効果検証からは，約6割のケースで治療参加あるいは社会参加に至ることが示されている[16]。

ひきこもりケースにCRAFTの応用が注目される理由としては，物質依存症患者と同様に，ひきこもりケースにおいては，本人が治療に参加するまでに時間がかかるケースが少なくないこと，家族などCSOのかかわりを変えることで，IPの行動が変化することが期待されること，IPの適応的な行動を増やすことで，それに伴って問題とされる不適応的な行動も改善が期待されることなどが考えられる。

3 CRAFTの基本

ひきこもり状態にあるIPのCSOを対象としたCRAFTの手続きに関しては，境・野中によるワークブックが出版されている[4]。ここでは，そのワークブックを参考に，ひきこもり状態にCRAFTを適応する場合の基本について解説する。

1. CRAFTの目的

CRAFTにおいて，まず大事にしなければいけないことは，家族などのCSO自身の支援を丁寧に行うことである。特に長期化した事例では，家庭内が非常に緊張した状態であることが少なくない。このような状況において，CSO自身が強い心理的負担を抱えていることが多いため，こうしたCSOの心理的負担を和らげることが，何よりも重視されなければいけない。

2つ目は，IPとCSOの関係の改善に注目することである。IPとCSOの関係の健全さをはかる1つのバロメーターとして，CSOが褒めるとIPが喜び，CSOが叱るとIPが反省するかという基準が考えられる。実際の事例では，ひきこもり支援の相談の場に登場するCSOとIPの関係は，この基準を満たしていない場合が多い。そのような事例では，IPとCSO間の信頼関係の回復から始める必要がある。

3つ目は，ひきこもり状態にあるIPと社会をつなぐことである。これは，IPを相談機関に連れて行くことや，働かせることだけを指すのではなく，ひきこもり状態にあるIPが，さまざまな活動のために動きやすい環境づくりに努めることを意味している。

2. CRAFTを実施する前に行うべきこと

ひきこもり事例には，IPがCSOのことを警戒して，会話自体ができない状況であることがしばしば見受けられる。このような状況では，まずは

IPの警戒心を解く工夫をしてもらうようにしている。

行動理論では，警戒心はレスポンデント条件づけ*2 によって形成されるため，警戒心を解く方法においても，レスポンデント条件づけの消去*3 の手続きが適応できる。

具体的な方法としては，①IPが警戒することをしない，②IPが安心することをすることが挙げられる。①はレスポンデント条件づけの消去に該当し，②は警戒心の拮抗反応となる安心感を利用した逆制止*4 に該当する手続きとなる。実際には，警戒心は時間とともに徐々に緩んでいくものであるため，この2つの方法を根気強く続け，IPの警戒心が解けていくのを見守ることが重要となる。

警戒心が解けていないと，CSOのかかわりがIPにとって嫌悪的な刺激（嫌子）になってしまうため，CRAFTで学んだことを家族が実行しても，期待したような効果が得られないことがある。CRAFTの前提は，CSOのかかわりがIPにとって好ましい刺激（好子）になっていることであるため，CSOに対する警戒心を解くことが重要となる。

3．IPの活動性を高める

ひきこもり状態にあるIPのCSOを対象としたCRAFTにおいて，最も力を入れなければいけないところが，IPの活動性を高めることである。そのためのポイントは主に2つある。1つは，IPが望ましい行動をしやすい状況をつくること，2つ目は，IPが望ましい行動をしてよかったと思えるようなかかわり方をCSOがすることである。

IPが望ましい行動をしやすい状況をつくるには，IPとCSOの関係を穏やかにするとともに，望ましい行動がなぜ起こるのかを考えることが重要となる。その際のポイントは以下の5つになる。
①IPがすでにどんな望ましい行動をしているのか？
②どんなことがきっかけでその行動をしたのか？
③IPはどんな気持ちからその行動をしたのか？
④その行動をすることで，IPにデメリットがないだろうか？
⑤その行動をすることで，IPにメリットがあるだろうか？ 特に，IPが重視しているメリットは何だろうか？

これらのポイントから得られた情報をもとに，IPが望ましい行動をしやすい状況をつくり，望ましい行動をしてよかったと思えるようなかかわり方を，CSOができるようにしていくことになる。実際には，褒めるだけではなく，かかわりを減らすほうがよい場合もあるため，IPにとって，どのようなかかわり方が快適であるかを考慮する必要がある。

4．IPの困った行動にどう対応するか

ひきこもり状態が長期化するなかで，IPが困った行動をする場合も少なくない。代表的な行動としては，暴力，ゲーム依存などがある。こうした困った行動を減らすポイントは主に2つである。1つは，困った行動が起こりにくい状況づくりを心がけること，2つ目は，そうした行動をしないほうがいいなとIPが思うようなかかわり方を，CSOがすることである。

困った行動が起こらないようにするためには，望ましい行動のときと同じように，困った行動がなぜ起こるのかを考えることが重要となる。そのポイントを以下に示す。
①IPはどんな困った行動をしているのか？
②どんなことがきっかけでその行動をしたのか？
③IPはどんな気持ちからその行動をしたのか？

---

*2：レスポンデント条件づけ（古典的条件づけ）：反射的反応（例：唾液分泌や情動など）を無条件に引き起こす無条件刺激と，本来特定の行動を誘発させない刺激（中性刺激）を同時に提示することで，中性刺激が反射的反応を誘発するよう条件づけること。
*3：レスポンデント条件づけの消去：無条件刺激と中性刺激を同時に提示することをやめることで，中性刺激が反射的反応を誘発しないようにする手続き。
*4：逆制止：問題となっている反応とは逆の方向性や価値をもつ反応により，反応を抑制・除去する手続き。

④その行動をすることで，IPにメリットがないだろうか？
⑤その行動をすることで，IPにどんなデメリットがあるだろうか？　特に，IPが重視していると思われるデメリットは何だろうか？

これらの情報をもとに，困った行動が起こらない状況づくり，困った行動をしないほうがいいなとIP自身が思うようなかかわり方を，CSOができるようにしていくことになる。具体的には，IPが暴力的な行動をしたときに，CSOがIPから離れることで，IPが反省し暴力的なかかわりをしなくなる場合などが良い例と考えられる。

4 自閉症スペクトラム特性がある場合のCRAFT

ひきこもり状態にあるIPのなかには，発達障害の特性をもつと考えられる1群があることが知られているが[17]，特に，自閉症スペクトラム（以下，ASD特性）をもつ人へのCRAFTの適用が試みられている。ASD特性をもつ人へCRAFTのプログラムを応用することの利点としては，これまで以下の3点が示されている[18]。

1つ目は，我が国において，2005年の発達障害者支援法施行以降，急激に発達障害の支援体制が充実してきたが，長年閉じこもるなどしていたため，それらの情報を知らないIPがいると考えられ，CSOがCRAFTを受けることで，IPにさまざまな情報が伝わりやすくなるということである。

2つ目は，知的な遅れが目立たない発達障害の場合，これまでに家族が適切な情報や具体的な援助を得られずに長期にわたって不安を体験していることが多く[19]，CRAFTが，そうした家族を早期にケアできるということである。

3つ目はASDの特性として，社会スキルの維持や般化が苦手ということがあるため[20]，集中的なケアのあとにも，IPの適応的な行動を増やしたり不適応的な行動を減らしたりするために，CSOを含む周囲がサポートできるようにするCRAFTは，ASD支援を継続するうえで有用性が高いということである。

これらのことは，特性はそれぞれ異なるかもしれないが，注意欠如多動症や限局性学習症などの，他の発達障害や知的障害をもつ事例にも，応用が可能であることを示唆していると考えられる。

CRAFTをどのように実際にASD特性をもつ群へ適用するかを，以下に示す。

1. 全経過を通じての注意点

ASD特性をもつ人のCSOに対してCRAFTを実施する場合，全経過を通じて以下のような点について，常に注意を払うことが必要である[14]。
① IPが併存疾患を有していると考えられる場合は，必要に応じて各方面の専門家と連携する。
② IPが人や場面によって"みせる顔"が大きく異なる可能性を考慮し，できるだけ多くの場面についてアセスメントし，IPの全体像を把握する。
③ IPを不用意に刺激しない。
④ IPの自発的行動が乏しい可能性がある場合は，自発的行動を引き出すための確立操作[*5]を行い，同時にIPが指示待ちになることを予防する。
⑤ IPが，暗黙のルールや年齢相応の社会性の獲得など，目に見えない社会のルールについて理解していないような場合には，IPが理解しやすい方法および想像しやすい方法を用いて，それらをIPに伝える。
⑥ IPの社会的スキルの獲得・維持・般化に対して，長期的に支援が必要と考えられる場合には，IPが手がかりとなる訓練や物や人へアクセスできるようにする。
⑦ IPやCSOが，ASD特性を「生来性の」「個性の一部にすぎない」と，とらえられるようにする。
⑧ プランにそった支援ができるよう，関係機関と連携して一貫した対応を行う。

[*5]：自発的行動を引き出すための確立操作：例えば，食事への感受性を高めるために間食を控える，余暇への感受性を高めるためにゲームをつけっぱなしにすることをやめるなど，結果の効果を確立するために環境を操作すること。

2. 治療構造を整える

ASD特性をもつ人によっては，多義的なことに混乱しやすく，物事が1対1対応のほうが理解しやすいため[21]，CRAFTの対象となるCSOの担当と，IP本人へのアプローチが可能になったあとのIP担当を分けることが多い。また，必要に応じて，適宜，家庭内暴力などへ危機介入をする支援者，またそこからさらにIPとCSOを保護分離する支援者らを分ける場合もあり，その際も相互に連携をとる必要がある。

3. アセスメント・機能分析

全経過を通して，IPにとっての好子は何か，IPが刺激と行動の随伴性[*6]を的確に関連づけて学習することができているかなど，ASD特性に配慮してアセスメントする。

例えば，CSOがよかれと思って用いる「がんばったね」「楽しいね」などの言語表現も，ASD特性をもつIPによっては，「この先もがんばらないといけない」「よくわからなかったけど楽しいと思わなくてはいけない」と思ってしまうこともあるため，好子になるどころか混乱や動揺の原因になることもあり得る。

また出来事が偶然起きたことか，相手が故意に行ったことかを誤読してしまうことがある[22]。そのために，IPの感じ方や考え方を，アセスメント結果からシミュレーションすることが重要である。

また上述の「全経過を通じての注意点」を踏まえ，できるだけ多くの人からの情報や，多くの場面についての情報を集める。

機能分析[*7]では，IPの不適応行動に関する刺激-反応随伴性についてだけでなく，背景にあるIPのASD特性と環境要因のミスマッチ，IPの不適応行動とCSOなどによる不適応行動維持要因との関連などを見立てる[13]。特にASD特性のなかでも視覚記憶が強く，感情処理が苦手な場合，CSOの姿を見ることが不快な記憶を引き起こす条件刺激になることがあるため，オペラント行動のみならずレスポンデント行動[*8]も分析する必要がある[14]。

表6-5 ひきこもりの家族支援ワークブックのプログラム

第①回	ひきこもりの若者と社会をつなぐために
第②回	問題行動の理解
第③回	家庭内暴力の予防
第④回	ポジティブなコミュニケーションスキルの獲得
第⑤回	上手にほめて望ましい行動を増やす
第⑥回	先回りをやめ，しっかりと向き合って望ましくない行動を減らす
第⑦回	家族自身の生活を豊かにする
第⑧回	相談機関の利用を上手に勧める
第⑨回	プログラムを終えてからの支援

〔境泉洋，野中俊介：CRAFT ひきこもりの家族支援ワークブック：若者がやる気になるために家族ができること．金剛出版，2013より〕

4. 実際の介入

例えば，境・野中のワークブック[4]を使用し，プログラムの構成要素（表6-5）からメニュー方式で必要なものを用いる。実際には，①ひきこもりの若者と社会をつなぐために，②問題行動の理解，③家庭内暴力の予防，⑦家族自身の生活を豊かにするなどを早期に実施し，そして付加的に家庭内暴力への介入の方法や，ASD特性の理解とその社会資源の利用の仕方などの資料を別途使用することが多い。

これらはCSO支援の土台部分であり，セッション中のいかなるときも適宜用いられるものである。特にASD特性の理解とその社会資源の利

＊6：随伴性：例えば個人がある行動をした場合に，それに伴う結果がよければその行動が増え，結果が悪ければ減るという場合，そのような行動と結果の関連を「随伴性（contingency）」という。この関連は必然性や因果の有無は問わない。

＊7：機能分析：どんな状況で，どんな行動が起こり，その結果がどうか。また，本人は自分の問題をどのように理解しているか，長期的にはその行動によってどのような状況になっているかなど，問題行動の維持要因を，行動のつながりにそって明確化すること。

＊8：レスポンデント行動：自発的に生じる行動ではなく，特定の刺激に誘発される反応のこと。

用については，親の会やペアレントメンターに協力を依頼することも多い。

家庭内暴力などのリスクが少なく，CSOとのコミュニケーションがある程度保たれている場合には，④ポジティブなコミュニケーションスキルの獲得，⑧相談機関の利用を上手に勧める，を初期の段階で計画することが多い。ただし，IPとコミュニケーションをとる際は，上述の「全経過を通じての注意点」に十分配慮することが重要である。

ASDの場合は，環境とのミスマッチに苦慮して社会的ひきこもりになっている場合も多く，行動理論に基づく技法を用いてIPの行動を変容させようとしなくとも，これらのよく計画された情報提供により相談場面に登場することも多い[14]。

以上までのかかわりで変化が望めなさそうな場合には，プログラムの構成要素から，⑤上手にほめて望ましい行動を増やす，⑥先回りをやめ，しっかりと向き合って望ましくない行動を減らす，といった，いわゆる随伴性マネジメント*9を計画する。ASDがある場合，望ましい行動と望ましくない行動の学習が正確にされていない場合や，何が望ましいかの価値観が世間一般と異なる場合があり，そうした場合は，まず世間一般の必要最低限の価値観を学ぶ機会を計画する。

全経過を通じて家庭内暴力などの反社会的行動のリスクが高い場合は，プログラムを中断して危機介入を行うこともある。

5. フォローアップ

CRAFTの実施によりIPの支援への動機づけが高まり，IPが支援機関を訪れた際，例えばIPが就労支援機関を訪れた際，IPの相談行動という適切な行動に対して，就労支援機関というコミュニティからの強化が望まれるが，IP側に相談するスキルが不足している場合や，就労支援機関の対応がうまくいかなかった場合，IPにとって「がんばって相談したけどよい結果を得られなかった」と負の経験になってしまうことになる。

そのような状況を避けるために，事前にIPの行動を十分に予測し，IPの適切な行動がコミュニティから強化されるよう，例えば，「相談したことで，自分の気持ちを理解してもらえた」「相談したおかげで困っていたことが解決した」など，IPにとってよい結果となるようにコーディネートしておくことが必要である。またCSOが，プログラム終了または中断後も，必要に応じて支援者に相談することができるよう保証されることも，長期的な視点からは重要である。

5 まとめ

CRAFTは，アルコールなどの依存症患者の問題に取り組むために開発されたプログラムであるが，我が国においてはひきこもり問題にも応用されている。

CRAFTをASD特性があるIPに実施するためには，IPやCSOへ適宜コミュニティから必要な強化が受けられるように，コミュニティの側を整えておくことが大変重要である。具体的には，当事者の会や親の会との連携や，自立支援協議会や発達障害支援体制整備事業を利用した基盤整備，支援者同士共通認識をもつためのリーフレット作成，それらと連動しながらの支援者向け研修会の企画など，日ごろの地域におけるさまざまな活動が，このプログラムの円滑な実施を支えてくれることになる。また，このような活動は，冒頭で述べたCRA（コミュニティ強化アプローチ）の実践と軌を一にするものである。

なお，CRAFTを適応した事例については，「第6章　精神保健福祉分野における発達障害者支援と困難事例への対応」にも記載されているので参照されたい（→138頁）。

---

*9：随伴性マネジメント：刺激-反応-結果を分析することにより，行動を増やしたり減らしたりするために，刺激や結果をコントロールすること。

文献

1) ミラー WR, 足達淑子(訳)：Community Reinforcement Approach コミュニティ強化アプローチ. 行動療法事典(ベラック AS, ハーセン M 編, 山上敏子監訳), 岩崎学術出版社, pp.58-60, 1987
〔In：Bellack AS, Hersen M (Eds.)：Dictionary of behavior therapy techniques. Pergamon Press, 1985〕

2) Miller WR, Meyers RJ, Hiller-Sturmhöfel S：The community reinforcement approach. Alcohol Res Health 23：116-121, 1999

3) Smith JE, Meyers RJ：Motivating substance abusers to enter treatment：working with family members. Guilford Press, 2004

4) 境泉洋, 野中俊介：CRAFT ひきこもりの家族支援ワークブック：若者がやる気になるために家族ができること. 金剛出版, 2013

5) 千葉浩彦：行動理論. 臨床心理学キーワード補訂版(坂野雄二編), pp6-7, 有斐閣双書, 2005

6) Roozen HG, de Waart R, van der Kroft P：Community reinforcement and family training：an effective option to engage treatment-resistant substance-abusing individuals in treatment. Addiction 105：1729-1738, 2010

7) Sisson RW, Azrin NH：Family-member involvement to initiate and promote treatment of problem drinkers. J Behav Ther Exp Psychiatry 17：15-21, 1986

8) Kirby KC, Marlowe DB, Festinger DS, et al：Community reinforcement training for family and significant others of drug abusers：a unilateral intervention to increase treatment entry of drug users. Drug Alcohol Depend 56：85-96, 1999

9) Miller WR, Meyers RJ, Tonigan JS：Engaging the unmotivated in treatment for alcohol problems：a comparison of three strategies for intervention through family members. J Consult Clin Psychol 67：688-697, 1999

10) Meyers RJ, Miller WR, Smith JE, et al：A randomized trial of two methods for engaging treatment-refusing drug users through concerned significant others. J Consult Clin Psychol 70：1182-1185, 2002

11) 厚生労働科学研究費補助金こころの健康科学研究事業「思春期のひきこもりをもたらす精神科疾患の実態把握と精神医学的治療・援助システムの構築に関する研究(H19-こころ-一般-010)」(研究代表者 齊藤万比古). 2008

12) 野中俊介, 境泉洋, 大野あき子：ひきこもり状態にある人の親に対する集団認知行動療法の効果―Community Reinforcement and Family Training を応用した試行的介入―. 精神医 55：283-291, 2013

13) 山本彩：自閉症スペクトラム障害特性を背景にもつ社会的ひきこもりへ―CRAFT(Community Reinforcement and Family Training)を参考に介入した2事例―. 行動療研 40：115-125, 2014

14) 山本彩, 室橋春光：自閉症スペクトラム障害特性が背景にある(または疑われる)社会的ひきこもりへの CRAFT を応用した介入プログラム―プログラムの紹介と実施後30例の後方視的調査―. 児童青年精医と近接領域 55：280-294, 2014

15) 境泉洋, 平川沙織, 野中俊介, 他：ひきこもり状態にある人の親に対する CRAFT プログラムの効果. 行動療研 41：167-176, 2015

16) 野中俊介, 境泉洋：Community Reinforcement and Family Training の効果―メタ分析を用いた検討―. 行動療研 41：179-191, 2015

17) Kondo N, Sakai M, Kuroda Y, et al：General condition of hikikomori(prolonged social withdrawal) in Japan：psychiatric diagnosis and outcome in the mental health welfare centers. Int J Soc Psychiatry 59：79-86, 2012

18) 山本彩：思春期以降の自閉スペクトラム症(ASD)に対する Community Reinforcement and Family Training (CRAFT). 行動療研 41：193-203, 2015

19) 柳楽明子, 吉田友子, 内山登紀夫：アスペルガー症候群の子どもをもつ母親の障害認識に伴う感情体験―「障害」として対応しつつ「この子らしさ」を尊重すること―. 児童青年精医と近接領域 45：389-392, 2004

20) Koegel RL, Rincover A：Research on the difference between generalization and maintenance in extra-therapy settings. J Appl Behav Anal 10：1-12, 1977

21) 佐々木正美：講座自閉症療育ハンドブック：TEACCH プログラムに学ぶ. 学習研究社, 1993

22) アトウッド T, 辻井正次(監訳), 東海明子(訳)：ワークブック アトウッド博士の〈感情を見つけにいこう〉1. 怒りのコントロール. 明石書店, 2008 (Attwood T：Exploring feelings：anger：cognitive behaviour therapy to manage anger. Future Horizons, 2004)

(境 泉洋, 山本 彩, 野中俊介, 黒田安計)

B DBT

1 緒言

　成人期の触法症例の背景に発達的な課題がある場合，その徴候は思春期にすでに顕在化している場合が少なくない。また思春期の触法症例においても，注意欠如・多動症（ADHD）や自閉スペクトラム症（ASD）を基盤とした情動と衝動の制御に課題をもつものが少なくないことは，従来より報告されている。

　そこで，思春期以降の発達障害事例の情動と衝動のコントロールを改善するために，近年諸外国で適応拡大がはかられている，弁証法的行動療法（Dialectical Behavior Theraphy：DBT）を日本版に改定して施行することは，触法事例において有効な治療方法となると考えられた。

　海外の先行研究から，思春期青年期 ADHD に対応した基本プログラムでは，

①治療期間：低年齢（思春期）では3か月，高年齢（青年期以降）では6か月程度
②セッション数は3か月で12セッション，1セッション2時間程度
③ ADHD もしくは ASD の集団だが併存障害は多い
④治療の脱落は少ない（負荷が少ない）
⑤原法と比べ簡略化

され，通常の認知行動療法との差異は，情緒と衝動の発達障害に特化したコントロール技法に，マインドフルネスの指導を挿入した構造である。

　この状況に鑑みて，我が国の医療制度や，患者の認知的特性などを配慮した内容の DBT を開発するため，分担研究者間で協議し，思春期 ADHD および ADHD と ASD 併存事例に対する日本版 DBT（J-DBT for Adolescent ADHD and ASD）のマニュアルを作成したので，その概要を提示する。

2 日本版弁証法的行動療法の概要

　本プログラムは，DBT の基本コンセプトを用いた衝動と情動のコントロールプログラムである。

① 対象：12歳から18歳。児童思春期症例で，DSM-5 の診断基準において，ADHD および ADHD＋ASD に適合する外来患者。
② 基本構造：家族教育プログラムと患者向け DBT を併用した構造である。

　家族教育は短期の週1回1時間の4回の1か月，患者用プログラムは週1回1時間の11回で約3か月である。

　プログラムの内容は以下のようになっている。

A. 家族を対象とした教育プログラム（4週/週60分）

1　発達障害とはなにか？
2　ADHD と ASD
3　子どもへの接し方1
4　子どもへの接し方2
　教材：「図解 よくわかる思春期の発達障害」（ナツメ社）

B. 患者を対象とした DBT プログラム（11週3か月/週1回60分）

1　オリエンテーション
2　マインドフルネス
3　感情を理解する。
4　感情の波を制御する。
5　マインドフルネス
6　怒りや苦悩の性質を理解する。
7　怒りや苦悩をやり過ごす。
8　マインドフルネス
9　他人を理解する。
10　他人との付き合い方を学ぶ。

11 希望を持って今を生きる。

　実際の簡易マニュアルの概要を以下に提示する。基本構造は以下のようである。
　グループは，主，副の明確に役割が分化したリーダーにより運営される。運営上の規則は，休むときの事前連絡，患者間の性的関係の禁止，患者間のプライバシーの保持，グループ内での相互協力，などの枠組みがあらかじめ設定され，開始前に契約されることが前提である。1つのセッションは以下のような流れで遂行される。

　　開始の儀式　　前回の復習　　　休憩
　　　（5分）　⇒　（60分）　⇒　（15分）　⇒
　　新しい技能の習得　　宿題提示　　終わりの儀式
　　　（60分）　　⇒　（数分）⇒　　（15分）

　以上の工程ではお茶，お菓子などが供され，随時緊張を解しながら進められる。開始時点では開始の儀式により注意の集中を促し，終わりの儀式では緊張を緩和することが目的である。

3 日本版弁証法的行動療法（J-DBT for Adolescent ADHD and ASD）プログラム概要

1. オリエンテーション

　アイスブレーキングゲームは，はじまりの儀式です。こころと体の緊張をほぐします。
　（例）体でアンケート
　部屋の中で，窓側を100% YES，通路側を0%にして，トレーナーの質問に対する回答を，立位置で表現します。
　　まず①お腹が空いている人は窓側に，そうでない人は通路側に。
　　　　②病院に来るのに1時間以上かかった人は窓側に，以内の人は通路側に。
　　　　③トイレに行きたい人は通路側に，そうでない人は窓側に。

　DBTはADHDの情動（こころ）と衝動（怒りなど）のコントロールのためのスキル（対処の方法）を高める技術（テクニック）の一つです。ここで学んだ方法によって皆さんが自分の持っている能力を学校や家庭で最大限に発揮することが可能になると考えられています。
　60分ほど3か月11回の練習で楽しく対処の方法を学びます。

A. 基本のセット　60分

開始の儀式　アイスブレーキングゲーム　5分
前回の復習　10分
スキルトレーニング　30分
宿題の説明　10分
終了の儀式　5分

　毎回初めに簡単なゲームをして最後に簡単な運動をして終わります。
　すべての回に出席が原則ですが遅れたり，これない時はトレーナーに連絡してください。
　毎回とても簡単な宿題を出します。それができていたか次の回に復習して確認しますので忘れずに宿題をしておきましょう。

　まず，こころのバランスの上手な取り方が基本です。
・人の心の状態を3つ考えます。
　① Emotion Mind（感情的こころ）
　② Reasonable Mind（理性的こころ）
　③ Wise Mind（賢いこころ）
・この3つの心の状態を想定して図のように真ん中のWise Mind（賢いこころ）の状況をつくります
・そこに至る方法として善悪の判断無しに，一度に一つのことを，効果的に，観察，描写，関与していくことが大切なのです。

支援技法

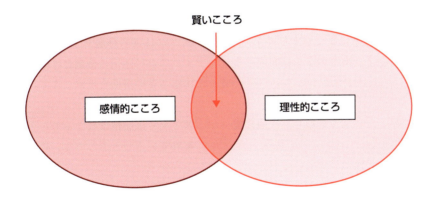

[宿題]
①賢いこころの状態はどのようにつくれるでしょうか？
②一度に一つのことを，効果的に，観察，描写，関与していくことをなんでも一つ決めて実践し次回に報告してください。

　嬉しかったこと，楽しかったこと，どきどきしたことについてしてみましょう。
　例えば，
電車に間に合ったこと。もう間に合わないと思ってドキドキした。ドアがまだ開いていて急いで駆け込んだ。乗れたという安心感からほっとした。でも車内アナウンスで駆け込み乗車は止めるよう放送があった。ちょっぴり悪いことをした感じがして，今度は少し早く家を出ようと思った。

B．今日のことば

> われわれは現在だけを耐え忍べばよい。過去にも未来にも苦しむ必要はない。過去はもう存在しないし，未来はまだ存在していないのだから。
> 　　　　　　　　　　　　　　　by アラン

C．終わりの儀式
　まず顔の運動
　さあハーフスマイル　やってみましょう。

2．マインドフルネス（あるがまま）にいまをやり過ごす方法

A．アイスブレーキングゲーム
●ではここで前回の復習をします。
①賢いこころの状態はどのようにつくれるでしょうか？
②一度に一つのことを，効果的に，観察，描写，関与していくことをなんでも一つ決めて実践し次回に報告してください。

　嬉しかったこと，楽しかったこと，どきどきしたことについてしてみましょう。

●では次に，今回のテーマのマインドフルネス・いまをやり過ごす方法を始めます。

　ここでは，毎日起こる色々なことの中で気持ちが揺れ動くことを体験しながらそれをすこし離れて観察する方法を学びます。私たちはいつも状況に流されて気持ちが揺れ動きますが，自分の気持ちをながめられるようになると少しずつ安定した自分が生まれてきます。

　この自分の気持ちというものをすこし離れて観察し，巻き込まれすぎないようになることをマインドフルネス（あるがまま）と言います。

1）観察しましょう。
　自分の感じ方を観察します。
①目を閉じて鼻から吸って吐く深呼吸10回呼吸のあとの身体と気持ちの状態を観察しましょう。
②チロルチョコの観察をしてみましょう（目でみ

177

て嗅いで味わって)。
2) その観察したものを言葉にしてみましょう。
どんな感じでしたか？ ありのままに説明しましょう。

宿題

皆さんが身体で感じた体験を観察し，次回に言葉で説明してください。

例：おでんを食べた。湯気がでていていい匂いがした。最初口の中が熱くなったが，お腹におでんが入るとポカポカして身体が温かくなった。なんだか幸せな感じがしたよ。

B. 今日のことば

将来のことを考えていると憂鬱になったので，そんなことはやめてマーマレードを作ることにした。オレンジを刻んだり，床を磨いたりするうちに，気分が明るくなっていくのには全くびっくりする。
by D. H. ローレンス

C. 終わりの儀式

リラックスストレッチ

3. 感情を理解する

A. アイスブレーキングゲーム

● ではここで前回の復習をします。
皆さんが身体で感じた体験を観察し，言葉で説明してください。
● では次に，今回のテーマ感情の理解を始めます。
① 感情の性質を理解しましょう。
感情は一度高まると時間を経て必ず落ち着いてきます。
ですから1分我慢することをまず体験しましょう。
どんな感情があるでしょうか？ 感情にラベルを貼っていきましょう。
1人一つ挙げてみましょう。

② 日々の感情をどのように認識すべきかを学びましょう。

我々は日常の体験によって感情が揺れ動きます。これは感情の機能と感情を変化させていく困難さとの関係を理解します。

朝と夕では感情は異なるでしょうか？
疲れている時とそうでない時で感情は異なるでしょうか？
誰か親しいひとといる時と一人でいる時で感情は異なるでしょうか？
お腹が空いているときと満腹の時で感情は異なるでしょうか？
よく眠れている時とそうでない時で感情は異なるでしょうか？

宿題

自分の感じた感情の変化を覚えておいて(あるいは記録しておいて)その変化を説明してください。

B. 今日のことば

人間は行動を約束することはできるが，感情は約束できない。思うに，感情は気まぐれだからである。
by ニーチェ「人間的な，あまりに人間的な」

C. 終わりの儀式

リラックスストレッチ

4. 感情の波を制御する

A. アイスブレーキングゲーム

● ではここで前回の復習をします。
自分の感じた感情の変化を説明してください。
● 次に今回のテーマである感情の波の制御を学びましょう。
否定的感情(いやな気持)の有効に減弱させていくやり方を指導し，肯定的感情(よい気持ち)を増やす仕方を学びます。
マインドフルネス(あるがまま)をとおして現在の感情(気持ち)を受け止めやすくします。
別の行動をとれるようになるように感情(気持

ち) の問題の処理方法を学びます。

具体的には
①身体のケアをする
②バランスのよい食事をとる
③気分を変動させる薬物を避ける
④適切な時間のよい睡眠をとる
⑤適度な運動する
⑥達成感を味わう

宿題

いやな気持ちを今回教えた方法のどれかで変えられた経験を試して，次回説明してください。

例：親に怒られたけど，どらやきを食べ終わったら嫌なきもちを忘れていたよ。

B．今日のことば

> 喜怒哀楽のはげしさは，その感情とともに実行力までも滅ぼす。悦びにふける者は，悲しみにもふけるが習い。ともすれば，悲しみが悦び，悦びが悲しむ。
> 　　　　by シェイクスピア「ハムレット-三幕二場」

C．終わりの儀式

リラックスストレッチ

以下，マインドフルネスのトレーニングを挟みながら，怒りや悩みのコントロール，怒りや悩みをやり過ごす，他人を理解する，他人との付き合い方を学ぶ，希望を持って今を生きる，などのスキルを学習していく．ここでは紙幅の関係から，前半の部分の概要を提示した。

（小野和哉）

C SOTSEC-ID

1 はじめに

　知的障害や発達障害のある人たちと性犯罪の関係について考えるとき，最も重要なことは，彼らは性的虐待や性的搾取の被害者となりやすいということである。しかし一方で，一部の知的障害や発達障害のある人たちのなかには，性犯罪の加害者として関与する可能性についても指摘されており[1]，海外においてはいくつかのエビデンスも報告されている[2]。

　たしかに，レイプや重篤な性的虐待といった重大な事例ではないものの，地域社会のなかで知的障害や発達障害のある人たちの支援を行っていると，性に関する問題が比較的頻繁に発生していることを目の当たりにする。

　では，われわれはそうしたケースに対して，どのような介入や支援を行ってきたのであろうか。おそらく医療や福祉分野の支援者たちが，それぞれのケースに応じて知恵を絞りながら対応してきたものと思われるが，根本的な解決策がないままに経過してきたというのが現実であろう。そこで，本項ではこうした問題点に1つの回答を与えるべく，英国で開発された知的障害のある人たちを対象とした，性加害行為への治療的アプローチ手法 SOTSEC-ID（sex offender treatment services collaborative-intellectual disabilities）[3]について紹介する。

2 性加害者向けの治療プログラム

　近年，法務省においても性犯罪者を対象とした再犯防止プログラムが実施されており，その効果が確認されている[4]。しかしながら，これまで開発されてきた性犯罪者向けの治療プログラムは，そのほとんどが知的障害のない者を対象としており，なかにはIQが80以上の加害者に限定しているものもある[5]。

　海外においては，知的障害者向けに内容を修正したプログラムも散発的に報告されてきた[6〜9]。しかし，再犯などの要因[10〜12]に関する体系的なデータの報告は数少ない。また，途中過程の評価についても，社会的スキルの向上や認知のゆがみの変化といった，一部の症状に注目して比較評価したデータはあるものの，あくまでもその効果は限定的なものにとどまっている。

　その理由としては，そもそも性犯罪者を対象とした認知行動療法的アプローチは，その臨床実績の歴史が浅いことに加え，知的障害のある人には認知行動療法は適さないものと誤解されていることが挙げられる。したがって，認知行動療法的アプローチが知的障害のある人に対しても，同程度の有効性をもち，プログラムの使用を拡大することが可能であるという評価を，早急に確立する必要があるであろう。

　今回紹介する，知的障害のある人たちを対象とした性加害行為への治療的アプローチ手法であるSOTSEC-IDも，これまで性犯罪者の治療方法として広く認識され発展してきた，集団認知行動療法に基づいたものとなっている。また，その治療コンポーネントは，実用的かつ効果的な内容が包括的に盛り込まれたものとなっているが，われわれがターゲットとする性的加害行為を行った知的障害のある人たちも，犯罪に至る動機や経緯といった背景が多様であることを考えると，包括的なプログラム内容であることはむしろ適しているといえるかもしれない。実際に2000年以降は，こうした包括的な治療プログラムの有効性を示す相関研究[13,14]や，マッチングした対照群との比較研究[15]も数多く報告されている。

3 SOTSEC-ID グループの運用

次に SOTSEC-ID の概要について説明する。

1. グループの規模

SOTSEC-ID は，グループ療法を基本としている。グループは，通常 5～10 人で構成するように設定されており，その人数が少なくても多くてもグループの運営は難しいとされている。したがって，全員が参加しても，また，途中で何名かのメンバーがグループから除外されたり，脱落したりすることがあったとしても，グループの継続が可能なように 8～10 人のグループで構成することを推奨している。

また，本グループは，治療モデルとして完全なクローズドグループであることを保証する必要がある。そのため，すでに開始しているグループの途中から新しいメンバーを参入させることは禁止されている。その理由として，SOTSEC-ID の開発者は「メンバーはグループ内での活動を通してお互いを信用することを学んでいく一方で，新しいメンバーに対してはなかなか信頼感をもちにくいためである」と説明しているが，そうした理由以外にも本グループで扱うテーマが犯罪行為という性質であることや，特に個人の性嗜好にも深く触れていく内容となることが想定されることからすると，メンバーが安心して語れる環境設定が最も重要であり，クローズドグループをモデルとすることは当然のルールであるといえよう。

2. グループの開催頻度と期間

SOTSEC-ID グループは，1 週間に 1 回のセッションを 1 年間続けることを目標としている。性犯罪というのは繰り返されやすいという特徴があるため，治療に関しても比較的長期間にわたる計画を立てて実施する必要があるからである[10]。

また，ケースによっては 1 年を経過したのちも，さらなる治療が必要な場合があるため，そのようなメンバーについては 2 回目の治療グループへの参加を提案するかもしれない。それにより，治療グループには"卒業した者"と"初心者"とが混在することになるが，"卒業した者"がグループに参加することによって，グループへの取り組み方や自己開示，あるいは認知行動モデルの理解などの点でも，むしろ"初心者"のよいモデルとなることが多いため，両者を混合させるほうがより有用であるという考え方もある。

このように"卒業した者"が治療グループの牽引役となることは，自尊心の向上にもつながりやすく，結果として向社会的行動を促進する手助けとなるかもしれない。

1 回のセッションは通常 2 時間程度で実施されるが，状況によっては，より長時間にわたることもあるかもしれない。一般的に，軽度の知的障害のある人たちは，45 分～1 時間以上集中することが難しいとされているため，セッションの途中では適度な休憩を入れることが重要であることを開発者も述べている。

休憩時間にはコーヒーやお茶を飲んだり，ビスケットを配ったりして気分転換をはかることを推奨しており，実際に SOTSEC-ID 開発者らが複数のグループを実施した際の印象としても，こうしたコーヒーブレイクやティーブレイクを入れることで，多くのメンバーはグループへの参加をより楽しむようになったり，他のメンバーとの交友関係を深める機会を与えることにつながったりすることを報告している。たしかに，このような交流を通して，相手に何かを相談したり，相手の問題を解決したりといった実体験を積むことは，結果として治療グループの円滑な運営を促進することにもつながるものと期待される。

3. SOTSEC-ID グループの開催場所

SOTSEC-ID グループの開催場所としては，できるだけ地域のコミュニティ内で実施するほうがよいとされている。しかしその一方で，子どもや

他の脆弱性の高い人々に与えるリスクを考えると，完全なコミュニティ内でのグループの実施は難しいという現実もある．また，グループのメンバーが開催場所に早く到着した場合や，グループに遅刻した場合にも応対できるような物理的環境が整っていることも考慮すると，多くの場合は，地域の精神保健関連の施設や知的障害施設などを実施場所とすることが現実的なのかもしれない．

また，ファシリテーターは，グループが始まるまでの待合室が適切な環境であるかどうかについても確認しておく必要があるという．そこには待合室の快適さの確認というだけではなく，リスクマネジメントの観点からの配慮も含まれており，SOTSEC-IDの開発者によれば，グループメンバーの必要性に応じて，待合室内での行動をある程度モニターできるような体制を確保することも考えておくべきであるとも述べている．

そのほかにも，SOTSEC-IDを実際に実施するにあたっては，開催時間によっては時間外の出入り口を利用できるよう施設側と交渉したり，居住地から開催場所までのルートや移動時間，交通費などを確認したりといった，さまざまな配慮が必要となるため，詳細については本プログラムの翻訳マニュアル[16,17]を参考に検討するとよいであろう．

4. セッションのサマリー

一般的に，知的障害のある人たちを対象とした治療プログラムを実施するにあたっては，彼らの特性を踏まえたさまざまな配慮が必要となる．例えば，知的障害のある人たちは記憶を保持する力が低い傾向があることから，プログラムの内容についてサマリーを作っておくことが有用とされている．サマリーについては，セッションごとに作成するという方法もあるが，1つのテーマを複数のセッションにわたって扱うような場合もあるため，内容に応じてまとめて作成するほうがわかりやすいかもしれない．

また，サマリーの作成にあたっては，匿名性を保つために慎重に作成する必要があり，SOTSEC-IDの開発者らは，グループメンバーに個別化した内容ではなく，グループ全体の内容を反映したものが望ましいとしている．メンバーはこれらのサマリーをファイルに綴じて保管し，内容によっては支援者と一緒に復習するなどして役立てることが理想的であろう．

また，ファシリテーターは，これらのファイルの保管方法についても，あらかじめメンバーらと取り決めをしておく必要がある．メンバーがファイルを家に持ち帰る場合には，家人や他の人たちの目の触れないように保管する必要があるかもしれないし，毎回のセッションの際には必ず持参するように促さなければならないだろう．もし，ファイルをグループに置いていくのであれば，ファシリテーターは保管場所なども十分に検討し，個人情報の漏洩がないように注意する必要がある．

いずれの場合にも，すべてのセッションが終了した際にはメンバーにファイルを渡し，以後の保管は本人らに委ねることになるが，その後のフォローアップにも役立てるため，サマリーやその他の配布物などのファイルは，安全な場所に保管しておく必要があるであろう．

5. セッションの記録

一般的にグループ療法においては，各セッションへの参加者（欠席者）や，セッション内で取り上げた話題，各メンバーの行動について，正確かつ十分な記録をとることが非常に重要である．特に英国の場合では，SOTSEC-IDグループに参加するメンバーのなかには保護観察下にある者や，裁判所による治療命令を受けて本グループに参加する者もいるため，ケースによっては，保護観察所や裁判所などから正式な報告書や参加証明書などを求められることもあるという．

我が国においても，すでに保護観察所において性犯罪者処遇プログラムが実施されているが[18]，SOTSEC-IDがそうした制度にも役立つプログラ

ムとなることを期待したい。

　また，そうした法的な制約の有無に関わらず，最も重要なことは，各メンバーのリスクマネジメントや，次回のセッションに向けた有用な情報源となることであろう。これは，セッションの内容変更が，メンバーの出席率や全体的な治療効果に対してどのような影響を及ぼすのかといった，SOTSEC-ID 全体の評価などについて検討する際にも必要不可欠となる。具体的な記録の記載方法については，前出の翻訳マニュアル[16,17]のなかにもポストセッションチェックリスト/ポストセッション文書フォームの例が紹介されているので参考にしてほしい。

4 SOTSEC-ID グループの内容

　最後に，SOTSEC-ID を実施する際の流れについて，本プログラムの翻訳マニュアルに沿って簡単に示す。

　本治療マニュアルは，英国のケント大学が中心となって行ってきた，性犯罪のリスクがある知的障害を対象としたグループ治療の実績をもとに作成されたものである。したがって，はじめに治療と研究，守秘義務やリスクアセスメントなどについての説明や同意取得に関する議論についても記載されている。また，SOTSEC-ID への参加が認められた者の特徴や，治療前，治療中，治療後に実施されるアセスメント尺度の詳細についても具体的に説明されており（Chapter 5），実際にグループを開始するにあたっては非常に参考になるだろう。

　グループを立ち上げるための運用上の詳細に関しては，例えば，メンバーがグループを妨害するような行動をとった場合にはどのように対応すべきかなど，実際にグループ治療を続けていくなかで，各ファシリテーターが直面しうる困難についても記載されている（Chapter 6）。この翻訳マニュアルのなかには，治療モデル（Chapter 7）や，グループを実施するうえで効果的であるとされている治療的アプローチの概念とエッセンスが紹介されており，特定の治療コンポーネントについては，その詳細についても説明されている（Chapter 8～10）。

　また，治療コンポーネントについては，基本的に前の章で扱われた治療コンポーネントを基盤として，次の章に発展していくような構成となるように作成されているが，プログラムを実施する際には参加メンバーが以前に学習した内容を思い出しやすいように，各章の重要な要素については何度も繰り返し伝えるような工夫が必要であるかもしれない。そしてマニュアルの最後には，ポストグループ（一連のセッションを終了した者を対象としたグループ）の有用性と必要性についても概説されている（Chapter 11）。

5 おわりに

　SOTSEC-ID の治療コンポーネントは，「対人関係と性教育」「認知モデル」「性犯罪モデル」「共感」「リラプス・プリベンション」と大きく5つに分けられているが，本マニュアルでは理論と概念の説明が主となっており，それぞれのコンポーネントについて，すぐに使用できるプログラムの内容が具体的に記載されているわけではない。また，われわれが実際にプログラムを使用する際には，内容によっては我が国の文化やニーズに合わせて改編したり，近年，開発された新しいエビデンスのある治療方法を導入したり，置き換えたりするなどのアレンジも必要となってくるかもしれない。その作業は決して楽ではないが，まずは実践してみなければなにもはじまらない。

　我が国においても，一般向けの性犯罪治療のプログラムが，再犯防止に一定の効果を挙げていることは大変こころ強い事実である。今後はそうした知見を活かして，知的障害のある人たちにも実施可能なプログラムを早急に確立させ，実践していくことが望まれている。

（なお，本項で紹介した SOTSEC-ID の内容は，英国ケン

ト大学の Murphy G 教授, Sinclair N 博士, Booth SJ 博士からの正式な許可を受け, 著者らが代表として翻訳した治療プログラムマニュアル[16,17]に基づくものです。著者らの開発した日本版プログラムに関心のある方はご一報いただけますと幸いです)

文献

1) 安藤久美子:12章 精神鑑定〔発達障害, 精神遅滞(知的障害), 性嗜好障害(異常)〕. 法と心理学の事典—犯罪・裁判・矯正, pp526-527, 530-531, 536-537, 朝倉書店, 2011
2) Thompson D, Brown H:Men with intellectual disabilities who sexually abuse a review of the literature. Journal of Applied Research in intellectual Disabilities 10:140-158, 1997
3) https://www.kent.ac.uk/tizard/sotsec/
4) 法務省矯正局成人矯正課:刑事施設における性犯罪者処遇プログラム受講者の再犯等に関する分析研究報告書. 2012 http://www.moj.go.jp/content/000105287.pdf
5) Grubin D, Thornton D:A national programme for the assessment and treatment of sex offenders in the English prison system. Criminal Justice and Behaviour 21:55-71, 1994
6) Charman T, Clare ICH:Education about the laws and social rules relating to sexual behavior:an education group for male sexual offenders with mild mental handicaps. Mental Handicap 20:74-80, 1992
7) Clare ICH:Issues in the assessment of male sex offenders with mild learning disabilities. Sexual and Marital Therapy 8:167-180, 1993
8) Gardiner M, Kelly K, Wilkinson D:Group for male sex offenders with learning disabilities. NAPASAC Bulletin 15:3-6, 1996
9) Swanson CK, Garwick GB:Treatment for low functioning sex offenders:group therapy and interagency Co-ordination. Mental Retardation 28:155-161, 1990
10) Linsay WR, Smith AHW:Responses to treatment for sex offenders with intellectual disability:a comparison of men with 1-and 2-year probation sentences. J Intellect Disabil Re 42:346-353, 1998
11) Lindsay WR, Neilson CQ, Morrison F, et al:The treatment of six men with a learning disability convicted of sex offences with children. Paper presented at a workshop in Birmingham, 1997
12) Linsay WR, Neilson CQ, Morrison F, et al:The treatment of six men with a learning disability convicted of sex offences with children. British Journal of Clinical Psychology 37:83-98, 1998
13) Hanson RK, Bussière MT:Predicting relapse:a meta-analysis of sexual offender recidivism studies. J Consult Clin Psychol 66:344-362, 1998
14) Hanson RK, Gordon A, Harris AJR, et al:First report of the collaborative outcome data project on the effectiveness of psychological treatment for sex offenders. Sex Abuse 14:169-194, 2002
15) Aytes KE, Olsen SS, Zakrajsek T, et al:Cognitive/behavioral treatment for sex offenders:an examination of recidivism. Sex Abuse 13:223-231, 2001
16) Sinclair N, Booth SJ, Murphy G:性犯罪のリスクがある知的障害者向けの認知行動療法(安藤久美子監訳, 堀江まゆみ, 桝屋二郎, 内山登紀夫翻訳協力), NPO法人 PandA-J, 2014
17) Sinclair N, Booth SJ, Murphy G:【資料編】性犯罪のリスクがある知的障害者向けの認知行動療法(安藤久美子監訳, 堀江まゆみ 翻訳協力), NPO法人 PandA-J, 2016
18) http://www.moj.go.jp/hogo1/soumu/hogo01_press-release01_index.html

(安藤久美子, 堀江まゆみ)

7 発達障害とリスクアセスメント

リスクアセスメント総論　186

リスクアセスメントツール　190

リスクアセスメント総論

1 はじめに

「リスクアセスメント」というと、「難しい」「何をしていいのかわからない」、あるいはまた「本当に当たるのか」といった声をきくことがある。司法や矯正領域においては、リスクアセスメントというと、対象となる人の"危険性"に注目される傾向があり、さまざまな形で制限を課すための根拠として利用されてきた一面もあった。そのため、"危険人物"としてのレッテル貼りにつながるのではないかといった議論もあり、多くの臨床家から忌避される原因となっていた。しかし、本来の「リスクアセスメント」とは、個別の状況を精査することにより、それによって生じうる問題の要因を明らかにし、将来の不測の事態を未然に防ぐために必要な介入のタイプを明確にすることにある。

本項では、そうしたリスクアセスメントに対する疑問や誤解を解消し、これからのリスクアセスメントが目指す方向性について概説する。

2 リスクアセスメントの変遷：第1世代から第2世代へ

司法や矯正の分野では、これまでリスクアセスメントといえば、犯罪者の処遇の判断に利用されることが多かった。具体的には、再犯の可能性や暴力のおそれなどを予測するツールとして、刑務所から出所するにあたっての可否を判断する際の材料の1つとなっていたり、施設内での行動などの制限を決定するための根拠になっていたような経緯がある。

また、第1世代といわれるリスクアセスメント手法は、評価者の経験や臨床的な感覚を最も重視したものであったため、評価者の主観や、地域や文化などの特性によって判断に大きな差異が認められるなどの問題点も多く指摘されていた。そして実際に、Baxtrom研究などによって経験だけに基づいたリスク評価では、疑陽性とされるケースが少なからず存在することが示されたことで[1]、より客観的な判断が重視される風潮となり、発展していったものが第2世代のリスクアセスメントである。

第2世代のリスクアセスメントでは、保険数理学的手法を用いて統計的に確認されたリスクファクターを組み合わせて得点化することで、リスクの高低を評価する方法を採用している。その結果、いくつかのメタアナリシスでも保険数理学的アプローチは第1世代のリスクアセスメントよりも高い予測妥当性を示すことが明らかになった[2]。

しかし、こうした手法にもいくつかの疑問があった。例えば、リスクの高低を分けるカットオフ値は、当該尺度を開発した際の集団に適したものであって、他の集団に使用する際にも妥当なの

だろうかといった疑問や，結果として示されたリスクの高低を実際の処遇に反映させるためには，どのようにすればよいかといった疑問である。また，統計的数式によってリスクを評価することに対する社会的理解もまだ不十分な時代であった[3]。

3 リスクアセスメント再考：構造化された専門的判断（SPJ）

こうした第2世代のリスクアセスメントへの批判を解決すべく，統計的手法と専門家による判断を組み合わせた手法が，構造化された専門的判断（structured professional judgement：SPJ）である。これは，第3世代のリスクアセスメントといわれている。

具体的には，過去の臨床研究や研究論文から抽出されたリスクファクターに加えて，専門家の実践から導き出され，かつ系統立てられた理論的な視点にそって，丁寧にリスクとなりうる要因を収集するという方法である。こうした手法を用いることによって，従来の静的リスクファクター（年齢や性別，過去の暴力歴といった不変的な要因を指す）に加え，可変的な動的リスクファクター（仲間関係，居住環境やアルコールの使用といった可変的な要因を指す）を組み合わせることが可能となった[4]。

さらに，臨床家による視点は，その後の処遇方針にも直結する，より具体的で実現性のあるアプローチ計画を示すことを可能にした。これにより，従来の危険人物へのレッテル貼りのようなイメージであったリスクアセスメントを一新する布石となったようにも思われる。

4 リスクアセスメントの実践手法

SPJを行うための具体的な手順は，はじめにリスクをアセスメントするターゲットを特定することから始まる。つまり，どんな対象者について，いつの時点における，どのような項目をアセスメントするのかを決定しなければならない。例えば，刑務所内で服役中の受刑者であれば，出所後の再犯のリスクについてアセスメントが求められるかもしれないし，病院に入院中の患者であれば，入院中の暴力行動や，自傷や自殺のリスクについてのアセスメントが必要になるかもしれない。また，より長いスパンで考えると退院後の再発のリスクについてアセスメントすることもあるであろう。

ターゲットの特定が決定したら，次はそのターゲットに関するリスクファクターを個々のケースごとに査定していく。多くのリスクアセスメントツールでは，リスクファクターの"存在"を評価している。例えば，ARMIDILO-S[5]では，それぞれの項目についてY（あり），N（なし），S（情報がない／判断不能）といった評価者によって大きく判断が異なることがないかたちで評定する（→196頁参照）。ただし，ここで最も重要なことは，Y（あり），N（なし），S（情報がない／判断不能）のいずれに該当するのかというよりも，それぞれのファクターについてどのような根拠をもってY（あり）と判断したのか，あるいはN（なし）と判断したのか，また，各ファクターを評価するにあたり，どのような情報が不足しているのかといったことを明らかにすることであろう。

そして同定されたリスクファクターが，将来，どのような影響をどの程度及ぼすのかについて個々のシナリオとして整理していくことによって，対象者ごとのリスクマネジメント方略を策定し，実際の処遇，治療のなかに組み込んでいくことになる。

5 有効なリスクマネジメントプランにあたって

SPJを有効なリスクマネジメントプランにつなげていくにあたっては，Andrewsら[6]の提唱するRNRモデル（Risk Need Responsivity Model）が参考になる。これは，Risk（リスク原則），

Need（ニード原則），Responsivity（レスポンシヴィティ原則）の3つの柱からなる。

Risk（リスク原則）とは，提供する治療や支援，サービスの程度を対象者のリスクの程度に合わせて実施するという原則である。一般的に，再犯のリスクが高い者には高密度の処遇が必要であり，低密度の処遇を行った場合には，再犯率が高くなることは想像がつくであろう。実際に，再犯のリスクが高い者に対しては，高密度の処遇を行うほうが効果的であったという研究結果もある[7]。

しかし，Bontaらの研究によれば，再犯のリスクが低い者に対して高密度の処遇を行った場合にも，低密度の処遇を行った群と比較して，再犯率が高くなることを示していた[8]。すなわち，単に高密度の処遇を行うのではなく，リスクの高低に則した処遇を行うことが重要であり，有効なリスクマネジメントプランには正確なリスクアセスメントが基盤となっていることがわかる。

Need（ニード原則）とは，例えば再犯防止を目的とした場合にはその犯罪の原因となっているような要因（ニーズ）を明らかにし，そのニーズに治療の焦点をあてるという原則である。これは一見，当然のことと思われるかもしれないが，臨床の実践では，難しいケースを避けて介入しやすいケースに手をかけがちである。また，解決しやすい問題には治療プログラムが確立していることが多いが，解決しにくい難しい問題ほど，エビデンスのある治療プログラムが確立されておらず，結果的に問題が先送りされているといった背景もあるかもしれない。

介入にあたっては，変化が見込まれる要因，すなわち動的要因にアプローチするべきである。Andrewsらは，再犯防止を目的とするのであれば，動的要因のなかでも犯因論的な要因と非犯因論的な要因をきちんと区別したうえで介入する必要があることを提唱している[6]。このように，ニーズのなかでも犯因論的な要因を重視すべきであるという指摘は，我が国の矯正の分野にも与える影響が大きい。2005（平成17）年に犯罪被害者等基本法が施行されて以降，刑事政策上の重要な課題として，刑務所などへの再入所率を減少させるための具体的な数値目標が掲げられるなどの背景もあり，近年は刑事施設においても再犯防止というニード原則に従った処遇や教育が実践されるようになっている[9,10]。

Responsivity（レスポンシヴィティ原則）とは，処遇に際しては対象者の動機，能力やストレングスに合わせた方法で実施するという原則である。これにより処遇効果，すなわち本人の獲得力をできるだけ大きくすることが期待できる。近年では，この原則に基づいて矯正分野，司法精神医療分野においても対象者ごとに処遇実施計画が立てられ，介入手法を検討すべきあるという考え方が定着している。

6 リスク・コミュニケーション：これからのリスクアセスメント

最後に，第4世代のリスクアセスメントとして，リスク・コミュニケーションについて説明する。リスク・コミュニケーションとは，簡単にいえば，情報のコミュニケーションと協働のためのネットワークの確立である。これまでのリスクアセスメントの文脈では，数々のリスクファクターのなかからターゲットに合わせて重要なファクターを同定し，ニーズに沿ってリスクマネジメントプランを作成するところまでにとどまっていた。しかし，そこから1歩進み，リスクに関する情報を実際の処遇現場とも共有し，そこで実践される介入アプローチや処遇プログラムの評価や結果をフィードバックすることで，また新たなリスクアセスメントが行われるという循環的なネットワークシステムの構築を目指している。

より有効なコミュニケーションにあたっては，情報は職種や時間（処遇段階）を超えて共有される必要があるであろうし，リスクマネジメントに際しては，本人の合意のもとで策定されるジョイント・クライシスプランが高い効果をもたらすといえよう。こうして処遇開始から終了までを体系的にモニタリングできるネットワークシステムの

構築は，より実践的で根拠に基づくリスクマネジメントの一形態となることが期待される．

文献

1) Cocozza JJ, Steadman HJ：Some refinements in the measurement and prediction of dangerous behavior. Am J Psychiatry 131：1012-1014, 1974
2) Grove WM, Zald DH, Lebow BS, et al：Clinical versus mechanical prediction：a meta-analysis. Psychol Assess 12：19-30, 2000
3) Copas J, Marshall P：The offender group reconviction scale：a statistical reconviction score for use by probation officers. Journal of applied statistics 47：159-171, 1997
4) Clements CB：Offender classification Two decades of progress. Criminal Justice and Behavior 23：121-143, 1996
5) ARMIDILO-S. http://www.armidilonet/
6) Andrews DA, Bonta J：The Psychology of Criminal Counduct. 5th ed, Matthew Bender & Company, 2010
7) 森丈弓, 高橋哲, 大渕憲一：再犯防止に効果的な矯正処遇の条件：リスク原則に焦点を当てて. 心理学研究 87：325-333, 2016
8) Bonta J, Wallace-Capretta S, Rooney J：A Quasi-experimental evaluation of an intensive rehabilitation supervision program. Criminal Justice and Behavior 27：312-329, 2000
9) 山本麻奈：性犯罪者処遇プログラムの概要について：最近の取り組みを中心に. 刑政 123：56-64, 2012
10) 西岡潔子：法務省式ケースアセスメントツール（MJCA）の開発について. 刑政 124：58-69, 2013

〈安藤久美子〉

リスクアセスメントツール

A 問題行動への予防的介入のためのアセスメントツール：@PIP33-ver.ASD

1 はじめに

　近年，精神医療，司法，福祉のいずれの領域においても，青年期・成人期の発達障害者による対応困難なケースが散見されており，社会的関心も高まっている。こうしたケースを振り返ってみると，幼少時から診断が見逃され，長期間にわたって適切な支援が受けられないまま経過した結果，引きこもりや触法行為のような深刻な問題に至っているケースも少なくない。また，同様の問題意識から，学会報告などを通して問題行動のみられるケースについては情報が共有されつつあるものの，その多くはケース報告にとどまっており，問題行動への介入手法などについて体系的にまとめられたものはない。

　こうした背景を踏まえて，発達障害のなかでも青年期・成人期の ASD を対象として，特に暴力などの問題行動に至りやすい者の特徴について明らかにすることにより，より早い段階で適切な介入を行い，各種の問題行動を未然に防止することを目的として開発されたのが「問題行動の予防的介入のためのアセスメントツール 33：発達障害版 Assessment Tool for Preventive Intervention for Problem Behaviors 33 items-ASD version：@PIP33-ver.ASD」である。本項では，ツールの紹介と予備的研究の結果について報告する。

2 アセスメントツール開発の経緯

1. 尺度開発の手順

　本アセスメントツールを開発するにあたってはデルファイ法に準じた方法で，児童精神医学，司法精神医学，矯正医学の専門家らによる評定を繰り返しながら，有用と思われる項目を選定した。

　第 1 段階では海外ですでに開発され，信頼性，妥当性なども検証されている暴力や非行に関するアセスメントツールを文献検索し，全ツールの項目を網羅的に抽出したのちにカテゴリー別に分類した。第 2 段階では，エキスパートらによる評価に従って項目の選定を行い，同様の手法で第 3 段階の項目選定を実施して 33 項目を抽出した。最終的に抽出された 33 項目は内容に応じて 8 つのカテゴリーに分類した（表 7-1）。各カテゴリーの

表7-1 項目カテゴリーと項目名

項目カテゴリー	No.	項目名
反社会性	1	身体的暴力歴
	2	身体的暴力の初回の年齢
	3	非身体的攻撃・破壊行為
	4	補導歴/逮捕・勾留歴
	5	施設入所歴
	6	違法薬物の使用（未成年は慢性的な飲酒を含む）
家庭・養育	7	不適切な養育
	8	未成年期の養育者の変更
	9	両親・養育者の犯罪歴や反社会的傾向
学校・職場	10	学校・職場などでの不適応
	11	学業成績不振
	12	いじめの被害
環境・保護	13	被虐待歴（ネグレクトを除く）
	14	過去の監督・保護/介入の失敗（家庭・地域での指導の様子）
	15	対人・社会的サポート
	16	経済状況
精神疾患	17	自殺関連行動
	18	精神病症状
	19	併存する主要な精神疾患
	20	障害特性の理解（受容）度
	21	治療へのアドヒアランス・コンプライアンス/援助を求める姿勢
個人特性	22	権威への反抗的態度/反社会的態度
	23	かんしゃく・怒りのコントロール不全
	24	共感性の低さ
障害特性：ADHD	25	多動性/衝動性の高さ
	26	不注意
障害特性：ASD	27	ルール/規則の理解不足や誤解しやすさ
	28	思考の柔軟性の欠如
	29	日常生活上のこだわり/儀式的行動
	30	相互的対人交流の困難さ
	31	感覚過敏
	32	感覚刺激による不安定さ/パニック
	33	被暗示性の強さ

内容を簡単に説明する。

A. 反社会性

反社会性のカテゴリーには，「身体的暴力歴」「身体的暴力の初回の年齢」「非身体的攻撃・破壊行為」「補導歴/逮捕・勾留歴」「施設入所歴」「違法薬物の使用」といった設問項目が含まれており，過去の反社会的な要因がまとめられている。

B. 家庭・養育

家庭・養育のカテゴリーには，過保護あるいはネグレクトといった親子関係における「不適切な養育」や，「未成年期の養育者の変更」「両親・養育者の犯罪歴や反社会的傾向」といった，主に家庭での養育環境に関する項目がまとめられている。

C. 学校・職場

学校・職場のカテゴリーでは，「学校・職場などでの不適応」として，怠学や引きこもり，就職状況などについて確認するようになっている。そのほかには，学生時代の「学業成績不振」や，学校や職場などにおける「いじめの被害」経験の有無といった項目が含まれている。

D. 環境・保護

環境・保護のカテゴリーには，社会生活における環境や保護状況に関する質問がまとめられている。例えば，家庭，学校，施設などにおける「被虐待歴（ネグレクトを除く）」や，「過去の監督・保護/介入の失敗（家庭・地域での指導の様子）」では，家庭，学校，施設などにおける指導状況や，保護観察下での監督や約束事の遵守状況について質問している。また，「対人・社会的サポート」では，主に地域社会における人的サポートの有無や反社会的な仲間関係に焦点をおいている。そして最後に家庭の「経済状況」についても質問している。

E. 精神疾患

精神疾患のカテゴリーでは，「自殺関連行動」の有無や，「精神病症状」「併存する主要な精神疾患」の有無について質問している。また，「障害特性の理解（受容）度」や，「治療へのアドヒアランス・コンプライアンス/援助を求める姿勢」として，過去の治療中断歴や自ら援助を求める姿勢などに関する質問も含まれている。

F. 個人特性

個人特性のカテゴリーには，「権威への反抗的態度/反社会的態度」や「かんしゃく・怒りのコントロール不全」「共感性の低さ」に関する項目が含まれており，特に共感性については，誇大的思考や冷淡さ，責任感の欠如といった対人関係において，支障をきたす可能性のあるパーソナリティ上の特徴について質問している。

G. 障害特性：ADHD

ここではADHDの特徴のうち，「多動性/衝動性の高さ」と「不注意」について質問し，具体的なエピソードも記入するように求めている。

H. 障害特性：ASD

ASDの特性に関しては，「ルール/規則の理解不足や誤解しやすさ」「思考の柔軟性の欠如」「日常生活上のこだわり/儀式的行動」「相互的対人交流の困難さ」「感覚過敏」「感覚刺激による不安定さ/パニック」「被暗示性の強さ」について幅広く質問しており，実行可能な介入方法を検討しやすくするために，ADHDと同様に具体的なエピソードについても記入するように求めている。

3 予備的研究の結果と概要

1. 調査方法追究

開発したアセスメントツール「Assessment Tool for Preventive Intervention for Problem Behaviors 33 items-ASD version：@PIP33-ver. ASD」を用いて調査を実施した。調査対象は，本調査への協力の同意が得られた児童精神科病棟をもつ医療機関に入院中および通院中の患者，児童精神科クリニックに通院中の患者，地域定着支援センターで支援を継続中の者，地域の福祉施設に通所中の患者らである。調査期間は2015年4月1日から2016年1月31日とした。なお，この調査では個人の氏名，住所，誕生日などの個人を特

表7-2　結果の概要（N=116）

性別	男　89名（76.7%） 女　27名（23.3%）
年齢	平均　37.7歳±13.5 s.d. 範囲　16歳〜75歳
主診断名 【Fコード】	F1　：　9名（7.8%） F2　：50名（43.1%） F3　：　5名（4.3%） F6　：　1名（0.9%） F7　：10名（8.6%） F8　：34名（29.3%）， F9　：　1名（0.9%） G40：　2名（1.7%）， 診断なし：4名（3.4%）

表7-3　問題行動あり群の概要（N=91）

性別	男　68名（74.7%） 女　23名（25.3%）
年齢	平均　40.7歳±12.9 s.d. 範囲　16歳〜75歳
主診断名 【Fコード】	F1　：　9名（9.9%）， F2　：50名（54.9%）， F3　：　4名（4.4%）， F6　：　1名（1.1%）， F7　：　8名（8.8%）， F8　：12名（13.2%）， F9　：　1名（1.1%）， G40：　2名（2.2%）， 診断なし：4名（4.4%）

定することができる情報は収集しておらず，調査にあたっては，国立精神・神経医療研究センター倫理審査委員会の承認を得たうえで実施した。

2. 結果の概要

A. 調査対象者の概要

調査に回答した者のうち，有効回答と判断された者は116名であった。対象者116名の概要を表7-2に示した。性別では，男性が89名で76.7%を占めており，平均年齢は37.7歳±13.5 s.d.（16〜75歳）であった。

この116名のうち，何らかの問題行動が報告されたケース（問題行動あり群）は91例（概要は表7-3に示した）で，問題行動の報告されなかったケース（問題行動なし群）は25例であった。「問題行動あり」と回答した91名の内訳をみると，性別では，男性が68名で74.7%を占めており，平均年齢は40.7歳±12.9 s.d.（16〜75歳）であった。

B. 身体的暴力

調査対象者のうち，主診断および副診断にF8圏の診断名のある者は53名であった。この53名の身体的暴力歴および非身体的暴力歴の既往は，表7-4のようにまとめられた。この表7-4をみると，身体的暴力と非身体的暴力のうち，いずれ

表7-4　身体的暴力と非身体的暴力の有無

身体的暴力＼非身体的暴力	なし	あり1	あり2	合計
なし	37	2	3	42
あり1	3	2	2	7
あり2	2	2	0	4
合計	42	6	5	53

注：「なし」「あり1」「あり2」とは，@PIP33-ver.ASDの評価得点を表している

か一方でも該当する者は全体の53名のうち16名であるが，身体的暴力と非身体的暴力の両方ともある者（濃い網掛のあるセルの合計人数）は6例にとどまった。さらに身体的/非身体的暴力の両方の評価点が2となるものはいなかった。このことからすると，少なくともF8圏の者における身体的暴力の傾向と非身体的暴力の傾向は区別してとらえることができる可能性が示唆される。

そこで次に，身体的暴力傾向と非身体的暴力傾向のそれぞれについて，どのような要素が関連しているかを検討するため，個人特性などを評価している@PIP33-ver.ASDの項目7以降の各項目との相関係数（Spearman）を算出し，2つの暴力傾向に影響する要因について回帰分析を行った。

まず，身体的暴力については，11個の項目との間に有意な相関がみられたが，なかでも項目22「権威への反抗的態度/反社会的態度」（r＝.757, p＜.000），項目23「かんしゃく・怒りのコントロール不全」（r＝.648, p＜.000），項目15「対人・社会的サポート」（r＝.623, p＜.000）と強い相関が示された。加えて，身体的暴力を予測変数とした2項ロジスティック回帰分析（ステップワイズ法：尤度法）では，項目22「権威への反抗的態度/反社会的態度」を有することが最も強いリスクとなることが確認された〔Exp（B）＝104.00, p＜.000〕。

つまり，怒りの感情をうまくコントロールすることができない者や，友人や家族といった身近にいる周囲から適切なサポートを得られていない者では，身体的暴力の傾向が高く，特に，保護者や他の権威のある人物からの指示に従わなかったり，反抗的な態度を示す傾向が高い者は，身体的な暴力行動に至るリスクが高いという結果であった。

次に，非身体的暴力については，13個の項目と有意な相関がみられ，身体的暴力と同様，項目22「権威への反抗的態度/反社会的態度」（r＝.580, p＜.000），項目23「かんしゃく・怒りのコントロール不全」（r＝.580, p＜.000）との間に強い相関が示され，そのほかには，項目28「思考の柔軟性の欠如」（r＝.516, p＜.000）とも強い相関がみられた。2項ロジスティック回帰分析（ステップワイズ法：尤度法）では，項目23「かんしゃく・怒りのコントロール不全」〔Exp（B）＝24.09, p＝.007〕と項目18「精神病症状」〔Exp（B）＝9.200, p＝.027〕が強いリスクとなることが確認された。

これは，保護者や他の権威のある人物の指示に従わなかったり，反抗的な態度を示す傾向が高い者や，こだわりが強く，決まったパターンによる行動に固着しやすい者は，周囲に対して横柄な態度をとったり，暴言を吐いたり，あるいは物を壊したりといった非身体的な暴力行動をとる傾向が強いこと，また，怒りの感情をうまくコントロールすることができない者や，幻覚や妄想といった精神病症状がある者は，非身体的な暴力行動のリスクが高いということが明らかとなった。

4 考察

F8圏の診断名のある者に暴力的な問題行動がみられるとき，身体的な暴力として行動表出しやすい者と非身体的な暴力として行動表出しやすい者とでは，それぞれの特徴が異なる可能性がある。

そして，本研究で現在のところ得られた知見によるならば，身体的な暴力として行動表出しやすいタイプの場合には，本人のもつ反社会的な態度がリスク要因としてより強く関係している一方，非身体的な暴力として行動表出しやすいタイプの場合には，怒りのコントロール不全や精神病症状といった特徴や，疾患特有の症状がリスク要因としてより強く関係している可能性があることが示唆された。つまり身体的暴力には本人の物事や社会に対する考え方や態度が，そして非身体的暴力には衝動性や病的な興奮のコントロールが，要因としてより重要であることがうかがわれる可能性がある。

暴力をはじめとする問題行動への予防，介入にあたっては，その問題を引き起こしている要因を特定し，これをターゲットとしたアプローチが必要であることは繰り返し指摘されている[1]。したがって，F8圏の者における問題行動への予防や介入にあたっても，単に「暴力行動」という言葉で一括りにして対応するよりも，そのターゲットとするものが身体的暴力であるのか，非身体的暴力であるのかを明確にしたうえで，アプローチを調整すべきであるといえるであろう。

さらに，問題行動が認められた群においては，項目18「精神病症状」，項目1「身体的暴力歴」，項目20「障害特性の理解（受容）度」といった項目で2点とコードされることが多かった。その一方で，問題行動が認められなかった群では項目10「学校・職場等での不適応」，項目30「相互的対人交流の困難さ」，項目24「共感性の低さ」といった項目で2点とコードされることが多かった。こうした特徴が，社会的コミュニケーションにおける

サブタイプである．例えば，受動群や孤立群，積極・奇異群，形式ばった大仰な群（尊大型）といった特性[2]との関連も推測されるところである．

また，介入という視点から考えると，問題行動が認められた群では個別の特性や症状を把握し，本人の困り感に寄り添ったうえで障害や疾病に関して受容を促すような，より医療的な側面からのアプローチが有用であるかもしれない．そして問題行動の認められなかった群では，社会的交流を避け，社会から回避することによって，表面的には問題行動は発生しておらず，問題が内在化されている可能性がある．したがって，こうしたケースについても，対人交流を妨げる理由となっているものを明らかにしていく必要があるかもしれない．

今後も調査を続け，対象者数を増やすとともに，先述したいくつかの知見を踏まえ，問題行動のリスク評価にもつながるようなカットオフ得点の設定など，本尺度の臨床応用の可能性についても検討していく必要があると思われる．

5 まとめ

本研究においては，発達障害をもつ者に特化した予防的介入のためのアセスメントツールの開発を目的として，デルファイ法を用いて「Assessment Tool for Preventive Intervention for Problem Behaviors 33 items-ASD version：@PIP33-ver. ASD」を作成し，暴力行動に関連するリスク要因について解析を行った．

発達障害の診断を受けている者の暴力的な問題行動を考えるとき，暴力の内容によってその特徴が異なる可能性があることが示唆された．特に身体的な暴力として行動表出しやすいタイプの場合には，本人のもつ反社会的な思考や態度がリスク要因としてより強く関係しており，非身体的な暴力として行動表出しやすいタイプの場合には，怒りのコントロール不全や精神病症状といったより医療的な側面がリスク要因として強く関係していた．

これらの知見から，問題行動に対する有効なアプローチを検討するにあたっては，まずは問題行動のタイプを分類し，ターゲットを明確にすること，そしてタイプ別に思考や行動の特徴を明らかにすることが重要である．こうしてそれぞれの特性にあった介入アプローチを検討することが，将来の問題行動の予防にもより効果的であると思われる．

(本項の結果と概要については安藤久美子：医療観察法対象者/裁判事例についての検討．平成27年度厚生労働科学研究費補助金障害者対策総合研究事業（精神神経分野）．青年期・成人期発達障がいの対応困難ケースへの危機介入と治療・支援に関する研究，pp75-85, 2016で報告した)

文献

1) Andrews DA, Bonta J, Hoge RD：Classification for effective rehabilitation：rediscovering psychology. Criminal Justice and Behavior 17：19-52, 1990
2) Wing L：The autistic spectrum：a guide patients and professionals. Constable and company, London, 1996〔ローナ・ウィング：自閉症スペクトル—親と専門家のためのガイドブック（久保紘章，清水康夫，佐々木正美 監訳）．東京書籍，pp42-47, 1998〕

（安藤久美子）

B ARMIDILO-S

1 はじめに

ARMIDILO-Sはオーストラリアの心理学者Boer DP博士らによって開発されたリスクアセスメントツールである[1,2]。正式名称はthe Assessment of Risk and Manageability of Individuals with Developmental and Intellectual Limitations who Offend-Sexuallyといい，日本語に訳すと「性犯罪を行った発達障害者および知的障害者のためのリスクアセスメント＆マネジメントツール」となる。

略称ARMIDILO-Sは「アルマジロ-エス」と読み，「ARMIDILO」の部分は，身体を鱗状の硬い甲羅で覆われた哺乳類アルマジロ（Armadillo）になぞらえた名称となっている。「S」はsexuallyのSで，性犯罪に特化したツールであることを表す。

ところで，性犯罪というと，自尊心を傷つける卑劣な犯罪として，「強姦」などのイメージを抱くことが多いのではないだろうか。また一方では，自分たちにはあまり関係のない凶悪な犯罪だと感じている者もいるかもしれない。しかし，ここで取り扱う「性犯罪」というのは，「強姦」のような重大な犯罪だけではなく，「異性に抱きつく」とか，「わいせつな言葉をあびせる」といった性的逸脱行動も広く含んだものとなっている。そして，こうした性犯罪というのは，実は地域社会のなかでも比較的多く発生している問題行動の1つでもある。

本項では，そうした性犯罪のリスクがあり，かつ知的障害のある者を対象として開発されたリスクアセスメント＆マネジメントツールARMIDILO-Sの概要について説明するとともに[3,4]，リスクアセスメントおよびマネジメントにあたっての一般的な留意事項についても触れることとする。

2 ARMIDILO-Sの特徴

これまで，リスクアセスメントといえば，暴力や再犯のリスクを"高める要因"に焦点が当てられることが多かった。しかし近年は，暴力や再犯のリスクを低下させるだけでなく，暴力や再犯を防御する方向にも働きうる要因についても関心が高まっている。こうした要因は"保護要因"とよばれている。

ARMIDILO-Sにおいても，リスク要因を明らかにすることだけでなく，地域社会における安全な統合を実現させるためのストレングス，すなわち保護要因の抽出を重視している点や，支援者の配置や業務連携，そして環境的条件も重要なリスクマネジメント要因として捉えている点が大きな特徴といえる[3]。また，ARMIDILO-Sは，4つのコンポーネントを軸に評価を行っていく。すなわち短期的にみられる個人の要因と短期的にみられる環境の要因，そして継続的にみられる個人の要因と継続的にみられる環境の要因である（表7-5）。このように，個人の要因だけでなく環境の変化を評価対象としていることや，時間による変化を重視して評価している点では，環境や時間によって影響を受けやすい知的障害や発達障害をもつ者を対象としたツールとしては，より適切なアセスメント結果を導くものと思われる。

3 ARMIDILO-Sの評価の実際

1. アセスメントの対象

ARMIDILO-Sの適用年齢は18歳以上で，男性の性犯罪者を対象としている。また，対象となる知的機能のレベルはボーダーラインの領域にある人（IQが70〜80の範囲にあり，社会的な適応

表 7-5　ARMIDILO-S

継続的なクライエント項目	リスク評定	関連するデータ/コメント	保護要因評定	関連するデータ/コメント
1. 監督へのコンプライアンス				
2. 治療へのコンプライアンス				
3. 性的な逸脱				
4. 性への没頭/性衝動				
5. 攻撃性のマネジメント				
6. 感情への対処能力				
7. 対人関係				
8. 衝動性				
9. 物質乱用				
10. メンタルヘルス				
11. 個別の考察事項：個性とライフスタイル（ネグレクト，身体的・性的虐待，反社会的傾向）				
継続的な環境項目	リスク評定	関連するデータ/コメント	保護要因評定	関連するデータ/コメント
1. 当該クライエントに向けられる態度				
2. 支援者間のコミュニケーション				
3. 支援者らがもつクライエントに関する特異的な知識				
4. 監督/介入の一貫性				
5. 個別の考察事項（例えば，監督のレベル，強化行動，スタッフのモデル化）				
短期的なクライエント項目	リスク評定	関連するデータ/コメント	保護要因評定	関連するデータ/コメント
1. 監督または治療へのコンプライアンスにみられる変化				
2. 性への没頭/性衝動にみられる変化				
3. 被害者に関連する行動にみられる変化				
4. 感情への対処能力にみられる変化				
5. コーピング戦略の使用にみられる変化				
6. 個別の考察事項にみられる変化（例えば，精神症状の変化，処方薬の変更）				
短期的な環境項目	リスク評定	関連するデータ/コメント	保護要因評定	関連するデータ/コメント
1. 社会的な対人関係にみられる変化				
2. モニタリングと介入の変化				
3. 状況の変化				
4. 被害者への接触に関する変化				
5. 個別の考察事項（例えば，違法薬物への接触，新しい同居人）				

〔ARMIDILO Manual Scoring Sheet. http://www.armidilo.net/files/Web-Version-1-1-2013-Scoring-Sheet.pdf より〕
（すべて筆者による翻訳）

機能に障害が認められる）から，知的障害のある人（IQ70未満で社会的な適応機能に障害があり，発症が18歳以前である）を対象としている。

2. アセスメント実施者とアセスメント頻度

アセスメントを実施するのは，サポートワーカー，ケースマネジャー，保護監察官，住宅提供者，臨床家，プログラム管理者など本人をとりまくすべての支援者である。特定の資格は不要であるが，ARMIDILO-Sを使用するための研修を受ける必要がある。

ARMIDILO-Sは概ね年1回の実施が推奨されており，クライエント（対象となる性犯罪者）のリスクプロファイルの変化について判断しながら，地域社会で生活していくためのマネジメント方針を決定していく。一方で，短期間（直近）にみられるようになった要因については，進行中のリスクをモニタリングしながら対応していくことが重要であるため，適切な頻度で再評価し，情報を更新していく必要がある。

3. アセスメントの方法

A. 面接の手順

ARMIDILO-Sは，クライエントの性的行動にかかるリスクを特定し，適切なマネジメントを実現するために作られたツールである。正確なアセスメントとマネジメント方針を構築するにあたっては，多角的な情報を集める必要があるため，クライエントをとりまく支援者ならびにクライエント自身との面接は最も重要な作業の1つとなる。開発者のBoer博士は次のような手順で面接を進め，アセスメントを実施していくことを推奨している。

1. はじめにクライエントのファイルを読むこと
2. クライエントについてよく知っているスタッフと面接をすること
3. 最後にクライエント自身と面接をすること

B. 説明と同意

クライエントとの面接にあたっては，本アセスメントツールの概要やアセスメントの必要性などについて説明した後に，本人の同意を得たうえで行われる必要がある。そのためARMIDILO-Sのマニュアルの冒頭は，説明と同意，および導入に関する質問から始まっている。

C. 面接の形式と回数

支援スタッフとの面接については，チームミーティングの形態で設定することができれば，評価者はチーム全体のダイナミクスについても観察することが可能となる。より効果的なリスクマネジメントを実現するために，支援スタッフ間の情報伝達の早さや正確性，またスタッフがクライエントに向けるまなざしなどをも含めた支援体制全般を重視している点は非常に共感できる。

スタッフとの面接頻度については，1〜2か月の期間に2度実施することを推奨している。最初の面接のあとに少し時間をあけて，最終的な報告書などを作成する前に再度面接するという方法である。たしかに，こうした方法をとることにより，1回目の面接の際に収集したクライエント情報や，注目すべき行動などについて，2回目の面接までの期間に再確認したり，クライエントの行動を実際に観察したりすることもできる。また，初回の面接時に見逃していた情報や視点を思い出すことができるかもしれない。

D. 面接のポイント

より具体的な面接方法としては，前述の通り，先にファイルを読み，支援スタッフとの面接を行ったのちに最後にクライエントとの面接を実施することを推奨しているが，その際にはクライエントからの情報とスタッフからの情報とのギャップ，すなわち両者の矛盾した情報に注目することが重要である。ARMIDILO-Sの各アセスメント領域をよりよく理解し，効果的に情報収集するための補助として，マニュアルの中にはスタッフへの質問例も記載されているので，実際にアセスメ

ントを行う際には参考になるだろう。

　ただし，クライエントとの面接の際には，本人の理解度や評価すべき行動に合わせて，それらをさらに個別にアレンジしながら質問していく必要があるであろう。また，その個人のもつ特定のリスクに対してどのような方略でマネジメントを実施していくかといった点についても，より明確な示唆を与える評価ツールとするためには，それぞれのケースに合わせた独自の質問項目も追加していくことが重要となるであろう。

4. 報告書の作成

　ARMIDILO-S の所見は，クライエントの処遇の決定的に影響を及ぼすだけでなく，将来のリスクマネジメントの可能性や，その変化について再検討する際にも利用されることがあるため，正式な報告書として書面で報告すべきである。報告書にはクライエントの性犯罪に関連していると同定された項目，およびそれに対する保護因子について要点をまとめ，次の3つの評価，①保険数理的リスク評価（選択した，標準化された保険統計ツールに基づく評価）の概要，② ARMIDILO-S のリスク評価，ならびに③保護因子評価を記入する。この3つの評価は，ARMIDILO-S 全体としての収束的リスク推定のスコアを求める際にも必要となる。

　報告書をまとめるにあたり最も重要なことは，再犯に至らないための具体的なマネジメント方略を提案することであろう。その提案というのは，各クライエントが性犯罪を行う可能性が高い状況での，特定のリスク因子と保護因子の両方に焦点をあてたものでなくてはならない。そのため，より具体的には，必要となる監督の種類や頻度，社会内処遇の制限，必要に応じた外部からのコントロール，特にリスク因子を減少し保護因子を増加させるような具体的な取り組みについても提案する必要がある。また，こうした結果については，支援スタッフ全員が日常的にリスクをモニタリングするために利用できるよう，個別化した形態で記載しておくことが有用と思われる。

　最後に，報告書作成にあたっての留意点についてもいくつか挙げておく。

A. 評価者の役割

　評価者として最も大切な役割は，単にクライエントの一般像を知ることではなく，クライエントのリスクをマネジメントするうえでの，性犯罪行動につながる要因を同定すること，そして，クライエントが自分自身の行動をマネジメントするにあたって手助けとなる情報や，スタッフが本人に対して効果的に対応するために役立つ情報を提供することにある。そのため，評価者は常に「この質問は，当該のリスクに関連しているのか？」という視点をもって質問し，それに対応した内容を報告しなければならない。

　例えばクライエントがスタッフに対して喧嘩腰で挑むことや，朝起きて仕事に行くことに抵抗を示すことは，従順な行動とはいえないが，それらの行動が性行動のリスクに直接的に関連する可能性は低いかもしれない。一方で，外出した際の行動として，潜在的な被害者がいるかもしれない場所でクライエントがスタッフから離れて単独で行動しようと画策することは，それがいかなる理由にせよ，犯罪のリスクに関連する可能性が高いであろう。こうした場合には，潜在する問題について追求するためにさらに詳細な質問をしていく必要があるかもしれない。

B. 情報源

　報告書の作成にあたっては，何を根拠に評価を行ったのかという"情報源"も重要となる。この点について Boer 博士は，クライエントとの面接から得た情報のみに基づいた記載よりも，むしろ支援スタッフやクライエントの実際の行動を観察している者から情報を収集し，総合的に評価することを推奨している。

C. 評価の根拠

　また，どのようなリスクアセスメントツールを

使用するにあたっても，論理的で客観的な評価を行うためには，根拠に基づいて評価する必要がある。それは，あるクライエントに「存在する（認められる）」と評価したリスクと，「欠如する（認められない）」と評価したリスクの両方に対して当てはまる。

例えば，クライエントのリスクや問題点を指摘することはきわめて重要であるが，それは根拠に基づくものでなければならず，評価者が「このクライエントにとって，○○が問題となりそうだ」などと推測することは避けなければならない。一般に，性犯罪のリスクがある知的障害者に共通して存在する要因であるからといって，当該クライエントに対しても類推してあてはめることのないよう注意が必要である。

また，次のようなパラドックスが存在することも忘れてはならない。すなわち，ある行動や特徴が「欠如している証拠がない」ということは，ある行動や特徴が「欠如しているという証拠」と同じではないということである。評価者は，正確な評価を行うためには「その行動については問題がない」ということを立証しなければならず，それは，単にその行動が欠如している（認められない）ということによって判断するのではなく，その逆の根拠を見つけることによって立証する必要がある。これは，例えば補完的な証拠や，あるいは全く反対の行動が認められるといった証拠を見出すことなどを意味している。

4 おわりに

ARMIDILO-Sを用いた動的リスクアセスメントは，短期的な再犯リスクの予測に有用であるだけでなく[4]，クライエントならびに環境に存在するリスク因子を減らして保護因子を増やすための体系的な方略の指針ともなる[5,6]。これは治療のターゲットとなる課題を浮きぼりにするだけでなく，知的障害のある人に対して効果的な処遇と監督の方法をも提供しうる。クライエントと支援者，そして支援者間が，時間軸に沿った多角的なアセスメント結果を共有することは，リスクマネジメントの可能性を最大に高めるだけでなく，治療的側面にもよりよい進展をもたらすものと期待される。

（本項はBoer博士からも翻訳の許可を得て，ARMIDILO Manual. http://www.armidilo.net の内容を元に執筆したものである）

文献

1) http://www.armidilo.net/
2) Boer DP, McVilly KR, Lambrick F：Contextualizing risk in the assessment of intellectually disabled individuals. Sexual Offender Treatment 2：1-4, 2007
3) Cookman, Crystal L：The utility of the assessment of risk manageability of intellectually disabled individuals who offend-sexually (ARMIDILO-S) for a community-based service. Dissertation Abstracts International (Massachusetts School of Professional Psycology), 2010
   http://www.armidilo.net/files/Web-Version-1-12013-Reserch-Summaries.PDF
4) Blacker J, Beech AR, Wilcox DT, et al：The assessment of dynamic risk and recidivism in a sample of special needs sex offenders. Psychology, Crime & Law 17：75-92, 2011
5) Burrett VM：The effectiveness of assessment instruments in measuring change in persons with an intellectual disability who have sexually offended (Master's thesis, The University of Waikato, Hamilton, New Zealand), 2010. Retrieved from http://hdl.handle.net/10289/5268
6) Lofthouse RE, Lindsay WR, Totsika V, et al：Prospective dynamic assessment of risk of sexual reoffending in individuals with an intellectual disability and a history of sexual offending behaviour. Journal of Applied Research in Intellectual Disabilities 26：394-403, 2013

（安藤久美子，平井 威）

8

海外から学ぶ発達障害の支援

海外の支援システムの紹介 202

海外の支援システムの紹介

A 英国

1 はじめに

本項では英国の触法発達障害者，特に自閉スペクトラム症（ASD）の支援システムについて概説する。英国はASDの支援に力を入れている国で，ASDに特化した自閉症法があることやASD専門の保安病棟があることにより，多くの国の専門家から注目されている。本項では精神保健法などの一般の精神障害の支援システムなど，ASD支援を理解するうえで必要な背景についても触れる。

2 精神保健法

精神保健法は1983年に施行され2007年に改正された。同法では強制入院に関する規定などが詳細になされており，ASDも同法の対象になっている。英国では司法手続きのなかで精神障害であることが見いだされれば，司法から精神科医療に引き渡されるダイバージョン（diversion）があり，症状が改善し司法手続きが必要な場合にはまた司法に戻すという双方向のシステムが採用されている。したがって触法行為を行った精神障害者は病院でケアを受け，治療が終われば刑務所に戻るのが原則である。ASDなどの発達障害者の場合は，取り調べや裁判の段階で発達障害であることがわかれば，ダイバージョンにより医療システムで支援されることになる。

3 適切な成人（appropriate adult）スキーム

1984年に施行された警察刑事証拠法（Police and Criminal Evidence Act：PACE）において，警察官による処遇および取り調べについての施行規則が示されている。警察に身柄拘束中の人が精神障害である，もしくは精神的に脆弱であるといったことが疑われる場合，留置管理責任者はできるだけすみやかに司法医（forensic physician）と「適切な成人（appropriate adult：AA）」を依頼する。

AAとは被疑者本人と信頼関係を作れて，本人から真意を聞き出すことができる人であり，その人を捜査段階で呼び寄せて，本人の主張を聞き取る機会を保障するシステムである。AAの役割は本人と警察とのコミュニケーションの確保（コミュニケーション促進）と本人の利益・福祉に関する援助（助言，あるいは公正な取調べに関する観察）であり，ソーシャルワーカーや親族などが

AAに任命される。

4 司法医 (forensic physician)

司法医は，精神的に脆弱な人が取り調べを受けられる健康状態であるかどうかや自殺の危険性について判断し，脆弱な人を安全に拘留するために，警察が何をしなければならないかについてのアドバイスなどを行う。

5 自閉症法と自閉症ストラテジー

2009年に自閉症法（Autism Act 2009）が成立した。本法により国は自閉症成人への基本政策を策定し，自閉症成人への施策実施主体である地方自治体と地方保健福祉機関のための法令指針開発をする義務を負うことになった。さらに翌2010年には自閉症ストラテジー2010（2010 Adult Autism Strategy）が策定され，自閉症の人の生活の質を改善するための施策が盛り込まれた。自閉症ストラテジーには自閉症法が規定する自閉症支援を具体化するための方略が記載されている。すなわち，自閉症に対する専門家の理解の促進や意識の向上，自閉症の診断への明確で一貫性のある支援指針の策定，地域のなかで自立して生活をしていくうえで必要なサービスや支援の提供などである。

6 Bradley 報告書[1]

本報告書は元内務大臣のBradleyにより2009年4月に発表された。触法行為をした精神障害，知的障害，ASDの人に対して刑務所からダイバージョンする方法について検討され，新たなアプローチを取ることが勧告された。刑事司法のあらゆる段階において，できるだけ早い時点で，精神保健と福祉の支援につなげる重要性を指摘し，各段階において，何がなされるべきかが勧告されている。例えば，刑務所に入所した時点で，精神障害と知的障害を発見するために適切にスクリーニングを実施すること，刑務所を出所し地域に戻る場合に，ケアの継続性を担保すること，犯罪が軽微である場合，犯罪の複雑化を食い止めるための専門的サービスの支援が必要であるということなどである。

一般にダイバージョンとは司法と精神科医療との間の相互移行を意味していたが，リエゾン・ダイバージョンでは刑事司法の諸段階で司法機関と精神科医療・福祉機関が密に連絡調整を行うことで，途切れのない治療的介入を行うことが強調される。警察や裁判所のスタッフはASDのような精神的脆弱性が疑われる人については，できるだけ早期に発見し，リエゾン・ダイバージョンの実務者に連絡をする。専門的なアセスメントを早期に行い，それに基づいて，リエゾン・ダイバージョンの実務者が一般向けの医療，福祉サービス，その他の適切な介入や支援サービスへの紹介を行うことになる。

7 Think Autism[2]

2014年に自閉症施策のレビュー「Think Autism」が政府により発表された。自閉症施策について多くの問題が提起されているが，触法行為を犯したASDの人については適切な医療サポートを早期に行い，AAへの紹介を実施し，それによって再犯を予防すること，地域社会だけでなく，刑務所の中でもASDの人への適切な配慮が必要であることなどが明記されている。

8 触法発達障害と保安病棟

英国には高度保安病棟（特別保安病院），中度保安病棟，軽度保安病棟の3レベルの保安病棟がある。特別保安病院にはAshworth，Rampton，

Broadmoor の 3 病院があり，入院適応は本人が精神障害を有していること，公衆に対して重大な危害を及ぼす即時のリスクがあると考えられること，高度保安の必要性があることである．この 3 つの特別保安病院における ASD の頻度調査が行われたが，2.4％から 5.3％の間と推定された[3]．

ASD を対象とした中度保安病棟は英国に 2 か所あり，1 つは Charity が運営する St Andrew's Hospital で，31 床ある．患者 1 人当たり 1 日 685 ポンドのコストがかかり，NHS がその費用を支払う入院については刑事セクションの入院（criminal order）による入院がほとんどである．法的根拠としては英国精神保健法第 37 条（強制入院命令）あるいは第 38 条の暫定強制入院命令が大多数を占めるが，精神保健法第 3 条（治療収容）の人もいる．刑務所からのトランスファーすなわち第 47 条・第 48 条による入院もあり，この場合，99.9％が制限命令（restriction order）付きであり，ほとんどが保安病棟で処遇されている．

治療については多職種が連携して ASD の患者にサービスを提供することを重視している．職種は医師，看護師，ケースワーカーに加えて，司法心理学者（forensic psychologist），臨床心理学者（clinical psychologist），作業療法士，言語聴覚士，教師（教員資格をもち，成人の教育を担当）がスタッフとして予算化されている．ASD の人に関しては，成人であっても教育が重要であるので，教師も欠かせない存在である．入院患者は週に平均 35 時間のさまざまな活動に参加する．時間的には作業療法士・看護師による指導が 40％，臨床心理学者が単応するのが 10％，多職種チームによる活動が 10％，言語聴覚士が 3％となっている．

もう一か所は NHS が運営する Roseberry Park であり，6 床の病棟がある．

軽度保安病棟に関しては，中度保安病棟よりもずっと数は増え，多くの病院でサービスが提供されている．費用は患者 1 人当たり 1 日 595 ポンドである．

物理的な保安体制についても中度保安病院のフェンスは高さ 5.2 m，軽度保安病棟の場合には 3 m などと具体的に規定されている．患者，スタッフとも病棟に持ち込むことができない品物のリストがあり，保安度のレベルに応じて規定されている．

9 将来の展望

英国の触法 ASD 者の支援システムについて概観した．ASD に特化した保安病棟のニーズはあり，今後も設置の計画がある．また ASD の女性に対するサービスが現在ないために ASD の女性は知的障害の病棟などで処遇されており，女性に対して ASD に特化した支援体制が組まれていないことが問題である．

（本項は Crocombe 博士が 2015 年に行った講義内容を内山登紀夫が翻訳・構成した）

文献

1) Bradley KJC：The Bradley Report：Lord Bradley's review of people with mental health problems or learning disabilities in the criminal justice system. Department of Health, London, 2009
2) Social Care, Local Government and Care Partnership Directorate, Department of Health：Think Autism. Fulfilling and Rewarding Lives, the strategy for adults with autism in England：an update：Department of Health, London, 2014
3) Hare DJ, Gould J, Mills R, et al：A preliminary study of individuals with autistic spectrum disorders in three special hospitals in England. National Autistic Society, London, 1999

〔Juli Crocombe（翻訳・構成：内山登紀夫）〕

B オーストラリア・ビクトリア州における犯罪をした発達障害者への支援システム

1 はじめに

オーストラリアの社会福祉サービスは地域によって違いが大きい。その理由は，連邦国家であって各州の独立性が高いこと，国土が広大であるために，全国一律の制度やサービス提供体制を整備するのが現実的ではないことなどである。障害福祉領域では，所得保障および雇用・就労支援は連邦政府がサービスを提供しているが，住居や日中活動，ケースマネジメントなど，その他のサービスはすべて州政府が政策を立案・実施するという分担体制が長年にわたって続いてきた[*1]。

発達障害者の支援システムも州および地域ごとに違いがある。ここでは，2014 年に本書の編者を代表とする研究班が実施した現地調査の結果と文献研究をもとに，ビクトリア州都市圏における，犯罪をした発達障害者への支援システムの状況について紹介する。

ビクトリア州はオーストラリアの南東部に位置しており，日本の本州よりも広い面積に約 624 万人（2016 年 12 月時点）が住んでいる。全人口の 2/3 以上が，州都であるメルボルンとその周辺に居住しているため，障害福祉サービスは都市部に集中する傾向にあり，犯罪をした発達障害者への支援についても状況は同様である。

本項では，障害福祉の歴史的展開と法的枠組みを概観し，対人援助領域における支援，司法における対応の主要な内容を紹介したうえで，日本と比較した場合の支援システムの特徴について述べる。

2 障害福祉の歴史と法的枠組み

本項のテーマに関係する範囲に限って，ビクトリア州の障害福祉が展開してきた歴史と法制の概略を簡単に確認する。

同州では，身体障害者と知的障害者を対象としたサービスを規定する法が最初に整備された。障害福祉制度が創設された当初は，大型の州立入所施設への収容策がとられていた。これらの施設は医療モデルによって運営されており，障害者は幼少時に親元から引き離され，集団で生活していた。1970 年代に入ると施設解体の動きが起こり，80 年代から急速に地域生活への移行が進んだ。1986 年知的障害者サービス法，1991 年障害サービス法が制定されて，大規模入所施設のほとんどが閉鎖となり，入居者は新たに整備されたグループホームや公営住宅などへ移り住んだ。

地域移行が進んだ結果，それまでは施設内における問題行動とされてきた窃盗や器物損壊，対人暴力などの行為が，社会内で犯罪として取り扱われるようになった。刑事司法手続の対象とされた，あるいはそのリスクが特に高いと見込まれる障害福祉サービスの利用者はジャスティス・クライエントとよばれるようになり，対応・支援のための制度が徐々に整備された。

特に知的障害のある被告人に対しては，ジャスティス・プランという名称の更生支援計画を州障害福祉サービス部局が作成し，支援計画の内容に従って支援を受けることを社会内矯正命令の遵守

[*1]：2013 年に，連邦政府が National Disability Insurance Scheme（NDIS）という全国統一での保険制度を開始したことによって，連邦政府と州政府の分担体制は変化しはじめている。NDIS は連邦政府が直轄しているので，将来的には障害福祉に関連する政策や制度は一定程度までは全国的に統一されていく傾向にあると思われる。しかし，本項を執筆している時点では，NDIS は一部の地域で試験的な運用が開始されているのみであり，今後の状況は不透明である。また，障害福祉と刑事司法の両者がかかわる領域については，そもそも NDIS の対象となるのかどうかも現時点では定かではない。

事項とする判決を下すことができる，特別な刑事手続が設けられた．

その後，2006年障害法の施行により，発達障害者が障害福祉サービスの対象として明確に位置づけられた．本項で紹介している各種の支援は，知的障害者を対象として整備され，その後，発達障害者に対象を拡大したものが多い．ただし，ジャスティス・プランによる特別な刑事手続は，現在も知的障害者に対象が限定されている．

3 対人援助領域における支援

対人援助領域における支援は，問題の困難性・複雑性が最も高いケースに州政府直営の機関が対応し，それ以外には民間法人が州から委託を受けて対処する分担体制がとられている．ジャスティス・クライエントに特化した，州内で最も密度の高いサービス提供機関はDisability Forensic Assessment and Treatment Service (DFATS) であり，メルボルンに置かれている．

DFATSは，州政府Department of Health and Human Services (DHHS) の1部局であり，①閉鎖型入所型施設と開放型グループホームの運営，②地域で生活するジャスティス・クライエントを対象としたグループワークによる心理教育，③一般の障害福祉サービス事業者に対するコンサルテーションを行っている．司法精神医学，犯罪心理学，司法領域に特化したソーシャルワークの各専門職のチームが，薬物療法，認知行動療法を中心とする心理教育，地域移行や家族支援を含むケースマネジメントなどを提供している．

閉鎖型入所施設はIntensive Residential Treatment Program (IRTP) とよばれ，特に重大な他害行為をしたジャスティス・クライエントが，法手続を経て強制的に入所している．ビクトリア州内では唯一の拘禁機能をもつ障害者福祉施設であり，オーストラリア国内でも最初期に整備された．施設の周囲は高いフェンスで囲まれ，部外者や面会者の出入り，持ち込み物品には制限がある．しかし，隔離設備など一部を除いて，内部は一般的なグループホームに近い建物や設備が用いられており，矯正施設のような雰囲気を極力感じさせないように工夫されている．

一方，処遇密度と保安レベルがより低い，ジャスティス・クライエントに特化した開放型グループホームは，民間法人によって運営されている．これらはDHHSからの委託を受け，主にメルボルン周辺に設置されている．

研究班は，Australian Community Support Organisation (ACSO) が運営するグループホームの1つを訪問した．このホームは5名定員で，入居者は全員が男性のジャスティス・クライエントである．住宅地の中にある一般住宅を改装して使用しており，近隣住民には障害者のグループホームであると説明しているものの，入居者やホームの特性については特に明かしていない．リビングや廊下にセキュリティカメラが設置され，スタッフルームで集中的にモニタリングできるという点を除けば，建物設備はごく一般的なグループホームと同様であった．入居者はここで生活しながら，日中活動に参加し，ジャスティス・クライエントを対象とした心理教育プログラムや地域精神医療・福祉サービスを利用している．

これ以外にも，州の司法精神医療機関であるForensicare，DHHSが委託して心理教育プログラムを提供している独立型臨床心理士や精神科開業医などによるジャスティス・クライエントに特化したサービスがある．また，就労支援，余暇支援，識字教育，薬物依存症治療プログラムなどの一般的な福祉・医療サービスも必要に応じて利用されている．クライエントのアセスメント結果によって，これらの多様なサービスを組み合わせて，個別化された支援が提供されており，その過程をコーディネーションしているのがケースマネジメントである．

DHHS内には，ジャスティス・クライエント専門のケースマネジメントチームが組織され，特にリスクが高く，複雑なケースを担当している．職員は心理学，ソーシャルワーク，作業療法など

を専門として，障害がある犯罪行為者への対応の研修を大学院レベルで受けている。

支援にあたって拘束・隔離を伴う対応が必要とされる場合には，各事業者は「行動支援計画」を個別に作成し，目的，内容，実施条件を明示しなければならない。DHHS の部局である Office of Professional Practice (OPP) は，行動支援計画の内容が適切かどうかを個別に審査し，実施状況を監督している。また，より拘束性の低い支援への移行促進のための事業者に対する助言もしている。なお，本人，家族，あるいは成年後見人が，行動支援計画の内容について不服がある場合は，第三者機関である行政審判所に審査の請求ができる。

4 司法を通じた対応

司法を通じた対応としては，治療的司法が積極的に導入されている点が特徴的である。治療的司法は治療法学ともよばれ，刑事司法手続を通じて犯罪の促進因子や保護因子に積極的に対処しようとするアプローチである。ビクトリア州では 2000 年代から，治療的司法の考え方に基づく裁判体が下級審において導入されてきており，対象者に発達障害者が一定数含まれている。

メルボルン治安判事裁判所では，治療的司法に基づく新しい裁判体である ARC (Assessment and Referral Court) リストの試行が，2010 年から開始された。ARC リストは，裁判を通じて治療的プログラムへの参加を被告人に義務づけ，プログラムへの参加や治療の進行の状況を裁判所がモニタリングし，結果に応じて最終的な刑事処分を決定するという仕組みである。対象は精神障害あるいは認知能力に制約のある被告人であり，発達障害者，知的障害者が一定数含まれている。一般の裁判から ARC リストへ移行するには，被告人の同意が必要とされ，被告人は不利益を被ることなく参加同意をいつでも撤回できる。

伝統的な対審型裁判と ARC リストでは，審理の形式や進行方法も異なり，裁判官，検察官，被告人，弁護人，治療的プログラムのコーディネートを専門とする裁判所職員が円形のテーブルを囲み，場合によっては家族もそこに参加する。審理では，被告人の犯罪を促進している要因，更生を阻害している要因，これらに対処するための具体的な治療的プログラムや支援サービスの内容について検討される。そして，同様の円卓会議の場で，裁判官と関係者によって被告人の状況が定期的に確認される。治療的プログラムの内容は医療，保健，福祉などの多岐の領域にわたっている。

なお，調査時点での ARC リストに関する課題として，心理，福祉的支援を担当する職員の入れ替わりが激しいこと，必要とされる社会資源としての医療，保健，福祉サービスが必ずしも十分に存在していないことの 2 点が示された。

また，被告人に知的障害がある場合には，特別な拘禁措置が制度化されている。裁判所が適当と認めれば，5 年を上限として知的障害のある被告人を，指定された入所治療施設に拘禁し，治療・処遇を受けるように命じることができる。これは「入所治療命令」(Residential Treatment Order：RTO) とよばれ，1991 年判決法によって規定された刑事処分である。RTO の適用要件は，①加害行為が重大であること，② DHHS 事務次官が入所治療施設への収容が適当であると認めていること，③適当な治療・処遇プログラムが用意できることである。

現在，入所治療施設の指定を受けているのは，前述の IRTP の 1 か所のみとなっている。それに加えて，知的障害者が他者に対して重大な危害を与える重篤なリスクがある場合，対象者を拘禁することができる「監督付き治療命令」(Supervised Treatment Order：STO) がある。これは，2006 年障害法に規定された民事命令である。

このほかに，刑事司法手続における，障害のある被疑者への特別な措置として，警察による取調べへの立ち合い制度が存在しており，Independent Third Person Program (ITP) とよばれている。

ITPは司法省の外局であるOffice of the Public Advocateによって運営されており、訓練を受けたボランティアが警察署での取調べに立ち合い、障害への配慮がなされているかどうかをモニタリングしている。障害の有無にかかわらず、ビクトリア州では取調べは録音・録画によって可視化されているが、被疑者に障害がある場合は、取調べにITPを立ち合わせることも警察に義務づけられている。2013年には170の警察署に対して2,627件の派遣が実施された。

5 支援システムの特徴

ビクトリア州の発達障害者への支援システムの特徴としては、以下の5点がある。

第1は、障害福祉サービスのなかに段階別の支援体制が整備されていることである。日本における支援システムは創成期にあり、段階別の支援や特化型サービスがほとんど存在していない。しかし、ビクトリア州では、犯罪の内容、リスクレベルなどに応じて、治療・支援の密度や形態の異なる3つの段階が存在している。軽度から順に、①一般の障害福祉サービスや保健医療サービス、②ジャスティス・クライエントへの対応に特化した社会内での支援サービス、③司法手続を経て利用される特化型入所施設がある。そして、本人の状態が改善し、リスクレベルが下がったと判断されれば、より処遇密度の低い段階へと「ステップ・ダウン」していく。

支援にあたっては、精神科医、臨床心理士、ソーシャルワーカーなどの多職種による連携が基本となっており、ジャスティス・クライエントへの対応を専門とするケースマネジメントのチームが、障害福祉や保健医療サービスと協力しながら、被疑者・被告人段階からかかわっている。

第2は、刑事司法に治療的司法の考え方が取り入れられていることである。日本の成人に対する刑罰は、死刑を別にすれば、財産刑（罰金・科料）と自由刑（懲役・禁錮）、およびそれらの執行猶予しかない。一方、ビクトリア州では成人による犯罪行為に対する処分について選択の幅が広い。ARCリストは12か月間の判決延期中に治療的介入を試みるという判決前手続である。それに加えて、社会内で執行される刑罰として「社会内矯正命令」が規定されている。この命令にさまざまな遵守事項を付すことによって、刑事司法手続の対象となったことを契機として、治療的な介入への導入がはかられている。

第3は、障害者に対する刑罰以外の処分として、治療・援助を受けることを強制する仕組みが存在することである。刑事処分として入所治療施設に拘禁し、指定した治療・処遇を受けるように命じることができる「RTO」、民事処分として他者に対して重大な危害を与える重篤なリスクがある場合に対象者を拘禁することができる「STO」がある。また、知的障害者に対しては、更生のための支援を受けることを義務づけるジャスティス・プランが制度化されている。これに対して、日本ではこれらのジャスティス・クライエントに対象を限定した処分は存在しない。

第4は、権利擁護のための仕組みが整備されていることである。強制的治療・介入は司法手続を経て決定されており、やむを得ず拘束・隔離を用いた支援をする場合には、行動支援計画を通じたモニタリングや監督が実施されている。また、強制的治療・介入の決定や行動支援計画の内容について、不服申立の仕組みが整備されている。それに加えて、障害のある被疑者取調べに際しては、第三者による立ち会い制度が存在する。これらは、日本においては未整備な領域であろう。

第5は、障害があって犯罪をした人に対する支援・対応が、forensic disabilityという名称で専門分野として確立されてきていることである。forensic disabilityを専門分野とする教育課程が大学院に作られ、支援システムを支える実践者が養成されている。一方、日本国内では、実践者向けの単発での研修会などは開催されているが、高等教育レベルでの研究教育は充実しているとはいい難い状況にある。

6 おわりに

　障害福祉制度，刑事司法制度が大きく異なるビクトリア州の制度を，そのまま日本にもち込むことは不可能であるし，現実的でもない。また，障害者のみに限定した刑事処分が存在することの功罪については，障害者への差別的取扱いや保安処分の導入へとつながる可能性などを考えれば，慎重に評価するべきであると思われる。しかし，ジャスティス・クライエントに特化した段階別の支援体制，治療的司法の考え方を取り入れた刑事司法制度，第三者機関によるモニタリングや不服申立の制度化，高等教育機関における専門職養成課程の存在については，今後の日本における発達障害者への組織的かつ有効な支援システム構築を考えるにあたって，有益な示唆となりうるのではないだろうか。

　　　　　　　　　　　　　　　　（水藤昌彦）

C 韓国における触法性発達障害者への刑事法的対応

1 韓国における発達障害の概念

　韓国では，高機能広汎性発達障害に対する理解が我が国などと異なり，知的障害をもって発達障害ととらえているようである。そのため，矯正施設でも，実際には一定数の広汎性発達障害者が収容されていると推測されるものの，正式に発達障害と診断されているのは主に知的障害者である。

　したがって，韓国の矯正施設では，触法性発達障害者に対する体系的な処遇プログラムはいまだ策定されておらず，被収容者ごとに個別的対応がとられているにとどまるが，知的障害のある性犯罪者については，2012年に法務省が心理治療マニュアルを作成している[1]。

2 保安処分による精神障害者などの処遇

　韓国には，保安処分制度として，触法行為を行った精神障害者や物質依存者などを全国1か所の治療監護所または国立病院司法病棟（2015年に1か所開所）に収容して治療を行う治療監護処分がある[*1]。しかし，この処分は心神喪失者と心神耗弱者を対象としていることから，統合失調症などの精神疾患や薬物性精神障害が中心であり，公式説明による限り，発達障害者はおらず，発達障害者用の特別な処遇プログラムもない。

　ただし，2008年の法改正により性的倒錯障害者が収容対象に加わり，性犯罪者治療リハビリセンターを設置して，認知行動療法，グッドライブズモデル，性衝動抑制薬物治療などの処遇を行っ

ていることから，このなかに発達障害者が含まれる可能性はある。

　治療監護所は，退所後も元収容者の継続指導を行っており，希望者には5年（最長10年）間，無料で外来診療を行う仕組みがあることは注目に値する。さらに，帰住先がない者を精神病院や更生保護施設（韓国法務保護福祉公団），福祉施設などにつなげる体制もある。

3 刑務所における精神障害者の処遇

　韓国には36か所の刑務所（3か所の支所）と1か所の民営刑務所があるが，我が国の医療刑務所に相当する施設はなく，精神障害受刑者は，一部を晋州刑務所に集禁するほかは，各刑務所に分散収容している。

　しかし，2012年から，矯正管区ごとに1か所ずつ精神保健センターを刑務所内に設置し，特別な処遇を要する精神障害受刑者を移送して，1年間，認知行動療法などの処遇を実施している（現在，群山，晋州，議政府の各刑務所）。うつ病，統合失調症，パーソナリティ障害が主たる対象であるが，ADHDに近い受刑者も見られることから，将来的には，同センターにおいて発達障害受刑者の集中的な処遇を行うことも可能であり，参考となる。

　また，韓国の刑務所では，2011年から全国5か所の刑務所（ソウル南部，浦項，清州，群山の各刑務所，密陽拘置所）などに性犯罪者矯正心理治療センターを設置し，児童や障害者を被害者とする性犯罪者など再犯のハイリスク群と100時間以上の性暴力治療命令[*2]を受けた者を対象に，グッドライブズモデルと認知行動療法を基盤とし

[*1]：このほか，保安処分には治療監護処分の仮終了後に付される保護観察があるが，近年，性犯罪者に対する電子監視や性衝動抑制治療が新たな保安処分として導入されている。

[*2]：児童・青少年の性保護に関する法律または性暴力犯罪の処罰等に関する法律に基づき裁判所が治療を命ずるものである。

た処遇を行っている。原則として障害者はセンターでの処遇対象外であるが，軽度の知的障害者や精神病者は含まれている。

4 少年院における精神障害者の処遇

10か所ある少年院のうち，地方裁判所少年部または家庭裁判所により少年院送致や医療処分を受けた少年を収容し医療的な処遇を行う少年院として大田少年院が指定されている。収容少年の約半数が精神障害，25％が発達障害，16％が薬物依存，残りが身体疾患である。しかし，既述の通り，ここにいう発達障害とは知的障害を指し，ADHDや行為障害はうつ病や統合失調症と同じ精神障害に分類されている。実際には，うつ病や統合失調症の少年は少数で，大半が行為障害または行為障害とADHDの重複障害である。

教育期間は，医療処分少年が6か月，長期少年院送致少年が1年4か月で，処分に応じて，音楽・美術治療，作業療法，読み書き，コンピュータ教育，投薬治療などを行っている。知的障害者の場合，認知行動療法がうまくいかない場合があるという。

仮退院や退院後の引受人がいない場合は，福祉施設などに帰住させている。韓国には，財団法人韓国少年保護協会という帰住先のない少年に教育や支援を行う民間団体があり，自立生活館という宿舎も全国に8か所あるため，こうした施設に送ることもできる。

5 軽微事犯者に対するダイバージョン

韓国でも，比較的軽微な犯罪行為を行った者に対しては，我が国同様，執行猶予や起訴猶予などのダイバージョンが可能であるが，我が国と異なる制度もある。まず，執行猶予には，保護観察のほか，社会奉仕命令や受講命令を裁判所が直接付すことができる。受講命令には，性犯罪者や薬物依存者に対する治療プログラムのほか，暴力事犯者向けではあるが心理治療プログラムもあることから，可能性としては，発達障害者に対し，問題に即した受講命令を課すことも考えられる。保護観察にしても，2009年の法改正以降，治療を内容とする特別遵守事項など，我が国よりも自由制限の強い内容の遵守事項を課すことができるようになっている。

起訴猶予では，我が国と異なり，一定の条件の履行を義務付けたうえで被疑者を起訴猶予とし，条件違反や不履行の場合には被疑者を起訴することができる条件付起訴猶予の制度がある。条件には，保護観察所や保護司（法愛委員）による指導（善導）といった一般的な社会内処遇のほか，法律や下級法令に基づき，DV防止や薬物依存治療といったさまざまなプログラムの受講を義務付けることができる。少年被疑者の場合，少年分類審査院（少年鑑別所に相当）などによる心理治療を義務付ける少年分類審査院教育履修条件付起訴猶予もある（韓国では犯罪少年に対しても検察官先議主義を採る）。20歳代成人の知的障害者ではあるが，執行猶予中に窃盗を行った被疑者に対し治療を条件に起訴猶予にした例が報告されている。

我が国でも，障害者や高齢の被疑者に対する入口支援が行われているが，起訴猶予に際して条件を設定する制度がないことから，軽微な犯罪を行った発達障害のある被疑者に対し，心理療法などを条件に起訴猶予にして早期の段階から介入を行うことも考えられ，その意味で韓国の条件付起訴猶予制度は参考となろう[2]。

〔現地調査には，筆者のほか，宣善花（慶應義塾大学大学院），徐運在（韓国法務省），鄭理香（Ds'sメンタルヘルスラボ），鈴木さとみ（国立障害者リハビリテーションセンター）が研究協力者として加わった（所属は調査時のもの）〕

文献

1) 太田達也：精神障がい犯罪者の処遇を巡る韓国の動向．犯罪と非行 178：147-165, 2014
2) 太田達也：条件付起訴猶予に関する一考察．新時代の刑事法学—椎橋隆幸先生古稀記念（上巻），pp.261-296, 信山社, 2016

（太田達也）

D ドイツにおける触法性発達障害者への刑事法的対応

1 ドイツにおける精神障害者と社会治療

　司法精神医学の進んだドイツの矯正施設でも，いまだ発達障害に対する特別な処遇プログラムは開発されていない。精神障害の診断には主にICD-10が用いられているが，発達障害は専ら青少年や少年司法の問題ととらえられており，成人の矯正施設において発達障害に特化した処分や処遇はない。

　しかし，ドイツには，自由刑や保安処分をいい渡された者に対する社会治療の制度がある[1]。社会治療とは，対象者の集団的・社会的な関係性を重視し，他者とのかかわりを通じて自身の行動や態度の問題性と向き合い，それを克服することで社会復帰をはたすことを目的とする治療や働きかけの総称であり，社会治療施設ないし刑務所の1区画に設けられた社会治療区画で行われている。主にパーソナリティ障害者と一定の性犯罪者が対象となる。

　自由刑の実刑をいい渡された受刑者のうち，社会治療が適当と判断された者は，刑務所における通常の処遇に続き，社会治療施設ないし社会治療区画に送られ，社会治療処遇が行われる（連邦矯正法9条2項および各州の矯正法）。通常は受刑者の同意を得て行われるが，1998年の性犯罪防止法による連邦矯正法の改正を受け，特定の罪を犯した性犯罪者には社会治療処遇が義務付けられるようになった（連邦矯正法9条1項および各州の矯正法）。

　また，二元主義を採用するドイツでは，精神障害を有する行為者に対し，その者の将来の危険性を前提に保安処分たる精神病院収容処分または保安監置がいい渡されることがある。保安監置は，刑の執行に引き続いて行われる不定期の処分であるが，近年の法改正により，その目的が危険な累犯者の隔離から治療へと転換がはかられ，刑の執行終了後に行われる保安監置の収容をできる限り回避することが要請されるようになり，とりわけ社会治療処遇を活用することが明記された（刑法66条c第2項）。

　このように，ドイツでは近年，社会治療処遇に対する期待が高まっており，施設数も1997年の20施設（収容者数825名）から2014年の68施設（収容者数2,083名）へと大幅に増加している。社会治療施設は主にパーソナリティ障害者と性犯罪者を対象としているが，社会治療処遇の重要性は今後ますます高まるものと予想され，将来，発達障害者に対する処遇の受け皿とすることも十分に考えられる。

2 社会治療施設における社会治療処遇の現状

　ノルトラインヴェストファーレン州のゲルゼンキルヘン社会治療施設は，再犯の危険性の高い犯罪傾向の進んだパーソナリティ障害者などを収容する定員57名の男性施設であり，現在はほぼ収容定員一杯の状態である。被収容者の7割程度がパーソナリティ障害者であり，なかでも反社会性のパーソナリティ障害を有する者が多く，情緒障害や気分障害，ナチズム陶酔者も含まれているが，知的障害や薬物依存がないことが対象者の要件となっているので，知的障害者はおらず，自閉症や統合失調症の者もいない。

　性犯罪者については，小児性愛やサディズムのほか，あらゆるタイプの者が対象となっている。罪種構成は，釈放者の統計であるが，2006年から2011年の間で，性的虐待（面識あり）が35%，性的虐待（面識なし）9%，強姦（面識あり）19%，

強姦（面識なし）15％，殺人9％，強盗・放火13％となっている。

現地調査の時点では，大半が受刑者であったが，保安監置中の者が4名のほか，保安監置留保者が9名収容されていた。後者については，有罪判決時に，社会に対する危険性が判定できないため，保安監置を留保されている者である。

社会治療施設へ移送するか否かは，刑務所の心理士の診断に基づき，刑務所側が行う。診断に用いる基準はICD-10とのことであったが，DSM-5を用いることもあるという。

社会治療施設での処遇には，作業，治療，居住グループ（指導）の3つの柱から成る。認知行動療法（CBT）が有効な心理療法として実施され，人格障害者に薬物療法を行う場合もある。小児性愛者にはホルモン治療も行っているが，対象者の同意が必要である。

ゲルゼンキルヘン社会治療施設での平均収容期間は3～5年であり，まれに5年を超えるケースもある。直近10年間の平均収容期間を罪種別に見ると，殺人では5年弱，強姦では約3年半，性的虐待では3年弱，強盗・放火では3年強である。社会治療施設は，いわば最後の滞在場所（Endestation）であり，被収容者は一定の期間社会治療を受けたのちに，この施設から釈放される。施設から刑務所に戻されるケースはきわめてまれである。

2014年中に本施設から釈放された者は9名であるが，そのうち仮釈放で保護観察に付された者は5名，満期釈放で行状監督に付された者は4名となっている。釈放後に認知行動療法を受けることが，保護観察や行状監督の遵守事項になっている場合もあるが，社会に専門家が少ないことが課題となっている。当施設は近く移転が決まっており，認知行動療法などを行う外来用の施設を作る予定であるという。

3 軽微事案の処理と条件付起訴猶予

起訴法定主義を採るドイツでも，起訴猶予に相当する訴追の打ち切りが広範に行われており，全事件の約32％が対象となっている[2]。

さらに，ドイツには，一定の遵守事項の遵守・履行を義務付けたうえで訴追の打ち切りとする条件付起訴猶予制度がある。遵守事項には，公益団体や国庫への金銭納付や被害者への損害賠償といった金銭納付を内容とするものと，反社会性矯正プログラムや物質依存プログラムといった社会技能訓練または社会奉仕活動など被疑者の改善更生に資する処遇を内容とするものがある。

訴追打ち切りのうち遵守事項付のものは11％程度と決して多くはなく，また遵守事項の80％以上が公益団体や国庫への金銭納付であり，改善更生プログラムの受講は1％未満である。しかし，調査を行ったケルン検察庁によれば，精神障害のある被疑者に対し遵守事項付で訴追の打ち切りをする場合もあるということであるから，比較的軽微な犯罪を行った発達障害者に一定の処遇や支援を行う制度として活用できる素地はある。

4 まとめ

ドイツでは，いまだ触法性発達障害者に特化した診断基準や処遇方法は開発されていないものの，条件付起訴猶予や，近年注目を集めている社会治療処遇など，触法性発達障害者の処遇や社会復帰に応用可能な司法制度上の受け皿があることは参考になる。

〔現地調査には，執筆者3名のほか，フィリップ・オステン（慶應義塾大学教授）と久保田隆（慶應義塾大学大学院・ケルン大学留学中）が研究協力者として加わった。本稿は，堀田晶子が中心に取りまとめた〕

文献
1) 安部哲夫：ドイツの行刑における社会治療処遇の動向．犯罪と非行 179：209-222，2015
2) Statistisches Bundesamt：Rechtspflege Staatsanwaltschaften 2015. pp26-33, 2016

（堀田晶子，太田達也，堀江まゆみ）

E カナダ・オンタリオ州における知的障害・発達障害のある支援困難な人への地域移行と地域包括的な支援

1 カナダ・オンタリオ州における支援困難な人の地域包括的支援システム

　カナダ・オンタリオ州では，知的障害・発達障害のある支援困難な青年・成人が地域で包括的支援を受けながら安定した生活を送るため，関係機関の連携やネットワーク支援が行われてきている。

　支援システム全体としては，以下の5団体が相互に連携して機能している。矯正や治療を目的とした司法精神医学対応病棟であるセントローレンスバレー矯正処遇センターは，発達障害・知的障害のある性犯罪者への認知行動療法（CBT）や司法心理学，動機づけ面接などのサービスを提供する。セントジョセフ・ハミルトン病院は，マクマスター大学精神医学行動科学部門司法精神医学部にあり，責任能力のアセスメント，保安病院と保護管理下の命令での通院治療を行う。また地域ベースで継続的な支援を行う機関として，Vitaコミュニティリビングサービス（Vita CLS，居住サービスや知的障害・発達障害のある性加害者の移行治療プログラムの提供を行う）やグリフィンセンター精神保健サービス（12～18歳の性犯罪を行った，あるいは性問題行動を示す，軽度知的障害と精神疾患の二重診断をもつ青少年を対象に，地域ベースのアセスメントと治療サービスを提供する）がある。特に注目するのが，矯正施設や家庭から地域ベースの専門支援につなぐ専門的コーディネート機関であるCommunity Networks of Specialized Care（CNSC，専門的支援のためのコミュニティネットワーク支援機関）がある。

2 地域とCNSC

1. CNSCの発足と背景

　2005年，コミュニティ・社会サービス省（Ministry of Community and Social Services：MCSS）は，従来のサービスの恩恵に乏しかった二重診断（dual diagnosis，発達障害・知的障害と精神疾患，あるいは問題行動，またはその両方）がある人に対する新たな取り組みとしてCNSCの発足を発表した。この分野での専門家が限られているなかで，支援の困難な行動上の問題がある発達障害・知的障害者を，省庁間の垣根を越えてネットワークで支援する仕組みの構築を目的としていた。

　オンタリオ州を4つの区域（region）に分け，それぞれにCNSCが置かれている。2006年から本格実施された。区域を統括してケアの標準化をはかる目的もあった。

　発足の背景として指摘されたのは，二重診断のある発達障害・知的障害者がサービスの谷間にあり，知識や経験のある臨床家もわずかであったこと，そのため多職種チームの連携や，高度のケースマネジメント，危機介入，さらにタイムリーで，柔軟な個別サポートが急務であったことであった。各地域のCNSCを主導するのは，その地域において専門性に定評があり，審査を受けて選定されて業務を委託された機関である。

　CNSCは，サービスは提供せず，また支援の場所ももたない。主たる役割は，二重診断のある成人に対しての支援を連携させることであった。

　具体的には，不足しているサービスを地域の人

材と社会資源を活用して実践することであり，次のような専門性を構築することが目的である。「専門知識・経験・能力のある臨床家」「臨床サービス」「連携のとれた多職種チーム」「高度のケースマネジメント」「危機介入」「タイムリーかつ柔軟な個別支援」「サービスセクターのナビゲーション」の7つである。

これらの専門性を有する区域の専門サービス機関，医者，臨床心理士などの専門職と連携し，共同でトレーニング提供することで，区域全体の支援能力がアップしてきたという。

2. 支援困難な知的障害のある人たちを支援するチーム

地域において，支援困難な知的障害のある人たちを支援するチームは，以下のような専門職種により進められていた。

A. 移動リソースチーム（Mobile Resource Team：MRT）

移動リソースチーム（MRT）は，知的障害，発達障害，精神障害のある人に対する医療やさまざまな危機対応を行うために組織された，権利擁護およびケースマネジメントの分野で働く多職種の専門家チームである。

チームでは異なった分野の専門職がパートナーシップを組んで働く。二重診断のある人が，できるだけ地域で暮らし続けられるような提案を行い，また家庭，施設，ケースマネジャーへのサポートおよび，公的財源を受けられるためのサポートを提供する。

B. 「行動分析技術士」（Behavior Technician）

問題行動の対処のため，困っている家庭や施設，日中活動の施設に出向き，本人の行動および周囲の環境についてのデータ収集，行動支援計画（behavior support plan）立案を行う。通常1日滞在し，本人の行動を観察し，施設などのスタッフに記録のつけ方などを伝授する。スタッフが集めたデータから，問題行動の評価のサポートを行う。行動分析技術士は，臨床的なスーパーバイズを受け，また，機能的行動評価，および行動支援計画はすべて，行動分析士認定協会（BACB）に承認される必要がある。

C. 医療ファシリテーター（Health Care Facilitator）

医療ファシリテーターは，発達障害・知的障害者とその家族を地域の病院につなぐ。本人の状態に見合った医療を受けることができるように，家族に対してのトレーニングを実施し，権利擁護や代弁についての教育を行う。

3. トロント区域CNSC（サリープレイス・センター）

トロント区域CNSCの母体となっているサリープレイス・センターは，1962年，トロント大学精神科が，知的障害者に対する研究・支援・治療のためのクリニックを開設したことから始まり，2000年代にプログラムを拡大し，学校支援プログラム，トロント自閉症サービスパートナーシップ（Toronto Partnership for Autism Services），トロント自閉症ABAサービス（Toronto Autism ABA Services），オンタリオ発達サービストロント地域センターを統合してきた。現在では年間6,000人を超える当事者および家族に対してサービスを提供している。

主な取り組みは，臨床家や専門家の広いネットワークによって，アセスメント・診断，ABA，早期介入，行動療法，カウンセリング，発達療法，集中的行動介入，薬物療法，ペアレントトレーニング，言語療法のコンビネーション，本人，家族，支援者のためのワークショップ，地域の事業者に対する教育，コンサルテーションである。

長年の地域ベースの実践や実績が，Vita CLSなど多様な機関から信頼を得る根拠となっており，どんなに重篤な支援困難な人であっても，

CNSC のコーディネートに積極的に協力する機関は多い。我が国でも同様な機関は各地にあり，地域コーディネート機能や支援困難への支援体制に活用できる特徴を，今後も抽出していくことは重要である。

4. CNSC により支援された支援困難な事例

CNSC の支援特徴をより明らかにするために，実際に支援された支援困難な事例についてケーススタディを行った。

事例1　性犯罪者として，保護観察を受けている事例

本事例は，家族のサポートがなく，オンタリオ州発達障害サービス（以下，DSO）のサービスを受けてグループホームに住んでいる性犯罪者であった。暴力，暴言，器物破損および性的攻撃性が高いなど，対人支援としても高い注意が必要な知的障害者であり，保護観察下に置かれていた。

本人の状況

52 歳，男性。DSO の受給資格あり。家族のサポートなし。グループホームに居住。性犯罪者として登録，保護監察官の指導を受けている。

【懸念される行動】：器物損壊，暴力行為，暴言，性的攻撃（sexual aggression）など。

これまでに受けた診断

広汎性発達障害（PDD），破壊的行動障害，衝動制御障害，間欠性爆発性障害，気分障害，反社会性パーソナリティ障害，特定不能の性嗜好異常，小児性愛

この事例に対して，以下のようなサービスが東部地域 CNSC により行われていた。

CNSC に対するサービス要請プロセス
① グループホームの管理者から CNSC に対して行動治療の要請
② CNSC と移動リソースチームによる検討
③ 中東部区域ケース判定を実施
④ 緊急介入のため，グループホームに，移動治療チームとアウトリーチチームの派遣を推奨

移動治療チームとアウトリーチチームの支援

派遣された行動分析技術士の役割は次の通りである。

▶ 行動観察，データ収集のトレーニングの実施
▶ スタッフのかかわり方を観察，データを集める
▶ 問題行動の機能評価に際してのサポート
▶ 行動観察データ（3 か月間，スタッフのかかわりのデータ）

このように，ハイリスクを抱えた高度な支援困難事例に対しても，地域に存在する高い専門性をもった専門機関と連携しながら，円滑であり，かつ支援を放棄しない体制を実践していることが CNSC であった。特に，CNSC コーディネーターたちが相互に連携しながら，遠方からの相談に対して機動性をもって現地に出向いていることが印象的であった。

（堀江まゆみ）

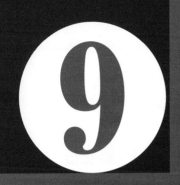

事例で学ぶ発達障害の支援

自閉スペクトラム症（ASD）と境界性パーソナリティ障害（BPD）の併存事例　218

発達障害・知的障害のある触法行為者への支援　221

触法行為などの社会行動面での課題を有する事例　224

児童福祉領域での支援　228

児童・思春期精神科の入院治療ケース　231

長年の引きこもり生活から就労・地域参加を果たした症例　234

発達障害のある非行少年への地域生活支援センターによる支援　237

救命救急センターに搬送された自殺企図事例への危機介入と再発予防　240

自閉スペクトラム症(ASD)と境界性パーソナリティ障害(BPD)の併存事例

1 見立てと方略

　まずASDとBPDの関係について考えてみたい。この両者に共通なのは、対人関係上の問題や、怒りの高まりが生じやすいこと、また自傷や自殺念慮が、しばしば認められることである。しかし、その基盤となる精神病理には相違がある。つまり、ASDにおいては、通常、刺激の過剰により高められた緊張を低減させる目的で自傷が行われ、一方、BPDにおいては、対象関係上の問題を処理する手段や、対象関係上の問題に起因する不安や、感情的苦痛を軽減する目的で行われる。

　同様に、十一は、症状の背後にある精神病理からアスペルガー障害とBPDが鑑別上重要なことを指摘している[1]。例えばBPDでは、対人相互性が認識できていることから、対人関係のなかで自己の病理を処理しようとして種々の行動化を起こすが、アスペルガー障害では、対人相互性が認識できないことから、過度に理詰めで処理しようとしたり、相手の子細な誤りを追求したり、文章を何度も送付して回答を求めたりしてしまう。そのため結果的行動は類似してみえる。このような精神病理構造の差異は、両者の鑑別上の留意点として重要である。

　一方、ASDとBPDの2つが併存した場合のより複雑な精神病理が議論されることは今まで少なかった。ASDが広汎な病態をもつディメンジョンとして仮定され、BPDの併存も診断基準上許容されると、それらの自我構造は未成熟な形であるが統合されつつある過程のさまざまな状態を示すものも含まれる。実際、ASD症例は、そのASDとしての機能水準のほかに、患者の生育歴における種々の要因によって影響され、自我の成熟度は一様ではない[2]。衝動制御の問題や、情動制御の問題を併せもっていて、思春期にはBPDと診断されながら経過中にASDの特性が明らかにされるものがあり、それらにおいてはASDとしての治療的アプローチのほかに、そのパーソナリティ構造の特性に留意した治療も重要と思われるものも存在する。

　筆者は、発達障害とパーソナリティ障害の重なり合う病態を「ハイブリッド型」という概念で理解するべきであると考えている[3]。すなわち、発達障害症状とパーソナリティ障害症状が状況により見え隠れする病態である。通常、対象関係上の問題が出現するパーソナリティ障害特性が前景となるが、就労などで認知機能特性の不適合が顕在化する場面では、発達障害特性が前景となるような事例である。

　このことと関連して筆者が指摘したいのは、ASDにおける境界人格構造(borderline personality organization：BPO)の併存である。KernbergのBPO論は、人格機能水準からみた人格構造論である[4]。その構造類型は、①神経症的パーソナリティ構造(neurotic personality organization：NPO)：

抑圧を中心とする神経症的防衛機制を用いる，現実検討は保たれる，自我は統合されている病態，②BPO：分裂，投影性同一化，理想化，否認などの原始的防衛機制を用いる，現実検討は保たれるが，自我は分裂している病態，③精神病的パーソナリティ構造（psychotic personality organization：PPO）：原始的防衛機制が中心で，現実検討が障害され，自我が解体している病態，の3型である．

ASDのなかには，前述のように人格の成熟度は多様であり，時にBPOをその構造にもつと推定される事例に遭遇することがある．筆者は人格の機能水準からASDを評価することは，患者の治療上有用な視点を明らかにしてくれるのではないかと考えている．

筆者の経験上，BPOをもつASD症例では，明確な対象操作性は乏しいが，対象関係上の問題が浮上してくる時期には解離や自傷を繰り返し慢性の空虚感をもつことから，BPDの診断クライテリアを満たし，感情体験は，状況との連続性に乏しい印象を受ける事例が存在する．それらは，自我の統合度は低いが，分裂の状況は，ASDを基盤としないBPDとは異なり，患者が感情を自分で明確に理解できないことからくる混乱に近い様相を呈する．このような事例では，対象関係の問題の整理や具体的処理を指導することがASDとしての特性に合ったケースマネジメントとともに有用である．

ここで，実際の症例を提示する．症例は長くBPDと診断され，その後筆者が治療を引き継ぎ，ASDの併存と診断した事例である．

2 症例提示

- 症例：28歳，女性
- 主訴：気分が落ち着かない
- 生活歴および現病歴

出生その後の発達に顕著な問題はなく，言語および運動機能の発達の遅れはなかった．しかし，幼少期よりこだわりの強さが認められた．小学時代においてもこだわりの強さ，過度の几帳面さが目立ち，一人遊びが多かったが成績は良好で10歳時にWISC-Ⅲで全検査IQ 116，言語性IQ 104，動作性IQ 128であった．

中学に進学して2年次より対人関係のトラブルを機に自傷行為，解離症状，情動不安定が出現し，近医にてBPDと診断され，週に1度カウンセリングが開始された．しかしカウンセリング後に解離症状，自傷行為が頻回化するために3か月ほどでカウンセリングは中止された．以後，近医で支持的精神療法と非定型抗精神病薬によりコントロールが図られたが，高校2年（16歳）から就学不能となる．その後，アルバイトを転々とするも，激しい自傷行為と解離症状が常態化し，2度措置入院になったことから28歳で現主治医が担当となる．

背景にみられた対人関係経上の問題を整理し，精神症状が安定してからPervasive Developmental Disorders Autism Society Japan Rating Scale（PARS）を施行．現在時32点，自閉症として特性はこだわり，他者の感情や思考の類推の困難を認めた．

まず患者に，自己の自閉症的認知特性を説明し，本人および家族に疾病教育を施行した．次に，ストレス状況が自分で十分認識できないことにより，過剰労働や過剰適応により，解離，自傷行為が出現していたことから，生活と就労を患者の特性に合わせて「適正化と構造化」をすすめた．その結果初診後1年で，症状の著明な改善と安定した就労が持続するようになり，BPDとしての特性は，近接した対人関係が生じたときに，ASD特性は仕事が質的量的に過剰になり，患者の処理能力を超えたときだけ一時的に出現するようになった．このため加えて「弁証法的行動療法」を施行し，対処スキルを具体的に指導して状況依存的な症状出現を制御することを指導し，状態の安定は年余に持続している．

3 考察

本症例では，思春期において境界パーソナリティ様の状態を呈し，治療もそれに準じて施行されていたが，適応を求められる状況が厳しくなるにつれ症状も激化していた。その基盤には，ASDの特性が明確に認められ，状況に過度に適応し，消耗しすぎることから解離を起こしていた。

ここで忘れてならないのはBPDの特性はどうなっているのかという点である。患者はストレス状況が軽微で，対人関係が接近し出すとBPDらしい特性が出現する。つまり対象に過度に依存したり，怒りや衝動の制御困難が突出してきたりといった特性である。したがって症例の特性はハイブリッド型であり，状況により発達障害側面が前景となるときと，BPD的側面が前景となるときがある。したがって，このようなASDとBPDのハイブリッド型の事例では，①本人および家族に対する疾病教育，②ケースマネジメント（生活と就労の適正化と構造化），③弁証法的行動療法による対処スキルの修得，が重要である。

文献

1) 十一元三：広汎性発達障害とパーソナリティ障害：発達障害の概念と基本病理からみた臨床の違い．石川元（編），発達障害とパーソナリティ障害：新たなる邂逅．現代のエスプリ 527：21-31，2011
2) Hofvander B, Delorme R, Chaste P, et al：Psychiatric and psychosocial problems in adults with normal-intelligence autism spectrum disorders. BMC Psychiatry 9：35, 2009
3) 小野和哉：自閉スペクトラム症とパーソナリティ障害．臨床精神医学 44：45-52，2015
4) Kernberg OF, Selzer MA, Koenigsberg HA, et al：Psychodynamic Psychotherapy of Borderline Patients. Basic Books, 1989

〈小野和哉〉

発達障害・知的障害のある触法行為者への支援

1 Aさんの事例から考える

1. 事例概要

　発達障害・軽度知的障害（IQ 60）の男性Aさん（20歳代）は，某市内で両親と3人で暮らしている。近所の作業所（就労継続支援B型）に1人で歩いて通っている。

　ある朝，作業所への通所途中，Aさんは登校中の小学生男子児童数名に「気持ち悪い」などとからかわれた。Aさんは，かっとなって「うるさい！」と大声を上げ，男子児童の1人とつかみ合いになった。その際，児童が転んで手に怪我をした（全治3日の擦り傷）。

　その様子を目撃していた通行人が110番通報したため，パトカー数台が駆けつけ，大勢の警察官がAさんを取り囲み，厳しい口調で問い詰めた。Aさんはパニックになって警察官の1人を突き飛ばしてしまったため，傷害罪・公務執行妨害罪で現行犯逮捕された。なお，Aさんには前科・前歴はない。

2. 関係者の発言

　男子児童の通う小学校の学校長は，「保護者の皆さんから不安の声が出ています。同じようなトラブルが起きないよう，安全な入所施設で暮らすほうが本人にとっても幸せなのではないでしょうか」と話している。

　Aさんが通っていた作業所の施設長は，「通所中のトラブルは自己責任です。私たちの作業所と小学校は同じ地区にあり，地域の目もあるので，今後，当作業所の利用はお断りいたします」と話している。

　怪我をした男子児童の父親は，「障害者だからといって，小学生に怪我をさせるなど許されることではありません。健常者と同様に厳しく処罰して，刑務所に入れるべきです。それができないなら，病院か施設に閉じ込めておいてほしいと思います」と話している。

　Aさんの担当になった国選弁護人（弁護士）は，「起訴されるのを避けるため，Aさんを遠くの入所施設かグループホームに入れてはどうでしょうか。そうすれば，被害者や地域住民の理解も得られると思います」と両親に提案をした。

　Aさんの母親は，「Aは私が責任をもって監督します。施設に預けることは絶対にしません。1人で外出させることは危険だとわかったので，今後，Aが外出するときは，常に私か夫のどちらかが付き添うことにします」と話している。

　Aさん自身は，「男の子が先に手を出してきました。僕は悪くありません。早くここ（警察署）から出たいです。作業所にもまた通いたいです。1人で自由に歩きたいです」と話している。

3. 小学校校長の発言

　保護者の不安を背景に，小学校の責任者として地域の安全を守ろうという意図でした発言と思われる。そして，Ａさんにとっても「安全な入所施設」で暮らすことが「本人にとっても幸せ」であると説く。

　しかし，このような発想は，障害者の権利に関する条約第19条(a)「障害者が，他の者との平等を基礎として，居住地を選択し，及びどこで誰と生活するかを選択する機会を有すること並びに特定の生活施設で生活する義務を負わないこと」という条項をもち出すまでもなく，地域福祉の理念にもとる不当なものであることはいうまでもない。

　何より，この小学校校長は，Ａさんという人物や今回の事件の原因について全く知ろうともしていない。小学校の男子児童がＡさんを「気持ち悪い」とからかったことについてはいかなる教育を実施するつもりなのか。教育者としての見識が問われる。

4. 作業所の施設長の発言

　作業所の施設長が述べる「通勤中のトラブルは自己責任」という考えは，それ自体間違いであるとはいい切れない。福祉サービスは契約に基づくものであるから，事業所の選択として「他の利用者，職員，地域の目などを気にして」触法に至った利用者の利用を拒絶する判断をする事業者が存在しても不思議ではない。

　しかし，地域で在宅生活を営むＡさんにとって，通所事業所は最も身近な「地域社会」であり，最も身近な福祉支援者である。

　Ａさんにとって一大事である本件のようなトラブルのときこそ，身近な支援者として，家族や弁護士と緊密に連携し，Ａさんを支えていただきたい。特に，本件のような場面で登場する司法関係者（捜査機関，弁護士など）は，多くの場合Ａさんの人物像をよく知らない。Ａさんの日頃の生活の様子や行動スタイルなど，Ａさんに関する情報を適切に捜査機関や弁護士に伝え，適正な刑事司法判断を求めるべきであろう。

5. 被害児童の父親の発言

　本件で被害児童の家族が厳しい意見をもつのは無理からぬところであろう。

　しかし，障害者であろうが健常者であろうが，加害行為に対する刑事司法の判断は，適正手続に基づき，犯情や一般情状が適切に評価されたものでなければならない。

　今回の事件は，Ａさんの障害特性，小学生児童のからかい，警察官の（障害者への対応としては）不適切と思われる対応など，幾重もの要因が重なっており，必ずしもＡさんの個人責任に帰すべきものばかりではない。

　「病院か施設に閉じ込める」という表現も，障害者差別・偏見に基づくものといわざるを得ず，被害者側の感情の吐露であることを考慮しても，許容されるものではない。

6. 弁護人の発言

　刑事弁護人としては，差し迫った刑事処分を回避するため，その職責（クライアントの利益）を果たそうとしているだけかもしれない。

　しかし，目先の刑事処分の回避にとらわれるあまり，地域福祉の理念，意思決定支援の視点を欠落させている。

　刑事弁護人としては，表面的な「被害者や地域住民の理解」などというものをもち出すのではなく，福祉支援者らと密に連携して，Ａさんに対する丁寧なアセスメントを実施し，適切な更生支援計画を立て，それをもとに警察官・検察官と交渉して，クライアントであるＡさんの真の最善の利益の確保を目指すべきであろう。

7. 両親の発言

　筆者の経験上も，責任感のある両親ほど，我が

子が触法行為に至ってしまった場面では、このような反応をすることが珍しくない。

しかし、家族で問題を一身に背負ってしまうことは、Aさんやその家族の地域社会からの孤立を招来する危険がある。「常に両親のどちらかが付き添う」というのも、Aさんにとって新たなストレス、ひいては再犯の原因となりかねない。

Aさんや家族を地域から孤立させず、現在利用中の福祉サービスも含めた地域との接点が途切れないようにする支援が必要である。

8. Aさんの発言

「作業所に通いたい」「1人で自由に歩きたい」と明確な意思表明ができること自体が、Aさんの「強み」として支援に活かされるべきである（ストレングス視点）。

そのうえで、小学生児童のからかいに反応してつかみ合いになってしまったこと、警察官に取り囲まれてパニックになってしまったことについては、丁寧なリスクアセスメント・リスクマネジメントが必要であろう。

「僕は悪くありません」と強く訴えているが、この点について心理療法的アプローチを試みる余地はないだろうか。

2 まとめとして

本事例の関係者の発言は極端な例ではあるものの、触法行為やそれに伴う刑事司法の介入（逮捕・勾留、刑事裁判、矯正施設への収容など）は、それまでの平穏な医療・福祉サービスや地域との関係を一刀両断して、排除・孤立へ一気に突き進みかねない重大な局面である。

このようなときこそ、医療・福祉関係者は、刑事司法関係者も巻き込みながら、「排除しない・孤立させない」重厚な支援を提供すべきである。

(本事例は複数の実例のエッセンスを取り入れて筆者が構成した架空の事例であり、実在の人物などとは一切関係がない)

（浦﨑寛泰）

触法行為などの社会行動面での課題を有する事例

1 事例1 相談支援アセスメントシートの活用例（男性，来談時28歳）

「発達障がい者の相談支援アセスメントシート（第6章参照→138頁）」を活用した事例である。

Aさんは，大学卒業後アルバイトを転々としていたが，24歳頃から徐々に自宅にひきこもるようになった。長期化するにつれて精神的に不安定になり，就労を促す両親に対し暴力を振るったり，隣家の些細な生活音にこだわり，何度も抗議の手紙を入れたりするようになった。27歳のときに，騒音を理由に衝動的に新聞紙に火をつけ隣家のベランダに投げ入れた。小火程度で終わったが，この件で逮捕され，3年の執行猶予判決となった。逮捕を機に精神科受診し，初めて広汎性発達障害と診断され，服薬治療を開始した。

執行猶予中に保護観察所や家族の勧めで初めてハローワークに求職相談にいったが，数年間ひきこもり状態であり，現在も服薬治療を続けているAさんの状況を知った担当職員が，「求職活動に入る前に，一度発達障害者支援センター（以下「センター」）に相談してみてください」と提案され紹介となった。

センターではアセスメントシート（図9-1）を基に今後の支援の方向性を話しあったが，Aさんは漠然と就労を希望し「大学まで出たのだから，月10万円以上の収入がないとおかしい」と主張した（本人のニーズはテーマ⑪「就職」）。現状の生活は，昼夜逆転を伴うひきこもり状態であり，精神科の服薬治療も継続中であった。

シート上ではテーマ⑤「二次障がいのケア」が現状のテーマといえるが，自身の障害理解の曖昧さにより治療への動機づけも乏しいことから，テーマ④「障がいの自己認知」においても課題があることがうかがわれた。

Aさんにアセスメントシートを示しながら，段階的に課題をクリアにしながら，就労へ向けた継続的な支援をしていくことを提案した。

まず，支援の初期段階として，自己認知支援については，センターで行われている当事者のグループや，センターへの定期相談によるカウンセリングを行った（テーマ④「障がいの自己認知」）。訪問看護の導入により，服薬治療が継続し，精神状態は安定したため，生活リズムの立て直しを目標に，通院先のデイケアの利用を開始した（テーマ⑥「生活の立て直し」および⑧「日中活動への参加」）。

約半年後，週3回のデイケアへの参加により，生活リズムが安定したため，より就労を意識した日中活動支援として，地域の相談支援事業所の協力を得て，就労継続/移行支援などの利用へとつなげた（テーマ⑨「福祉的就労」）。また利用にあたり精神障害者保健福祉手帳の取得や，相談支援専門員との顔合わせについて関係機関と調整した（テーマ⑦「福祉サービスの利用」）。

発達障がい者の相談支援アセスメントシート（青年期・成人期）

支援段階	危機介入と家族支援段階			本人への個別支援段階			集団移行の段階			就労支援段階	
テーマ	①危機介入	②冷戦状態	③家族関係の再構築	④障がいの自己認知	⑤二次障がいのケア	⑥生活の立て直し	⑦福祉サービスの利用	⑧日中活動への参加	⑨福祉的就労	⑩就労準備・求職活動	⑪就職	⑫就労定着
	暴力・触法行為等社会行動面の問題	閉じこもり	ひきこもり	支援を受け入れる	治療を受け入れる	生活を安定させる	サービスを申請する	家庭外活動への参加	作業を行う	仕事を探す	仕事をする	仕事が続く
本人の状況	家族との対立、反発のため支援に拒否的であり、触法行為や自傷他害の恐れがある	落ち着いてきているが、家族等周囲とのコミュニケーションを拒否し、支援に結びつきにくい	家族が本人の特性を理解し、本人自身も相談・支援機関に興味を示す	家族の勧めもしくは自分の意志による相談・支援機関につながり、継続的な支援が始まる	二次的な精神症状について自覚し、通院による治療を続ける	気持ちが安定し生活リズムが整ってくる	手帳や年金の申請をしたり、医療や福祉が提供する福祉サービスを利用する	家庭と職場の中間的な居場所に参加して日中活動による人間関係をつくる	福祉的な就労支援を利用し、作業など就労に向けた練習を行う	企業就労に向けた準備や求職活動を行う	就職し、働き始める	就労定着のための相談や支援を活用して就業生活が定着する
課題	・危機的状況であり、速やかな危機介入が必要・司法・警察等との連携・医療保護・措置入院・精神科医療機関との連携	・本人の問題意識ややや障がい理解に乏しく、支援に対して無理解もしくは否定的である・家族の問題やコミュニケーションの改善に対する動機づけを高める・家族への支援	・家族との良好なコミュニケーションの回復・支援を受け入れることに対する動機づけを高める	・本人が継続的支援を求める・治療や診断を受け入れる・アセスメントの結果を通じて自分の障がい特性を理解する	・二次障がいに対する治療の必要性を理解する・服薬の管理・感覚過敏などへの対応・気分・感情のコントロール	・規則正しい生活リズムの確立・入浴、散髪などセルフケアができる・障がい基礎年金や手帳取得について相談する	・福祉制度やサービスを理解し、支援を受け入れる・障がい者雇用について手帳取得の継続的な参加につながり支援者にオープンに相談できる	・挨拶などソーシャルスキルの習得・緩やかな居場所への参加・断続的な参加から継続的な参加へ	・相談支援事業を通じてサービス利用計画を作成する・自分の障がい特性について支援者にオープンに相談できる	・就労支援機関を利用する・通勤について理解する・一般就労もしくは雇用枠による求職活動	・職場で必要なスキルの習得・上司・同僚への特性の理解・特性に配慮した業務の調整	・仕事に対する意欲や賃金・体調の管理・余暇の過ごし方・上司・同僚とのコミュニケーション

支援方法	二次障がいに対する本人・周囲への支援			主に本人への相談・訪問支援			支援計画に基づくサービスの調整と地域支援体制の構築			適応障がいの調整と地域支援体制の構築		
	・精神科の受診支援・警察（生活安全課）への相談・警察による保護通報・医療保護・措置入院	・まずは家族から働きかけ・本人特性の理解・特性に関する情報提供・家族会等の利用	・本人受診に向けた支援・CRAFTを活用する・家族とのコミュニケーションを通じて支援機関につなげる・家族への支援	・発達検査等による特性の把握・通院可能な医療機関の紹介・支援者による継続的な相談やカウンセリング	・医師・治医・心理士等との連携・定期通院・不安定時の入院の調整・訪問看護・心理療法	・いろいろな日中活動支援に関する情報提供・見学・体験の場を調整する	・市役所・役場への申請支援・判定・診断書等の作成支援・ホームヘルプ等の福祉援助など・連絡付けによるサービス利用	・SST・当事者の会などピアグループへの参加・放課後デイサービス・精神科デイケア・若者サポートステーション	・自立訓練・就労継続支援等、訓練給付によるサービス体験・ハローワーク等職業見学・支援状況の定期的モニタリング	・障害者職業センターによる職業評価等による就職の支援の活用・ハローワークや障がい者就労・生活支援センターによる求職活動・職場実習	・ジョブコーチ支援・トライアル雇用等、就労に対する支援の活用・就労している当事者の集まり、情報交換の場	・職場適応・定着支援・余暇支援・職場適応のためのSST等

| 主な支援機関 | 危機介入機関（警察・精神科医療機関（保健所・児童相談所） | | | 若者・ひきこもり支援機関（フリースクール、若者サポートステーション、精神保健福祉センター、家族会等） | | | 発達障がい者支援センター・障がい者相談支援事業所・市町村保健センター・社会福祉協議会等 | | | 就労支援機関（ハローワーク、障害者職業、障がい者就業・生活支援センター等） | | |

精神科デイケア・自立訓練事業
地域活動支援センター
就労継続（ハローワーク、障害者職業、障がい者就業・生活支援センター等）
就労支援機関（ハローワーク、障害者職業C等）

図9-1 発達障がい者の相談支援アセスメントシート（青年期・成人期）（図6-1を再掲）

支援開始から約1年後，就労移行支援事業所の利用が決定した。最初は週3日程度の利用であったが，それでも体調に波があり断続的に休むことがあった。センターの担当や相談支援専門員らが定期的に事業所に訪問し，本人や事業所への助言を行うことで徐々に継続的に働くことができる時間も増え，支援開始から約2年後の現在，週5日，1日6時間働いている。次の目標（テーマ⑩「就労準備・求職活動」）として障害者就業・生活支援センターと連携し，一般就労へ向けた職場実習を調整中である。

2 事例2
触法，性加害例（男性，42歳）

42歳の男性であるBさんは警備員の仕事を転々としていた。母親はBさんがまだ子どもの頃に他界し，家庭は父親との二人暮らしが長く続いていた。

ある日，警察から父親へ1本の電話が入った。内容は，Bさんが地元の祭りに参加した際に男児の性器を携帯電話で撮影した疑いがあり，警察で保護しているというものだった。警察での取り調べのなかで，「男の子に対しての性的関心は以前からあった」と言い，また，「自分は人とは違うところがある。きっとアスペルガーだと思う」とも述べた。

警察の勧めもあり，その翌週には父親とBさんは地域の発達障害者支援センター（以下「センター」）を訪れることになった。

もともと幼稚園に通う頃から，他の子とは一緒に遊ぼうとはせず，子ども同士でおもちゃを取り合う姿を見て「みっともないやつらだ」と感じていた。就学後は特定の仲のよい友だちらしき存在があったが，今思えば一方的にBさんの世話を焼いてくれるようなかかわりだったかもしれない。私立の高校を卒業し，学校の紹介で警備員の仕事に就いた。しかし，職場の人間関係は安定せず，仕事は長くは続かなかった。他の従業員の些細なミスを執拗に指摘し，最後はケンカするような形で退職することを繰り返した。40歳になる頃にはすでに警備の会社を10社ほど変わったあとだった。

センターでは詳細な生育歴の聴き取りと発達検査が実施され，精神科受診の結果，広汎性発達障害の診断がなされた。興味の限局性や固執，暗黙のルールに対する理解の難しさといったコミュニケーション障害が認められたが，目立った精神症状は確認されなかったため，薬物療法はなされていない。ただ，男の子の性器への強い関心や社会性の乏しさがうかがわれたため，センターでの「性加害からの回復プログラム」としての継続した個別面接が設定された。

併行して父親との面接も継続的に実施し，Bさんが自分では気づけないような「社会場面での不適応行動」について父親から報告されることとなった。その内容を今度はBさんとの面接のなかで引用し，支援者はこれを1つひとつ振り返っていく作業を行った。これはBさんにとっては，むしろこれまでの「自分だけがルールを知らないゲームに参加させられている感覚」からくる不全感や自責感をやわらげる時間となっていった。それと同時に，Bさんは，自分に対して発達障害の視点をもって接してくれない父親に対しての苛立ちも感じていた。

そんな折，再び男の子の性器を盗撮するという事件が起きる。このときは，執行猶予付きの保護観察処分となる。これまで実施されていた「性加害からの回復プログラム」は再検討され，個別から集団プログラムへと変更された。そして，自己理解のための心理教育ワークと，余暇支援と仲間作りのための当事者研究会への参加も義務付けられた。

それからおよそ3年間にわたってBさんのプログラムへの参加は続いているが，性加害の再犯は確認されていない。

事例3 暴力，病院・相談支援専門員との連携例（男性，30歳代）

警察からの紹介で，発達障害者支援センター（以下「センター」）へ孫の暴力についての相談があった。

祖父母は高齢で，父母はCさんとの関係が悪く遠方（県外）に居住している。Cさんは30歳代の男性で，中学時代にいじめにあい，その頃から父母への暴言が始まり，高校1年頃から父母を叩くようになった。県外の大学に進学するが，1人暮らしを不安がり，1日で実家へ帰ってきた。

その頃，「暴力と不安」という主訴でCさんが受診した地元の心療内科医から，隣県の大学病院を紹介され，入院治療も行われたが，退院後も父母への暴力は止まらず，包丁を持ちだしたことで家族が警察に通報し，精神科病院に再度入院となっている。このとき，広汎性発達障害および行為障害と診断された。

退院の際に，直接グループホームへ入居となったが，こっそり抜け出して隣県の父方の祖父母宅を訪ねて居座ることとなった。最初は落ち着いて過ごせていたが，次第に祖父母に対して暴力を振るうようになる。

何度も繰り返す手洗いのためにタオルを1日に50枚ほど使ったり，トイレを詰まらせる行為があった。家族を殴るときにも自分の手が汚れることを気にして，両手をビニール袋で包んで暴力を振るっていた。

その後もCさんの暴力は続いていたが，Cさんが祖母へ暴力を振るい始めると，祖父が警察に通報しようとする。するとCさんは土下座までして泣いて謝ったりする。見かねた祖母は，「通報しないでやってくれ」と祖父を説得し，祖父も通報を取りやめるという状態が続いていた。

翌週，Cさんは再び祖母に暴力を振るった。このときは祖父が通報し，再度入院となった。入院中に，支援者と病院の精神保健福祉士との連絡のもと，病院内でのケア会議が開かれた。主治医や精神保健福祉士，病棟看護師などに加え，センターの支援者および父母と祖父も参加した。会議では「Cとは退院後にも同居することはできない旨をぜひ今のうちにCさんに伝えるのがよい」という方針になり，父から「同居はできない」という家族の意向を伝えると，Cさんは泣き出した。また，Cさんは入院の延長だけは拒否し，父の提案に沿って県内の更生施設への入所を希望した。

支援者は病院内でCさんとの面接を実施した。最初は「どこか怖い所へ入れられるのだろうか…？」と泣きながら不安がっていたが，次第に，中学生の頃からどうもイライラしやすくて辛かったことや，いつも細かなことが気になって楽しいはずのことも楽しめなかったこと，それに，本当は自分だって外へ出て友だちを作りたいが，失敗したらどうしようと不安になり，子どもの頃から逃げ続けてきたことなどを話すようになった。

その後，Cさんと，今後の生活に関する方向性や，「細かなことが気になる」ということの改善策などについて具体的に話し合うことができるようになった。Cさんは，「自分が決めたルールに縛られない生活をしたい」という目標を立て，また，病院側に院内でのCさんへの接し方についても再検討してもらった。

それから1か月後，数度の父母との面会を経て，退院することになった。今回は，以前に祖父母が借りていたアパートでの1人暮らしを始めることとなり，相談支援専門員や訪問看護，ヘルパー，支援者らが日替わりで訪問し，少しずつ外出の機会を増やしていった。センターの当事者会やひきこもりの自助グループへの参加を経て，現在は就労支援機関などの利用を開始している。

（荒木圭祐，高林 学，黒田安計）

児童福祉領域での支援

1 はじめに

　児童福祉領域での発達障害への支援では，脆弱な家庭的な基盤を背景にもつ事例が多く，療育的な支援にとどまらず，家族支援も含めた包括的かつ継続的な支援が求められる。多彩な支援ニーズに対して，教育や医療との連携を必要とすることも多いが，支援が断片的にならないように支援をコーディネートすることが特に重要となる。

2 事例

1．事例概要

　6歳年長の姉がいる女児で，出生および早期の運動・認知発達には特に異常はなかった。本児が3歳になったときに母親が再婚し，養父と一緒に生活するようになったが，養父は家族に対して支配的で，子どもたちに体罰を加えることがあり，母親も不安や抑うつのために精神科クリニックを受診するようになった。姉に対する身体的虐待のために小学校が虐待通告したことがあり，児童相談所での相談歴があった。

　5歳頃から保育所での多動が目立つようになり，「保育所で他児とトラブルを起こしてうまく適応できない。そのことで父親から体罰を受けている」と母親から児童相談所に相談があり，通所指導が開始された。保育士に抱っこを求めたりベタベタと甘えたりすることがあり，それを制止されると「殺したろか，目潰すぞ」と暴言を吐いたり，机を蹴ったりすることがあった。

　小学校に入学後も教室に入らずに暴れたり，多弁・多動，集中困難や他児への暴力などもみられたりしたため，児童相談所の精神科医の診察を受けメチルフェニデートによる薬物療法が行われた。服薬により学校で落ち着きも出てきたが家庭では暴れることが多く，養父からの虐待的な対応が激しくなり，顔に殴られた傷があると小学校から虐待通告があり，2年生の2月に児童相談所に一時保護となった。

　一時保護所では拒否的な態度が強く，集団プログラムに沿って生活することができず，他児への暴言・暴力，かんしゃくが頻繁に認められたため，個別的な対応をせざるを得ないことが多かった。メチルフェニデートを増量しても改善がなく，児童福祉施設では対応が困難と判断され，児童精神科の専門病院に入院となった。約1年間の入院治療によって行動は安定したため，3年生の終わりに退院して自宅に戻り，児童精神科外来に通院するとともに児童相談所の通所指導が継続された。退院時診断は「多動性行為障害（F90.1）」であった。

　地元の小学校では特別支援学級（情緒障害）に入級して個別指導を受けることになったが，教員

や他児への攻撃的な問題行動がしばしば認められ，教頭，養護教諭，スクールカウンセラーも積極的にかかわり，教育相談センターや発達障害者支援センターなどの関係機関とも連携が行われた。児童精神科への通院と児童相談所への通所は継続された。養父の養育態度は相変わらず厳しかったが，母親がより受容的になったことで，家庭内での問題行動は軽減した。

しかし，中学生になってから攻撃的な問題行動が再燃し，さらに学校を飛び出したり家出をしたりするようになるなどの行動化が目立つようになったため，中学2年生の1学期に児童相談所に一時保護となり，情緒障害児短期治療施設に入所することになった。

2. 児童福祉施設入所後の経過

施設に入所し，施設内の中学校分教室（特別支援学級）に通う生活になったが，相変わらず情緒的には不安定で，機嫌のよいときは他児と楽しそうに話すことができたが，いったん気に入らないことがあると急に興奮して暴言を吐いたり暴力を振るったりすることがあり，施設を飛び出すこともしばしばあった。指導する施設職員にも反発や反抗的態度を示し，ときには何日も興奮が続くことがあり，警察が介入するほどのこともあった。施設で児童精神科嘱託医が診察し，抗精神病薬を中心とする薬物療法も行われたが，行動のコントロールは十分にはできなかった。

対人的なトラブルが生じたり，興奮がなかなか収まらなかったりしたときには，静養室を利用してタイムアウトを行い，落ち着いたあとにはある程度の振り返りは可能であった。臨床心理士による個別の心理療法では，適切な感情表出のスキルや不快な感情への対処法を身につけることを目標とした行動療法的アプローチが行われ，施設や学校の枠組みに段階的に適応できるようにするために個別的な支援も試みられたが，指示や指導には反発が強く，不安定な状態が続いた。

いったん興奮すると何日か持続し，施設職員だけでは対応が困難になることがあり，児童相談所で短期間の一時保護を利用したり，それでも安定化しない場合は緊急に一般の精神科病棟に入院したりすることもあった。枠組みの強い閉鎖病棟への入院で落ち着きは取り戻すものの，施設に戻ると同じようなことが起こるという悪循環がしばらく続いた。

絶えず児童相談所の担当ケースワーカーが施設，学校，病院，母親との調整に走り回ることになったが，このやりとりを通して母親からの信頼が得られるようになり，支援が途絶えることはなかった。また，母親は施設入所前に通院していた児童精神科医に電話で近況を報告しつつ助言を求めることもしばしばあり，この関係は施設退所後も続いた。

中学校を卒業後は特別支援学校高等部に進学し，施設からスクールバスを利用して通学することになったが，特定の生徒とのトラブルが頻発し，施設への拒否感も強くなって対応がますます困難な状態となった。本児が施設入所後に母親は離婚し，養父からの再虐待の危険がなくなっていたこともあり，家庭復帰へ向けた支援を本格化させることになった。母親自身が通院して信頼感をもっている地元の精神病院で本児の診療も引き継ぎ，必要時には入院も受け入れてもらえるような体制をつくり，1学期の終わりに施設措置を解除して自宅に戻り，近くの特別支援学校高等部に転入した。

家庭でも母親への要求が多く，受け入れられないと暴れることが繰り返され，時には警察を呼ぶこともあった。その一方で，学校への適応は次第によくなり，障害の重い生徒の世話をしたり，学校行事へも積極的に参加したりするようになった。しかし，学期の始まりや大きな行事のあとなどに学校に行けなくなり，家庭で攻撃的になることがあり，自ら求めて精神科病棟に入院することもあった。

特別支援学校卒業の時点では就職せず，夏休みに学校で開催されたヘルパー講座を受講して資格をとって障害者雇用で介護施設に就職してヘル

パーとして働くようになった。対人関係も良好になっているが，家庭では時に母親に対して攻撃的になることがあり，少量の薬物療法を継続している。

3 支援のポイント

発達障害だけでなく，児童虐待や不適切な養育の影響による情緒・行動上の問題のために対応が困難となるケースであっても，児童福祉施設への入所などによる家庭からの分離は子どもへの負担も考慮して最小限にとどめるように努力しなければならない。また，激しい不適応行動は施設の変更，一時保護，医療機関への入院などで，生活の場や支援者が変わることも，適応を妨げる要因になりうるので，長期的な見通しをもちながら一貫性のある支援を行うように心がけなければならない。

本事例では支援を始めた当初は母親自身が精神的に不安定であったため，虐待的な養育になったり，児童相談所の指導・支援に対立的になることもあったが，児童相談所の担当ケースワーカーと児童精神科医とで継続的に母親を支えた結果，養父からの威圧や暴力から本児を守ることができるようになり，最終的には離婚することで本児を受け入れる家庭環境を作ることができた。困難事例に対する長期的な支援では，児童福祉にかぎらず，地域の支援者や医療なども含め，継続的なかかわりをもてるキーパーソンを確保することが重要であると考えられた。

（小野善郎）

児童・思春期精神科の入院治療ケース

1 事例

1. 事例概要

- 症例：女児，12歳
- 入院の理由：自分の要求が通らなかったことをきっかけに，自宅のベランダから飛び降りてしまったため。
- 発達歴・生育歴：周産期，初期発達で異常は指摘されなかったが，人見知りが強く，母子分離が難しかった。偏食，騒がしいところを嫌がるなどの感覚過敏，予定変更の際のかんしゃくを認め，母親は手がかかると感じていた。保育園では1人で積み木を並べて遊ぶことや水遊びなどを好んだ。小学校生活に慣れるのに時間がかかり，困ったことがあっても教員が声かけするまで泣き続けていた。学校生活に慣れたあとは少数の友人ができ，成績は中程度，真面目な態度で学校での評価は悪くなかった。
- 社会的状況：入院時，母子の2人家族。
父親：43歳。本児が小2の頃にうつ病を発症。自宅に閉居し，家族との交流はほとんどなかった。本児が小5のときに両親が離婚。
母親：43歳。生活保護を受給。本児が興奮すると母親も感情的になり，暴力が生じていた。本児のリストカットや暴力で要求を受け入れるパターンが定着し，疲弊していた。

学校：小5で転校後に不登校となり，適応指導教室に登校開始。登校は週1〜2回で母親が送り迎えをし，教室でも母親と離れられなかった。同世代と交流はなく，教員との交流がわずかにあるのみであった。

2. 現病歴と入院までの経過

X-3年（小4）に生活保護を受けることになり，転居，転校を余儀なくされた。転校先で友人ができず，登校しぶりが始まった。X-2年から朝に嘔吐，頭痛などの症状を認め，母親が無理に学校に連れて行くと熱発を繰り返した。この頃に両親が離婚した。

X-1年から適応指導教室に母親が付き添い登校するようになった。興味のあること以外は取り組めず，急な予定の変更に激しく抵抗した。自宅で退屈になるとイライラし，母親にほしいものを要求した。要求が通らないと他罰的，被害的になり母親への暴力，リストカットを認め，要求をのむパターンが繰り返された。

X年2月末，本児が同様にほしいものを要求しリストカットしたが，母親が要求に応じなかったため，母親の首を絞めようとした。母親が本児を2階のベランダに閉めだしたところ，パニックになり飛び降り，A病院に救急搬送，入院となった。腰椎圧迫骨折を認め，身体の状態が落ち着いたあと，B病院児童・思春期精神科にX年4月

に入院した。

3. 入院後の経過

A. 導入期〜病棟生活に慣れるまで〜
（入院後1か月まで）

入院当初はほとんど病室で過ごした。病棟スタッフと視線を合わさず，言葉を発することはなかった。病棟での過ごし方がわからず不安，緊張が強いためと考えられ，1日のスケジュールや退院までのステップの視覚提示，望ましい行動をトークンエコノミー（適切な反応に対してトークンという報酬を与え，目的行動の生起頻度を高める行動療法の技法）に組み込んで提示すると，徐々に日課に参加し，病棟ホールで過ごすようになった。

他児から話しかけられると答えたが，適切な話題や会話に入るタイミングがわからず，受身的であった。また相手の意図をよみとれず，被害的になる場面が多く，学校や自宅で同様のことが起きていたことが想像された。主治医との面接では緊張が強く，自分の考えや感情を語ることができなかった。興味のある話題は笑顔で話すことができたので，話しやすい話題で緊張を下げることや，取り組みやすい日記を活用して面接を行うなどを工夫した。

新しい活動の参加は拒否的であったが，活動の説明のみでは想像が困難であるためと考えられ，病棟スタッフ付き添いで体験の機会を保証すると段階的に行動拡大することができた。

B. 作業期（入院後1〜2か月）

行動観察から，新規場面で不安や緊張が強いこと，具体的な指示がないと行動に移すことができないこと，自分の感情への気づきにくさなどの発達特性が把握された。対人希求はあるが，社会技能の乏しさや相手の心情をくみとることの苦手さで同世代との交流が困難であった。

面接で社会技能訓練を取り入れたかかわりや他児との交流場面を即時的に取り上げ，他者が自分と異なる考えをもつ可能性があることを伝えるなど，メタ認知を育てる心理教育を行った。助言を素直に受け入れ，成長を褒められることに喜びを感じるようであった。

徐々に他児との交流が増え自尊心，自己効力感が回復し，得意なことでリーダー的役割を担うようになった。

母親に本児の発達特性や支援について親ガイダンスを行い，外出，外泊の行動拡大に併せて母子の関係性の調整をした。入院前の母子の衝突パターンは，本児が余暇時間を過ごすことの苦手さからイライラすること，母親のかかわりを求め，ほしいものを要求することから始まることがわかった。本児が穏やかなときに母親のかかわりはなく，要求が始まるとかかわりが濃厚になったこと，母親も興奮し暴力がでることで本児の興奮がエスカレートしたこと，リストカット，暴力で要求が通るパターンを誤学習し悪循環が定着したことを視覚提示し，母親，本児と共有した。想像力の弱さによる共感性の乏しさのため，リストカットや暴力で母親が恐怖や不安を感じることへの気づきはなかったが，心理教育的に他者の視点を伝えることで衝動コントロールが良好となった。

本児が穏やかに過ごすことができる余暇活動，イライラしたときの適応的な対処法の確認も行った。トークンエコノミーを活用し，母親が本児に肯定的なかかわりをもちやすいように援助も行った。

C. 終結期〜退院に向けた準備〜
（入院後2か月以降）

親ガイダンス，心理教育で確認したことの外泊での実践を繰り返し，外泊の度に振り返りを母子同席面接で行った。改善点や課題を視覚提示し，改善点に肯定的なフィードバック，課題には具体的な対処法の提示，母子の感情の行き違いがあれば，それぞれの考えや感情を翻訳すること，2人の認識が異なる可能性を共有することなどを繰り返し行った。

外泊とその振り返りを繰り返すなかで，母子で

穏やかにコミュニケーションし，相手と考えや感情が異なることを受け入れられる場面が増えた。外泊の成功体験，肯定的なフィードバックの積み重ねで，母子の自己効力感が回復し相手を受容しやすくなり，さらによい循環となっていった。

学校の環境調整は，他者と安心して交流する場を確保することを目的に適応指導教室と連携して行った。新規場面や急な予定変更が苦手であることなどを伝え，登校日，母子分離して過ごす時間を段階的に増やす計画で登校練習を行った。授業で具体的な指示や視覚提示を行うことでも本児の不安や緊張が下がり，登校意欲も回復した。

外泊，登校練習を繰り返し，X年7月に自宅に退院した。

3. 入院時検査所見

Pervasive Developmental Disorders Autism Society Japan Rating Scale（PARS）：幼児期ピーク得点16点，思春期・成人期現在得点17点

WISC-Ⅲ：全検査IQ84，言語性IQ85，動作性IQ86

4. 問題行動が生じていたメカニズムと入院治療で行ったこと

幼少期より自閉症スペクトラムに特徴的な発達特性がみられていたが，小4以降の転校や両親の離婚などの環境変化に伴いコミュニケーションの苦手さなどが顕在化し，学校で不適応となった。自尊心，自己効力感が低下しひきこもりがちになり，両親の離婚で母子密着が進み，退行し，自傷行為や暴力で母を支配する関係性が定着した。発達特性である相手の心情をくみとることの苦手さに加え，退行により未分化な対象関係，他罰的，被害的認知が活性化した影響があったと考えられた。

入院治療ではこの点を意識し，病棟内の他児や外泊時の母親とのコミュニケーションを取り上げ，社会技能訓練やメタ認知を育てる心理教育的かかわりを行った。具体的な場面を素材に集中的にかかわることが可能な点が入院治療の強みであり，本症例では短期間で他者の心情を意識できるように成長する過程をみることができた。

＊症例提示に関して本人および保護者から口頭で同意を得た。個人が特定できないよう最大限配慮し，内容を損なわない範囲で若干の変更を行った。

（公家里依）

長年の引きこもり生活から就労・地域参加を果たした症例

1 事例

1. 事例概要

- 初診時年齢：42歳
- 性別：男性
- 初診時主訴：（本人）特にない，（家族）対応がわからない。

2. 初診までの経過

　自転車にて走行中に突然の胸痛とそれに続く意識障害を呈し倒れ，発見した通行人に119番通報された。搬送された病院で急性心筋梗塞と診断され，心臓カテーテルにて再灌流療法が実施された。心筋梗塞の経過は良好で，意識障害による後遺症は残らず，2週間の入院ののちは，定期的な通院と再発予防のための食事等生活習慣の見直しのみが必要であった。しかし入院生活において，"脱水は梗塞のリスク"と指導されると，常にペットボトルを持ち歩き，他者との会話中であっても終始水を飲み続けるなど，一般的な疾病教育や検査，病棟生活での説明などが正しく伝わらないことがしばしばあった。

　当初入院生活に困難をきたしたが，内科主治医チームの1人が自閉スペクトラム症（ASD）に関する基礎的知識があり，チームや病棟スタッフ間でASDの可能性を前提とした対応を検討した。また本人の家族にも相談したところ，家族も対応方法がわからず困っているとのことであった。そのため，本人および家族の了解のもと同院精神科の児童精神科医にコンサルトし，精神科初診となった。

3. 発達・発育歴および生活状況

　企業の重役の実父と専業主婦の実母のもと，長男として出生した。3歳下に弟がいる。なお弟は大学を卒業したあと企業に就職し，結婚を契機に実家を出て独立しており，初診時は定年退職をした父と専業主婦の母，本人の3人暮らしである。母が主に本人の生活を助け，父とはほとんど交流していない。

　妊娠経過に特記すべきことはない。正期産であるが，出生体重2,000 g未満と低体重であった。その後の運動発達は目立った遅れはないが，始語含む言語発達はやや遅れていた。また他児に関心が少なく，1人遊びも多く，好きなことだと長時間1人で遊んでいた。特に虫や野球の特定の選手を好んだ。幼稚園に入ってからも集団行動がとれず，ほかの子と相互的にかかわって遊ぶことはなかった。

　就学してからは，勉強はやや苦手であったが，なんとか普通学級の授業にはついていっていた。中学の頃は同級生からからかわれたり，いじめられたりが日常的にみられていたが，不登校になることはなかった。高校に入学したが，再びいじめ

に遭い高校を中退し，その後飲食店でアルバイトをした経験がある。しかしアルバイト内容に興味をもてず，長く続かなかった。その後は進学，就労はせず，自宅で暮らしている。

自宅での生活はおおむね決まっている。朝起床すると1人で自転車で出かけ，遠方までいろいろなところを散策する。途中，特定の牛丼店で朝食および昼食をとる。ただし牛肉は除け，玉ねぎとご飯のみで食べる。午後に帰宅するとその後は自室で過ごす。自室ではCDをいろいろなスピーカーを通して聞き，音の聞き分けを楽しんでいる。また，地図が好きでその日通った道を確認するなど，地図を数時間眺めて過ごす。そのような生活を救急搬送されるまでの25年以上続けてきた。

・家族歴：特記事項はない。

4. 検査

A. 心理検査

初診時WAIS-Ⅲを実施した。全検査IQ 94，言語性IQ 100，動作性IQ 87。

緊張が強い。言語でのパターン的な回答が目立つ。絵画配列課題においてはストーリーのよみ違いが多い。また要点でないことを回答することが多く，組み合わせ課題などにおいても，見通しをもって要領よく試行錯誤することが苦手な様子が観察された。

B. その他

器質的疾患を除外するため，画像検査や血液検査を実施したが，明らかな異常を示すものはなかった。

・診断：ASD（カナータイプ）

5. その後の経過

発達歴や現在の様子の聞き取り，また発達検査や行動観察などから上記診断に至った。まずは家族に本人の特性および診断について説明した。家族からは，このままでは親亡きあとのことが心配との話もあった。福祉サービスなどを活用すること，また就労などを考慮し，精神障害者保健福祉手帳を取得することについて提案したところ強く希望された。

本人ともまずは本人の特性などについて，認知特性の違いとして，ニュートラルな形で複数回の診察のなかで説明した。その後の経過のなかで，本人も自身の特性について考えるようになり，また同時に調べるようになった。ある日の診察で，本人から「ASDか」との問いがあったこともあり，診断名の告知を行った。「やはりそうなのですか」とやや驚いた様子はあり，また「(ほかの人と比べられないので)自分のことはよくわからない」とも話していたが，その後も含めあまりネガティブにはとらえず，診断名も含め受け入れているように思われる。

また診察のなかで，今後の生活に関して相談を続けた。本人としては親亡きあとの生活，特に経済面に関して不安を抱え，漠然とした就労の必要性を感じていた。一方で就労経験がほとんどなく，職業適性や就業能力が不明であった。また就労することへのイメージがもてず，現状の生活スタイルを変更することへの不安も強かった。

したがって職業評価と，また本人が就労へのイメージがもてるようにするため，まずは就労支援機関への通所から開始することとした。とはいえ就労支援機関への通所も経験のないことであり，不安が強いため，事前に主治医と支援機関とで詳細に打ち合わせを行い，短時間の見学から開始することとした。見学までにも相当の時間を要した。さらに見学や短時間の参加であってもスケジュールなどを伝え，より見通しをもてるよう配慮した。結果，自ら好んで通所するようになった。

就労支援機関へ安定して通所し，一定の仕事もこなすことができていた。本人の意向を確認しながら，時間をかけながらではあるものの複数回の企業への実習を経て，「ここでなら働けそう」と実感することができたため，同企業へ就職した。

就労支援と並行し，生活支援も実施した。定期的に生活支援機関に通所することで生活状況を把握しやすいようにした。本人も就労支援機関で一緒だった利用者や生活支援機関で出会う利用者との交流を楽しみに通うようになった。就労支援機関や生活支援機関での仲間との出会いは，本人にとって対等で，また互いのペースを尊重し合える仲間との出会いとなったようである。人生で初めて本人から連絡を取り合ったり，遊びなどに誘う"友達"ができた。その様子を主治医や他の支援者に嬉しそうに報告することも増えた。

通院や生活支援機関での相談のなかで，経済的に生活が困難であることが語られた。確認を行うと極端な光熱費の使用が判明した。それが収入の大きな割合を占め，本人の経済的不安を招いていた。特定のことへの光熱費が高いことを指摘したが，特定の場所の電化製品をつけておきたいなどとの本人のこだわりもあり，それを減らすことはできなかった。したがって，こだわりとは異なる点での節約に努められるよう相談し，その後光熱費がきっかけとなる経済的なことへの不安は減った。

また極端な食生活から健康を害したこともあり，食事への指導も行った。当初，「牛丼ばかりでは健康によくない」ことを伝えたところ，本人も了承し，牛丼に替えてカレーライスばかりを食べるようになった。カレーライスばかりでもよくないことを理由とともに伝え，具体的にどのような食生活がいいのかを伝えたり，企業，就労支援機関などとも協力し，社員食堂の利用を勧めた。その結果，比較的健康的と思える食生活に切り替えることができた。

内科も入院以降継続して通院しているため，主治医からの一定の理解もあり，定期健診や定期通院においても問題なく，心疾患の経過も良好である。なお必要時には生活支援機関のスタッフが，通院の同行なども行っている。

就労するまでの経過のなかで，長年本人の生活を支えてくれた母親が死去し，その後まもなく父親も死去した。両親が存命していた時期より同居ではあるが，ほぼ自立した生活スタイルをとっていたため，死去後も大きく生活が変化することはなかった。また「こんなことをいったら不謹慎といわれるかもしれないけれど，心筋梗塞のときのほうが痛くて辛かった」と主治医には話し，情緒的に不安定となることもなかった。

一方で，遺産を巡り遺書，異母きょうだいの存在や，親の個人的借金，その他さまざまな問題が明るみに出た。他者の思惑をよめず，いずれも善意ととらえ，自身に不利になる交渉に乗ってしまいそうになるなどもみられたため，その都度，主治医を含めた関係機関のスタッフが状況や他者の意図を説明したり，一緒に整理し，本人に理解できるよう努めた。

また当初，弟と一緒に弁護士をたて問題解決にあたっていたが，利益の相反がないよう，それぞれ公平に権利を主張すべきとの弟の配慮もあり，また本人も希望したため，本人にも担当の弁護士をたてることとなった。障害者福祉にもあかるい弁護士が担当することとなった。本人からの希望もあったため，事前に本人の特性などを，その同意を得て，主治医や弟から弁護士に説明を行った。本人のこだわりなどもあったが，それに配慮した形で，権利を主張したり，調整を行った結果，長期にわたる裁判であったが，現在，本人も納得した形で，一定の解決を迎えている。

現在も障害者枠での就労を継続し，仕事のあとや休日は生活支援センターに通い，仲間達と健康的な生活を送っている。医療，就労先，就労支援，生活支援，そして司法の関係者がフォーマルではないが，相互補完的な形でかなり密に連携をとりながらサポートしている。問題発生時にはいずれかの機関で早期に把握したり，重要であったり，緊急を要する事柄は複数機関からサポートできる状況にある。関係機関の連携が本人のニーズを叶え，QOLの高い生活を実現していると考える。また本症例の事例化に際して，専門家ではない，内科医による気付きも大きい。ASD者はあらゆる窓口を訪れる可能性があり，広い方々への啓発の必要性を感じた症例でもある。

（宇野洋太，高梨淑子）

発達障害のある非行少年への地域生活支援センターによる支援

1 事例

1. 事例概要

10歳代の男性X。窃盗と自宅への放火事件をきっかけにして，自閉スペクトラム症の診断をうけたが，それまで家族は対応に困りながらも支援につながることなく，孤立した状態で過ごしていた。少年院への収容後，刑事司法と福祉の連携による非行・犯罪をした人への新たな対応の仕組みである「地域生活定着支援センター」を通じて，地域で生活するための支援につながった事例。

2. 家族関係

両親はXが乳児のときに父親による家庭内暴力が主な原因で離婚した。きょうだいはいない。離婚後，父親との接触はなく，母と2人で同居。幼少期には母方の祖父母が近隣に住んでおり，交流が深かった。

3. 生育歴と事件に至るまでの経過

乳児期は手のかからない子どもであった。幼稚園入園の頃から多動が目立ち始めた。クラスのなかで落ち着いて過ごすことが難しく，週に1回程度は教室からいなくなり，講堂などに行っていた。周囲の園児との関係は希薄であり，集団のなかで過ごすことは苦手であった。

小学校への入学当初は，授業中に自分の席に着いていることが難しい状態が続いた。低学年の学業成績は中程度であったが，学年が上がるにつれて下がっていった。小学校に入学した頃から，周囲の人に対する直截な言動が原因でトラブルになることが目立つようになった。場にそぐわないコミュニケーションが数多くあったと母親は述べている。周囲の同級生との関係はやはり希薄であり，小学校時代を通じて「友だちはいなかった」とXは述べている。

家では母親がたいへん教育に熱心で，しつけも厳格であった。Xがどんなに疲れたと訴えても，宿題が完了するまで食事をさせないといったこともあった。そのようなときには，Xは近隣に住む祖父母の家に行き，時間を過ごしたりしていた。祖父母はXに対して受容的であったため，次第に祖父母の家で過ごす時間が長くなっていった。しかし，Xが小学3年生のときに祖父母が相次いで亡くなったため，この場は失われた。

中学入学後も成績は不振であり，親しい友人もなく，クラブ活動にも参加していなかった。1年生の夏休み後に不登校の状態になり，そのまま1年生の2学期以降はほとんど登校しなかった。学校に行かないあいだは，1日のほとんどを自宅でゲームなどをして過ごしていた。母親はこの状況に苛立ち，しばしばXと言い争いになり，それ

がエスカレートしてXを殴るなどの暴行を加えてしまうこともあった。

Xへの対応を巡って母親と学校は緊張関係にあった。学校から母親に対して，特別支援学級への通級の要否を判断するための相談の実施，医療機関，その他の関係機関との連携を含めた対応が提案されたが，実現しなかった。母親は学校による対応について，Xを学校から排除しようとする動きであるととらえて，次第に担任からの連絡にも応答しなくなっていった。この頃から母親は，不眠，過呼吸などの症状で精神科を受診するようになっていた。

結局，中学時代は継続的に学校に通うことはなく，進路が明確ではないままに卒業を迎えた。母親はこの状況に対して強い苛立ちをみせ，Xとの関係はいっそう緊張した。Xは頻繁に家出をするようになり，金銭に窮すると窃盗を繰り返し，補導された。毎回，警察から連絡をうけた母親がXを引き取りに行き，自宅に戻ると厳しく指導し，体罰を繰り返すようになった。

このような状況が続いていたある日，Xが自宅に放火し，居室の一部を焼損させたとして逮捕された。Xによれば「いつも自宅があるから連れ戻される。家がなくなればよい」と考え，火をつけたという。

4. 事件後の状況

Xの付添人となった弁護士が母親と面談をするなかで，Xの発達に偏りがあるのではないかと考え，発達心理士，小児精神科医などに相談した。また，少年鑑別所によって実施された資質鑑別において，Xに軽度の知的障害と自閉スペクトラム症があることが指摘され，医師による診断をうけた。少年審判の結果，Xは少年院送致の保護処分をうけた。

少年院では，障害があって処遇上の配慮を要する者のために編成された支援教育課程で処遇された。その内容は，特に社会生活に必要とされる生活習慣や生活技術，対人関係についての指導を中心とするものであった。Xは周囲の少年からは孤立していたが，少年院での生活自体には良好に適応し，大きな問題なく過ごした。

5. 少年院からの退院に向けた支援

母親はXが少年院から出院した際に再び同居することにたいへん消極的であった。その主な理由は，Xが自宅に放火したこと，事件発生に至るまでのあいだにXとの関係が葛藤的で緊張の強いものであったこと，母親自身が精神的に不安定な状態になっていたことであった。保護観察所を通じて，少年院退院に向けての環境調整が行われたが，母親はXと同居することや身元引受人となることを拒否した。

少年院における処遇は仮退院が可能な段階に達したが，退院後に帰住する先が調整できないためXは仮退院できなかった。そこで，保護観察所はXを「地域生活定着支援センター」（以下，定着支援センター）による「特別調整」の対象とした。

定着支援センターは，矯正施設から出た人に対する福祉の充実を目的として2009年から厚生労働省によって各都道府県に設置が開始された，比較的新しい支援の仕組みである。定着支援センターによる支援の対象となるのは，高齢あるいは障害により矯正施設から出たあとに帰住する先がなく，自立した生活を営むことが困難な人であり，少年も含まれている。定着支援センターでは，対象者が矯正施設に収容中から，釈放後に必要と見込まれる福祉，医療などのサービス利用に向けた支援をしている。支援対象者の決定にあたっては，まず収容中の矯正施設から保護観察所に候補者が挙げられ，面接などを経たあと，保護観察所によって対象者が選定される。そして，保護観察所の依頼によって，定着支援センターが支援を開始する。

Xの収容されている少年院に定着支援センター職員が面接に行き，出院後の生活の希望を聞き取るとともに，支援ニーズのアセスメントを実施した。アセスメントにあたって最も難しかったの

は，現在，矯正施設に収容されているXが地域で生活するためにどのような支援をどの程度に必要とするのかを明らかにすることであった。これまでXには1人暮らしをした経験はなく，また，少年院に収容されるまで自宅にひきこもって生活していた期間も長かったため，退院後の生活の場，日中活動をどのように設定し，支援チームをどのように作るかが課題となった。

Xが今回起こした事件が放火であったことも，協力する支援機関を探す際に問題となった。この点については，本件の発生に至った要因を分析し，これらを解消することができれば，放火や窃盗を繰り返すおそれは低減するのではないかという見立てをもち，その内容を支援協力が見込める機関に丁寧に説明することで対応した。

要因として考えられたのは，①Xと母親が十分な支援もなく社会内で孤立して生活してきたこと，②Xと母親とのあいだに強い葛藤関係が存在していたこと，③自宅にいることができず，家出を続けるために窃盗を繰り返していることであった。

紆余曲折はあったが帰住予定地を元の住所があった市内とすることになり，定着支援センターから相談支援事業所に連絡，この相談支援事業所を通じてXはグループホームに入居することになった。また，定着支援センター職員と相談支援事業所職員が母親と面談し，継続的な支援があることを繰り返し説明した結果，母親はXとかかわっていくことに同意した。定着支援センターを当面の中心的な調整機関として，Xの母親，市役所障害福祉課，相談支援事業所，グループホーム，仮退院期間中の保護観察を担当する保護司をメンバーとする支援チームが組織された。また，Xが仮退院してから，発達障害の臨床経験がある地域のクリニックを受診することになったことから，主治医も支援チームのメンバーとなった。

＊本事例は本書のために書き下ろした架空事例です。

（水藤昌彦）

救命救急センターに搬送された自殺企図事例への危機介入と再発予防

1 思春期自閉スペクトラム症と自殺

　高機能と称される自閉スペクトラム症（autism spectrum disorder：ASD）では，複雑な社会的課題や高度な対人関係の技術が要求される思春期以降にはじめて社会的な問題行動を呈し，精神科外来を受診する症例がある。その社会的問題行動の1つに自殺があるが，ASD症例の自殺についてはこれまでほとんど論じられてこなかった。

　思春期における自殺の精神医学的な臨床研究は，1980年代以降英米や北欧を中心に膨大な観察研究が進められてきたが[1]，思春期ASDの自殺は疫学研究の対象とならなかった。それはおそらく，ASD概念が国際的な診断概念として登場したのが1980年に発刊されたDSM-Ⅲ以降という事情が関連している。欧米の思春期自殺の観察研究は1990年代後半までにはある程度出揃ったが，発展途上にあったASD概念を考慮することなく自殺研究が進められた。

　そこで筆者らは，ASDの自殺企図例の臨床的特徴を明らかにすることを目的として症例対照研究を行い，思春期ASD症例の自殺企図の臨床的特徴を明らかにした[2]。本項では，自験例である思春期事例を参考にしながら，ASDの自殺企図症例への危機介入と再発予防について考えたい。なお，以下の事例はすでに論文として公表されているが[3]，本項では原典の事例後の経過まで含め，若干の加筆，修正をした。発表については本人から同意を得るとともに，個人情報の匿名化に配慮した。

2 事例

　17歳男子の高校生Aは，飛び降りにより自殺を企図し当院救命救急センターに搬送となり，腰椎損傷で入院となった。Aは両親と弟2人の5人暮らしであり，特記すべき家族歴は認めなかった。

　Aは，妊娠や出産時に異常はなく，身体や言語発達の遅れを指摘されたことはなかった。2歳頃に興味の共有は認めず，一方でいくつかの常同的で限局した興味を認めた。とりわけ，Aは鉄道や時刻表に執着し，5歳までには多くの駅名を覚えてしまうほどであった。

　Aは，幼児期に問題を指摘されることはなかったが，小中学校では同級生からいじめられることが何度かあった。ただ，小中学校は小さな地域で学区が小さくほとんどの子どもが就学前からの顔なじみであり，幼少期から好きなことを一方向的に話し風変わりなところはあったが，それなりに周囲に受け入れられてきた。Aは，学業成績は良好だったため，高校は地域から離れた有数の進学校に入学した。友達を作ろうと同級生に働きかけたがうまくいかず，次第にAは，クラスの仲間に匿名で嫌がらせをするようになった。クラス

の仲間は，匿名での不適切行為がAの仕業だとわかると，Aを無視するようになった．運動会の練習のため放課後にクラスの仲間で集まる約束をしたが，Aには異なる時間が伝えられることなどが続き，Aは次第に登校を渋るようになった．

幼少期より，Aが困り事を相談しても両親はとり合わず，Aにとっては無理と感じることを強いたため，次第にAは両親に相談しなくなった．高校時代，Aが仲間に不適切行為を行ったことが判明した際も，両親はAを叱責し登校させた．Aは気力の低下が目立つようになり，自殺企図による入院の3か月前から内科クリニックを受診し，心因反応の診断で通院するようになった．通院後も仲間はずれにされることは続き，ある日登校したくないことを両親に告げたが，両親が意に介さなかったため，Aは飛び降りによる自殺を図った．

入院時うつ状態を認めたがうつ病には該当せず，適応障害に該当した（前医の診断でもうつ病には該当しなかった）．加えて，上記の生育歴と生活状況から，非言語的コミュニケーションの問題や対人相互性の欠如，固執性を認め，DSM-IV-TRにてアスペルガー症候群と診断した．ウェクスラー式知能検査は，全検査知能 IQ 103，言語性知能 IQ 126，動作性知能 IQ 65 であり，自閉スペクトラム症指数の日本語版のスコアは34であり，ASDの診断の補助となった．入院後うつ状態はほどなく改善し，整形外科の治療が中心となった．入院中は規則正しい生活を送った．入院中のAとの面談を通じて，Aは，両親に何かを相談することを無駄と考えていることが判明した．そして，今回の自殺念慮は明白であり，きわめて低い自己評価が明らかとなった．両親は，「Aはプライドが高い子であり，今回の自殺企図は本当に死のうと思ってやったわけではない．けがをすれば運動会を休めると思ったのではないか」と語り，両親はAの自殺企図を深刻に受け止めず，Aと両親の認識の齟齬を認めた．薬物は，入院前から内服していたフルボキサミンを本人の希望により継続したが，退院後に漸減，中止した．

1か月半入院し，退院後は親子で外来に通院することとなった．主治医は，Aの生育歴を整理するプロセスで，Aのきわめて低い自己評価は，対人関係の失敗によるものだけでなく，長年にわたりその失敗を身近な家族に相談してこなかったことにも起因していると考えた．Aは，幼少期から困り事を両親に相談することを諦めており，しかもその思考に頑なに固執していた．そしてAは，失敗を繰り返すにつれ，家族がいるにもかかわらず，自分を支えてくれる者はおらず，孤独で寂しいと感じるようになった．一方両親は，Aはプライドが高く，何を言っても聞く耳をもたないと幼少期から認識してきた．両者の認識の大きな溝は埋められることなく，Aは思春期を迎えた．

主治医は，自殺再企図防止のためには，Aと両親の間に幼少期から存在する相互理解の欠如を埋めるための橋渡しが必要と考えた．主治医は，なぜAは幼少期から困り事を家族に相談できなかったのかについて個人精神療法を開始した．そして，Aと両親に対して，ASDの特性を生育歴に当てはめながら説明した．次第にAは，これまでの対人関係の失敗を自身の問題として顧みるようになり，ソーシャルスキルの工夫に積極的に取り組むようになった．同時に両親は，なぜAを頑固でプライドが高いと決めつけてきたのかを認識し始めた．Aと両親は，徐々にこれまでの問題とこれからの方針を語るようになった．Aは，高校を退学することを希望し，両親の理解のもとで通信制高校に通うようになった．Aの自己評価の低さと社会的孤立感は徐々に改善し，自殺念慮を語ることはなくなった．Aは，大学を卒業し一般企業に就職し，転職することはあったが就労は継続し，入院から10年以上経過した．時折，対人関係の問題や仕事上のストレスから適応障害を認め受診することはあるが，自殺の再企図には至っていない．

3 考察

　筆者は，思春期ASDの自殺企図症例の特徴として，①思春期自殺企図症例の12%に認めること，②男性の頻度が高い（男性例に限れば35%に認める）こと，③自殺既遂に直結する深刻な企図手段であること，④古典的な自閉症症例の頻度は低いこと，⑤うつ病だけでなく適応障害の併存でもリスクが高まること，⑥高い衝動性を有すること，⑦精神科通院歴がないこと（または，通院していても適切に評価されていないこと），⑧いじめられた経験があること，⑨長年にわたる対人関係構築の失敗を繰り返し自己評価や自尊心が顕著に低下していること，⑩幼少期より家族内葛藤が存在し，そこには本人と家族にASD概念の理解の乏しさが介在していることについて言及してきた[4〜8]。本症例は，思春期ASDの自殺企図症例として決して珍しくはない。Aは，男性であり，企図手段は飛び降りによる深刻な方法であり，診断はASDとともに適応障害に該当した。またAは，いじめを含む対人関係の構築の失敗を繰り返してきており，幼少期より家族内葛藤を認め，自己評価はきわめて低かった。

　このような症例において自殺の再企図を防止するためには，まず自殺企図の直接の誘因を改善することが喫緊の課題である。そして，ASDの特性を本人の特徴に合わせて本人と家族に丁寧に説明すること自体が自殺再企図防止の端緒となる。本症例では，Aと両親が，ASDの特性をAの生育歴に鑑みながら理解したことで相互理解が深まり，主治医と本人，家族とで今後の方針を共有できるようになった。すなわち，Aは通学先の高校を退学し，対人関係が緩やかな通信制高校で大学受験を目指すこととなった。

　このような自殺企図に至った直接の誘因の解決とASDの特性を親子で理解することは重要なことではあるが，それだけでは自殺再企図防止は困難である。筆者らは，思春期自殺企図症例の再企図防止のためには家族の保護機能の強化が必要であり，そのためには自殺準備因子の認識と介入が重要と考えてきた[9]。そして，自殺準備因子とは，直接の誘因を契機に自殺企図に導く可能性のある内在因子であり，具体的には，精神疾患と心理社会的準備因子ととらえてきた。本症例では，Aの心理社会的準備因子である長年の社会的孤立感を軽減することが中心課題であり，そのためにはAが困り事を容易に相談できる家庭環境が必要と考えられた。そこで主治医は，Aが困り事を家族に相談できなかったプロセスを，Aと両親とにそれぞれ個別面接を行い丁寧に辿った。本症例では，このような作業を丹念に積み重ねることで本人は困り事を家族に相談できるように，また家族はそれを受け入れるようになり，結果として家族の保護機能が強化され，本人の社会的孤立感の軽減を図ることができた。Aは大学卒業後，一般企業に就職し就労を継続している。仕事上のストレスや対人問題から適応障害に至ることはあるが，その都度周囲に相談し主治医の外来を受診することで問題を解消し，入院から10年以上経過するが自殺企図には至っていない。

　少ない先行研究からではあるが，思春期ASDの自殺企図症例には，本事例で検討したようにいくつかの臨床的特徴が見いだされた。思春期ASDの自殺企図症例は決して珍しくはなく，われわれ臨床家は，現時点の知見を踏まえ，自殺再企図防止の方策を1人ひとりに応じて丁寧に講ずる必要がある。

文献

1) Gould MS, Greenberg T, Velting DM, et al：Youth suicide risk and preventive interventions：a review of the past 10 years. J Am Acad Child Adolesc Psychiatry 42：386-405, 2003
2) Mikami K, Inomata S, Hayakawa N, et al：Frequency and clinical features of pervasive developmental disorder in adolescent suicide attempts. Gen Hosp Psychiatry 31：163-166, 2009
3) Mikami K, Onishi Y, Matsumoto H：Attempted suicide of an adolescent with autism spectrum disorder. Int J Psychiatry Med 47：263-271, 2014
4) Gillberg C：A guide to Asperger syndrome.

Cambrige University Press, 2002〔クリストファー・ギルバーグ：アスペルガー症候群がわかる本：理解と対応のためのガイドブック．田中康雄（監修），森田由美（訳），明石書店，2003〕

5) 三上克央，大屋彰利，赤坂邦，他：青年期アスペルガー障害における自殺企図の1例．精神神経学雑誌 108：587-596, 2006

6) Raja M, Azzoni A：Frustaci A. AUTISM Spectrum Disorders and Suicidality. Clin Pract Epidemiol Ment Health 30：97-105, 2011

7) Hannon G, Taylor EP：Suicidal behaviour in adolescents and young adults with ASD：findings from a systematic review. Clin Psychol Rev 33：1197-1204, 2013

8) 三上克央：発達障害と自殺．児童青年精神医学とその近接領域 56：168-178, 2015

9) 三上克央，岸泰宏，松本英夫：思春期における自殺企図の1例：背景となった心理・社会的準備因子の認識と介入の重要性を中心に．精神医学 48：331-338, 2006

（三上克央）

索引

記号

@PIP33-ver.ASD　190

欧文

A

ADHD-RS-Ⅳ　72
ADI-R　60
ADOS-2　61
appropriate adult（AA）　202
ARMIDILO-S　187, 196
　──の有病率　2
　──の症状・特徴　38
ASD without ID　134
ASDI　54
Assessment and Referral Court（ARC）　207
attention-deficit/hyperactivity disorder（ADHD）　70
　──, 矯正施設における　34
　──, 児童精神科における　21
　──と双極性障害　79
　──と気分障害　79
　──の有病率　2
　──の症状・特徴　41
　──の治療薬　26
autism spectrum disorders（ASD）　70
　──, 矯正施設における　34
　──, 児童精神科における　19
　──と強迫症　78
　──と攻撃的行動　85
　──とシゾイドパーソナリティ障害　78
　──の支援, 児童・思春期の　124

B

borderline personality organization（BPO）　218
Bradley 報告書　203

C

CAARS　72
CARS-2　63
Child and Adolescent Service Intensity Instrument（CASII）　154
Collaboration Model with Teachers and Parents for Support to Children with Disabilities（COMPAS）　116
Community Networks of Specialized Care（CNSC）　214
Community Reinforcement and Family Training（CRAFT）　168
Community Reinforcement Approach（CRA）　168
concerned significant others（CSO）　168
conduct problems　13
Conners3　72

D

developmental coordination disorder（DCD）　74
Diagnostic Interview for Social and Communication Disorders（DISCO）　56
dialectical behavior theraphy（DBT）　175
Disability Forensic Assessment and Treatment Service（DFATS）　206
disruptive behavior disorder（DBD）　101
diversion　202
DSM-5 の診断基準
　──, ADHD の　71
　──, 限局性学習症の　73
　──, 発達性協調運動症の　74

F・G

forensic disability　208
forensic physician　203
Good Lives Model　118

I

Identified Patient（IP）　168
Independent Third Person Program（ITP）　207
Intensive Residential Treatment Program（IRTP）　206

J・K

J-DBT for Adolescent ADHD and ASD　176
Jikei diary training for ASD（JDTFA）　135
Kernberg の BPO 論　218

L

Learning Disabilities Inventory-Revised（LDI-R）　73
level of care（LOC）　154

N

National Disability Insurance Scheme（NDIS）　205
neurotic personality organization（NPO）　218

P

Parent-interview ASD Rating Scale-Text Revision（PARS-TR）　66
pervasive developmental disorders（PDD）　7
Police and Criminal Evidence Act（PACE）　202
Program for the Education and Enrichment of Relational Skills（PEERS）　135
psychotic personality organization（PPO）　219

R

Residential Treatment Order（RTO）　207
RNR モデル　187

索引

S

sex offender treatment services collaborative-intellectual disabilities (SOTSEC-ID)　180
Social Responsiveness Scale (SRS)　50
specific learning disorder (SLD)　72
SPELL　111, 117
STRAW　73
structured professional judgement (SPJ)　187
Supervised Treatment Order (STO)　207

T

TEACCH Autism Program　108
Think Autism　203

U・W

Understanding Reading and Writing Skills of Schoolchildren (URAWSS)　73
Wingの定義　38

和文

あ

アスペルガー症候群　3
──と境界性パーソナリティ障害　218
アセスメント　114
アセスメントツール　190
アフターケア，退所後の　158
アルコール依存症治療　168

い

イマジネーションの質的障害　40
いきなり型非行　97
いじめの被害と問題行動　84
医療観察法　30, 164
医療少年院　161
医療との連携　156
遺伝環境相互作用　77
一次障害，発達障害の　100

え

英国の支援システム　202
疫学，ASDとADHDの　2

お

オーストラリアの支援システム　205
オペラント条件づけ理論　168

か

カナダにおける支援システム　214
家族への支援　129
家族療法的アプローチ　132
家族歴，発達障害の　77
家庭裁判所　34
過剰診断　166
介入，効果的な　33
外在化　99
外在化症状　160
外来のADHD，児童精神科の　21
外来のASD，児童精神科の　19
学習障害　73
学校関係者との連携　132
学校生活，ASD児にとっての　87
学校での対応　156
感覚過敏　88
感覚の偏り　40
監督付き治療命令，オーストラリアの　207
環境調整　127
韓国における支援システム　210

き

気分障害とADHD　79
希死念慮　91
基底欠損　98
機能分析　172
義務教育年齢以降の支援　127
虐待と問題行動　84
嗅覚の偏り　40
恐怖症状　88
強迫症とASD　78
強度行動障害　84, 116
教育との連携　156
境界人格構造　218
境界性パーソナリティ障害と自閉スペクトラム症　218
矯正施設　34, 159

く

グッド・ライブス・モデル　118
虞犯少年　161

け

仮病　126
刑事施設　159
刑務所　159
──における精神障害者の処遇，韓国の　210
警察刑事証拠法（PACE）　202
言語性コミュニケーション　39
限局性学習症　72
原因，ASDの　3

こ

コミュニケーションの質的障害　39
コミュニティ強化アプローチ　168
コミュニティ強化と家族訓練　168
ごっこ遊び　40
子どもとの関係づくり　124
古典的条件づけ　170
広汎性発達障害　7
行動障害　116
攻撃的行動とASD　85
攻撃性，ASDをもつ子どもの　127
攻撃性，発達障害者の　33
拘置所　159
告知　125

さ・し

里親委託　11
シゾイドパーソナリティ障害とASD　78
ジャスティス・クライエント　205
ジャスティス・プラン　205
支援教育課程　35
支援システム，海外の　202
支援方法，ASDの　122
司法医　203
思春期心性とひきこもり　88
指定通院医療機関　31
指定入院医療機関　30
視覚の偏り　40
自己破壊行動スペクトラム　91
自殺関連行動　91
──に対する治療　130
自殺企図事例への危機介入と再発予防　240
自殺，思春期自閉スペクトラム症の　240
自閉症スペクトラム　70　→ASDも見よ

──と境界性パーソナリティ障害　218
　──の疫学　2
自閉症法と自閉症ストラテジー　203
自立援助ホーム　11
自立支援ホーム　152
児童・思春期のASDの支援　124
児童精神科におけるADHD　21
児童精神科におけるASD　19
児童相談所の支援　153
児童福祉施設　11, 152
　──の支援　154
児童福祉制度　151
児童福祉領域での支援　228
慈恵医大式自閉スペクトラム症日記療法　135
疾病性　164
実行機能の偏り　72
社会的交流の質的障害　38
社会的養護　11
準備因子，問題行動の　115
小児自閉症評定尺度第2版　63
小児神経科と発達障害　22
少年院　159
　──における精神障害者の処遇，韓国の　211
少年鑑別所　34, 159
少年施設　159
症状
　──，ASDの　38
　──，ADHDの　41
障害児通所支援　152
障害児入所支援　152
衝動性　41
情緒障害児短期治療施設　155
触法行為　3
　──，発達障害と　104
　──の事例　224
触法行為者への支援，発達障害・知的障害のある　221
触法少年　161
触法発達障害者　203
職場不適応　90
触覚の偏り　40
心神喪失者等医療観察法　161
心理教育，家族への　132
身体的治療　130
神経発達症群とASDの併存　70
神経症的パーソナリティ構造　218
診断　38

す
ストレングス視点　223
睡眠障害と発達障害　79
随伴性マネジメント　173

せ
セルフ・レギュレーション・モデル　118
生物学的治療　131
成人医療機関での有病率　24
成人期の疫学　2
成人期発達障害に対する治療プログラム　134
成人への移行支援　157
性加害行為への治療的アプローチ　180
性加害と発達障害　85
性暴力治療命令，韓国の　210
精神科一般外来での有病率　24
精神科クリニックでの発症調査　7
精神病的パーソナリティ構造　219
精神保健福祉分野
　──での疫学調査　15
　──での支援　138
精神保健法，英国の　202
精神療法　131
静的リスクファクター　187

そ
双極性障害とADHD　79
総合環境療法　155

た
ダイバージョン　202
多動性　41
対象行為　30, 165
対人援助領域における支援，オーストラリアの　206
対人応答性尺度　50

ち・つ
地域移行，オーストラリアの　205
治療関係の構築　127
治療反応性（治療可能性）　165
知的障害と発達障害　12
注意欠如・多動症　70　→ ADHDも見よ
　──の疫学　2
聴覚の偏り　40
通院処遇　30

て
デイサービス　152
てんかんと発達障害　79
適切な成人（AA）　202

と
トークン・エコノミー法　125
ドイツにおける支援システム　212
統合失調症モデル　165
同年代者との関係　38
動的リスクファクター　187
特殊教育課程　35

な
内在化　99
内在化症状　161

に
ニード原則　188
二次障害　100
日本版弁証法的行動療法　176
日記療法　134
入院処遇　30
入院治療　127
　──，児童・思春期精神科の　231
入院のADHD，児童精神科の　22
入院のASD，児童精神科の　20
入所治療命令，オーストラリアの　207

は
バイオ・サイコ・ソーシャルモデル　119
破壊的行動障害　101
発達障害児の特徴　13
発達障害
　──と触法行為　104
　──と小児神経科　22
　──と他の精神障害の併存　76
　──と知的障害　12
　──と犯罪　103
　──と非行　96
　──と不登校　87
　──と問題行動　15
発達障害特性と問題行動　84
発達性協調運動症　74
反社会的行動，ASD者の　115
犯罪行為　4
犯罪少年　161

犯罪と発達障害　103
犯罪と非行　96

ひ

ひきこもり　138
　──，青年期・成人期の　89
　──の子どもの治療　125
非言語的コミュニケーション　39
非行からの復帰支援　114
非行少年　161
　──への支援　237
非行と発達障害　96
非定型抗精神病薬　26
表情，ASDの　40
評価ツール　50
病態，ASDの　3

ふ

ファミリーホーム　11
不注意　41
不登校の子どもの治療　125
不登校と発達障害　87
物理的な刺激の回避　88

へ

併存障害，発達障害と　24

弁証法的行動療法　175

ほ

ポスト・リラプス・プリベンション・モデル　118
保安病棟，英国の　203
保育所　152
暴力
　──，ASDをもつ子どもの　127
　──の事例　224
暴力犯罪の発生率　34

ま・み

マインドフルネス　177
見立て遊び　40
味覚の偏り　41
三つ組の障害　38, 70, 104

も

問題行動　13
　──，ASD者の　115
　──と発達障害　15
　──と発達障害特性　84
　──のメカニズム　128

や・ゆ

薬物療法，発達障害の問題行動への　26
有病率
　──，ADHDの　2
　──，ASDの　2
誘発因子，問題行動の　115

よ

予防，自殺関連行動の　94
養育者への介入　129

り

リエゾン・ダイバージョン　203
リスクアセスメント　186
リスク・コミュニケーション　188
リスク原則　188
リラプス・プリベンション・モデル　117

れ

レスポンシヴィティ原則　188
レスポンデント行動　172
レスポンデント条件づけ　170
レベル・オブ・ケア　154